U0343685

TWO MEALS A DAY

一日两餐

[美] 马克·西森 ◎ 著　　赵弋 ◎ 翻译

科学技术文献出版社
SCIENTIFIC AND TECHNICAL DOCUMENTATION PRESS
·北京·

图书在版编目(CIP)数据

一日两餐 / (美) 马克·西森 (Mark Sisson) 著 ; 赵弋翻译 . — 北京 : 科学技术文献出版社 , 2022.6(2023.7 重印)

书名原文 : TWO MEALS A DAY: THE SIMPLE, SUSTAINABLE STRATEGY TO LOSE FAT, REVERSE AGING AND BREAK FREE FROM DIET FRUSTRATION FOREVER

ISBN 978-7-5189-9213-3

Ⅰ. ①一… Ⅱ. ①马… ②赵… Ⅲ. ①食品营养—指南 Ⅳ. ① R151.3-62

中国版本图书馆 CIP 数据核字 (2022) 第 092836 号

著作权合同登记号 图字：01-2022-2691

一日两餐

策划编辑：王黛君　责任编辑：王黛君　宋嘉婧　责任校对：张　微　责任出版：张志平

出 版 者　科学技术文献出版社

地　　址　北京市复兴路 15 号　邮编 100038

编 务 部　(010) 58882938，58882087 (传真)

发 行 部　(010) 58882868，58882870 (传真)

邮 购 部　(010) 58882873

官方网址　www.stdp.com.cn

发 行 者　科学技术文献出版社发行　全国各地新华书店经销

印 刷 者　艺堂印刷(天津)有限公司

版　　次　2022 年 6 月第 1 版　2023 年 7 月第 2 次印刷

开　　本　710 × 1000　1/16

字　　数　250 千

印　　张　23

书　　号　ISBN 978-7-5189-9213-3

定　　价　79.90 元

引言

Introduction

我曾经一度几乎以碳水化合物为生，每天都会吃3~4顿实打实的谷物餐。家里、车里、办公室里，甚至是旅行包里，能量棒和其他小吃随处可见，而且我会确保它们绝不“断货”。刚吃完早餐，我就开始想午餐这档事儿了；吃完丰富晚餐几小时后，我又会踱进厨房里，吃些适合夜间放松休闲的东西。由于我在极限耐力训练中消耗了大量能量，我没有长胖过——这点倒是跟那些与我有相似饮食模式但久坐不动的人不同。我有着令人见之难忘的体格，而且我并未出现明显不良的健康状况，所以我由着饥饿、食欲和饮食计划主宰着自己的生活。麸质和其他膳食中的毒素把我的肠道“蹂躏”得不轻，到了我不得不把自己的活动路径框定在洗手间周围的程度，但当时的我还没有意识到罪魁祸首到底是谁。

大概20年前，我换成了不摄入加工糖、加工谷物和种子油的老式饮食风格，我的健康观念经历了前所未有的觉醒。新饮食习惯治好我那伴随了一生的消化功能障碍，还让我得以不再依赖食物来维持精力和认知功能水平、稳定情绪状态。通过戒掉高碳水化合物、高胰岛素刺激的食物，我能够持续性地消耗体内囤积的脂肪。我几乎不会感到饥饿，每顿饭所需的热量也比之前少得多。我从碳水化合物依赖这一牢笼中解脱出来，进入了一段新的生活，这就像收到了一份令人难以置信的礼物一样。我们人类在250万年进化过程中形成的对“健康”的基因期待，这样的状态其实是与之相符的。现代营销、

> 我们人类其实无需靠早、中、晚三顿饭和不停吃零食来满足全天所需能量。

炒作出的错误科学理论可能已经深植于你大脑，但事实正相反，我们人类其实无需靠早、中、晚三顿饭和不停吃零食来满足全天所需能量。

从根本上说，我这一生的工作归结起来，就是帮助那些受标准美国饮食（SAD）驱动的人们摆脱对碳水化合物的终身依赖，让他们成为“脂肪燃烧兽”（这是我倾注感情取的名字）。这种默认的、早已根植于我们基因中的人类代谢状态，却因人类过度食用高碳水化合物的加工食品和不健康的种子油（例如芥花油、芝麻油、大豆油和葵花籽油）而严重受损，因为这些食物会破坏我们燃烧脂肪的能力。要想改写体内基因对碳水化合物的依赖，你需要持续不懈地努力，努力程度具体取决于你身体代谢损伤的严重程度；当你选择了最有营养和最有饱腹感的食物，减少进食频率，并让禁食发挥它那神奇的治愈能力时，你体内那只野兽就会出现。

欢迎来到《一日两餐》，“一日两餐”是一种帮助你减掉身体多余脂肪的简单、可持续、高效的策略；助你增强精力和专注力；帮你把患糖尿病、癌症、心脏病和认知衰退的概率降到最低；让你享受最理想的健康寿命，能够以健康、快乐、精力充沛的状态活到生命尽头。《一日两餐》提供了一种耳目一新的方案，将人们因携带多余脂肪而产生的巨大问题一一解决。它几乎超越了所有有关“什么是最健康的饮食”的争议和困惑，并将最终消除那些与节食有关的疼痛、痛苦和牺牲。能与你一起开始这段旅程的我感到非常兴奋，因为我苦于以下现象久已：那些想法不对头的健康专家，那些具有操纵性质的企业营销手段，以及政府、学术界和互联网上所谓的“专家们”，用他们那可怕的建议和对人类遗传学和进化生物学的根本性误解、曲解，让人们深信节食是荒谬的，并且会给人带来痛苦；让人们关于节食的误解长久存在，无法消弭。可能你之前没听说过，那我就拿手头问题举例好了：我们总是摄入了太多不好的食物，它们不仅让我们变胖、疲乏、生病，还在缓慢地杀死我们。

最近的科学研究有了惊人发现：造成现代人健康有恙的不是懒惰，也不是意志力缺乏，而是每日早餐、午餐、晚餐中的高碳水化合物摄入，以及频繁吃零食和摄入有毒的工业油脂所造成的激素失调。这种饮食模式严重破坏了我们强大的进化能力，让我们无法夜以继日地将体内所储存的脂肪化作稳定、可靠的能量来源进行燃烧。我们反而已经开始依赖于定期摄入热量，来为繁忙的生活提供能量。只要一顿不吃就会出现的“饿怒”现象——从进化的角度来看这是个挺荒谬的概念，这是一种公然昭示的激素失调现象。

即使许多开明人士知道要远离加工糖、甜饮料、精制谷物食品（小麦、玉米、大米、意大利面、谷物麦片）和种子油，他们也仍然困于不健康和超重的状态，因为他们吃得太多，吃的零食也太多。拿近些年很火的生酮饮食来举例，虽然有许多人遵循编制完备的生酮饮食法实现了减脂，改善了健康状况，但这一饮食法也被广泛“挪用”，为了使得肝脏能够生成酮体，有些人把狼吞虎咽高脂肪食物和零食当成了顺理成章的借口。我们都忘了生酮的根源是一种在进化过程中打磨出来的生存机制。在饥饿或缺乏膳食碳水化合物的时候，肝脏中产生的酮体会为大脑提供稳定的能量源。事实上，你得通过禁食而非大快朵颐地吃高脂肪食物来获取酮体的好处。

是时候重构我们关于“食物”和“膳食”的错误、过时的信仰体系和行为模式了。其实整件事非常简单，如果你想要最佳的健康状态、身体成分和寿命，你需要做到两件事：

1. 放弃加工食品，多吃健康食物。

2. 少吃。

《一日两餐》将帮你培养出你所能想到的最重要的健康属性之一——代谢灵活性。这种由基因预设的超能力能够在任何特定时间里，根据你身体的需要去燃烧各种能量来源，尤其是储存的脂肪。吊诡的是，我们生来就拥有强劲的代谢灵活性，但是随着我们在婴儿时期被喂以各种爽脆和糊状碳水化合物后，这种能力就开始退化。好在我们还是可以很快恢复基因里自带的燃烧脂肪的能力。代谢灵活性能让你整天都体感良好，无论有没有规律进食都能拥有稳定的情绪、能量、认知能力和食欲。我认为，“重燃代谢灵活性”就是人们对健康的所有追求中，最重要的那个圣杯。有了它，你可以自然地从各种来源获得能量：比如餐盘中食物的脂肪或者你臀部、腹部、大腿上的脂肪；膳食中的碳水化合物，血液中的葡萄糖或肌肉里的糖原；甚至酮体——当你禁食或限制碳水化合物摄入时，你的肝脏就会制作出这种超级燃料。最妙的是，你的身体并不在乎热量从何而来，因为热量会根据你的即时能量需求，从一种基质（能量来源）无缝地转换到另一种基质。

“重燃代谢灵活性”就是人们对健康的所有追求中，最重要的那个圣杯。

代谢灵活性可以让你的生活轻松自在，不必去计算你在跑步机上“挣到”了多少大卡的热量或多少克碳水化合物的余量，也不必计算到底要摄入多少蛋白质才能避免举重后出现肌肉溶解。最重要的是，代谢灵活性将把你从饥饿、食欲和食物上瘾的“暴政”中解放出来，因为你的身体始终做好了从身体脂肪、糖原（肝脏和肌肉组织中碳水化合物的储存形式）和现成的酮体中获取能量的准备。最后，你不用在“吃多少食物才能不长胖”的边缘挣扎，甚至还有余力探索在保持终日愉悦和活力的情况下，你到底可以吃得多么少。

如果说代谢灵活性指的是不吃饭和燃烧脂肪的能力，那么代谢效率描述的就是结果：基于较少的热量所实现的改变生命、延长寿命的能力。

我并不是建议你必须忍饥挨饿或者活得像个苦行僧一样来保持健康。我想倡导的一直是尽情享受生活，尽情品尝美味可口的食物。跟所有人一样，我享受丰盛的饭菜，我也从不在饥饿的时候剥夺自己进食的权利。话虽如此，我还是觉得一盘美味的新鲜生鱼片或一份完美烹制的草饲肋眼牛排，比无限量畅吃鱼和牛排要更令人愉快（并且也更健康）！我也不想仅仅因为甜品是一种文化，而在美餐一顿后继续往嘴里塞甜食，那会破坏掉正餐带来的余韵悠长的味觉体验和满足感。

不幸的是，当你囿于碳水化合物依赖这一进食模式时，你会被迫每日摄入过量的热量，因为你的脂肪燃烧工厂停工了，食欲和饱腹激素也失调了。过去几十年里的经典薯片广告就是很好的例子。薯片生产商会用极具感染力的广告语来鼓动大家吃吃吃。这些广告揭示了一个令人不安的事实：营养不足的食物会诱骗你的大脑吃下更多东西，妄图以此获取营养，却往往只是徒劳。

此处我想要阐明的观点是，当你可以随时燃烧身体脂肪、产生酮体，并且当你的食欲和饱腹激素处于优化状态时，你压根不需要太多食物——即使是为了追求身体最佳表现和使快乐最大化，你也不需要吃太多。我喜欢把自己的新陈代谢想象成一个精心打造的闭环系统，在需要的时候，它可以在不加油的情况下（例如在没有摄入热量的时候）完美运行好几天。一个形成了闭环的新陈代谢系统能确保你不至于失去能量、肌肉量、力量或快乐。多亏了我们的进化必要性，我们才不会去浪费能量。为了让这一新策略被广泛采纳，我在此宣布对全球饮食字典进行修订：流行术语“间歇性禁食”被修改为更恰当的术语“间歇性进食”，这是一种新思维！

胰岛素是肥胖问题的根源

胰岛素是一种非常关键的代谢激素，它掌管着体内所有细胞和稳态功能。胰岛素的主要作用是将葡萄糖、氨基酸和脂肪酸等营养物质从血液中输送到细胞中。今时今日，由于我们摄入了太多碳水化合物，由此导致了胰腺（制造胰岛素的地方）和肝脏（调节血液中葡萄糖水平）中那极其娇弱的激素机制负担过重。大多数膳食中的碳水化合物会在被摄入后转化为葡萄糖，有小部分会立刻被消耗掉，而多余的部分会被迅速从血液中清除出去，并由胰岛素重新分配。胰岛素会把多余的葡萄糖运送至肌肉细胞和肝脏，在这里，葡萄糖要么被转化成了糖原（葡萄糖的储存形式），要么成了甘油三酯（脂肪的储存形式）。血糖过高是有剧毒的——这就是为什么糖尿病患者在没有及时注射胰岛素的情况下可能会昏厥的原因。要是你没有一个“磨刀霍霍”的锻炼计划来燃烧大量糖原，那些多余的热量就会保存在你身体各处的脂肪储存库里。

当现代人狼吞虎咽地吃着高碳水化合物的早餐、午餐及晚餐，喝着含糖饮料，沉迷于含糖零食时，胰岛素不得不持续不断地泵出，以处理由这些食物带来的葡萄糖负担。胰岛素是一种储存激素，而标准美国饮食模式推着我们进入了昼夜不停的脂肪储存模式。与之相对的是，低胰岛素水平会使反调节激素胰高血糖素把储存下来的营养物质释放进血液里，在那里，营养物质被燃烧为能量。“一天三顿饱饭”是一个完全现代的概念，与我们的进化经验完全不同，因为我们过去是身处一片混乱中的狩猎采集者，后来在时饱时饥中进化成了脂肪燃烧者。

“一日两餐”的方法会带你回到时饱时饥的节奏中去，让你与维持健康的遗传易感性步调一致。这种饮食调整可以挽救你的生命，因为当你长时间过量分泌胰岛素的时候（一种被称为高胰岛素血症的疾病），最终你会进入胰岛素抵抗的疾病状态。因为胰岛素长期生产过剩，你体内的细胞会对胰岛素发出的信息变得越来越不敏感，并不再接收胰岛素传递到它们家门口的营养物质。细胞旅店纷纷挂上“客满”标志，导致血液里聚集了大量葡萄糖。这是大难临头的前奏。肝脏并不能检测出你的血糖水平，它甚至还依赖于胰岛素发出的信号去判断什么时候该释放更多葡萄糖进入血液。感知到血液胰岛素水平升高，肝脏被骗着释放出了更多的葡萄糖，试图让你恢复体内平衡，然而这是徒劳的。血液中过多的胰岛素和葡萄糖会让你陷入长达数十年的疾病模式。许多医学专家都认为胰岛素抵抗是当今全球人类面临的头号健康危机。

胰岛素抵抗是当今全球人类面临的头号健康危机。

胰岛素抵抗会导致氧化损伤（又称自由基损伤）、系统性慢性炎症和糖化（糖化是指过量的葡萄糖分子与身体各器官中重要的结构蛋白的结合）。这将导致许多的功能障碍和疾病模式出现，影响到重要的器官和系统。我们应该清醒地认识到，就像棉花糖里的糖会粘在你的手指上一样，葡萄糖分子中的黏性成分也会附着在你动脉壁那脆弱的内皮细胞膜上，把你带上那条通往心脏病的路。它还会附着在视网膜微血管内皮细胞上，干扰你的视力，还会附着在胶原蛋白和弹性蛋白上，让你的皮肤出现皱纹。

氧化、炎症和糖化是心脏病、癌症和加速衰老的驱动因素。“动脉硬化和高碳水化合物、高胰岛素分泌饮食之间存在直接联系”，这一点终于成为一种共识。科学理论取代了有误且过时的关于心脏病的“脂质假说”，脂质假说错误地将心脏病归咎于膳食中的胆固醇和饱和脂肪。很快你就能在后文中详细读到，减少多余的身体脂肪和避免慢性疾病，可以通过减少胰岛素的产生来实现，而不是通过限制热量摄入和增加热量消耗。

提升我们代谢灵活性的祖先食物

我在《原始蓝图》和《生酮复位饮食》等其他书中做了大量有关食物选择的讨论。在本书中，我将建议你从推动人类进化的“祖传”食物列表中，选择你最爱的食物。在“进化”语境下审视人类健康这一命题，无疑是有史以来最深刻、最严格的科学研究。传奇的遗传学家和进化生物学家狄奥多西·多勃赞斯基发表的一篇广受认可的论文《如果不谈进化论，生物学中的一切都无法理解》(1973)，进一步证实了这一点。

以下是在过去的200万年里，把我们塑造成人类的食物清单：肉、鱼、禽、蛋、蔬菜、水果、坚果和种子。我这里没提昆虫，但从技术层面说它们当然也是在这份清单里的，而且今时今日许多菜系和土著居民也都爱用它们、吃它们。我也做出了让步，允许将健康的现代食品纳入进来，诸如有机高脂乳制品和高可可含量的黑巧克力。明显缺席于这份清单的是今天的重加工、缺乏营养的糖、谷物和种子油。畅销书作家迈克尔·波伦明确且准确地把当下的包装、加工食品形容成“可食用的类食品物质”。然而可悲的是，恰恰是这些食品占据了我们总热量摄入的大头，在这个过程中，那些真正有营养的、能够满足人体所需的食物被三振出局了。《原始人饮食》的作者，同时也是原始人饮食法先驱的罗伦·科登教授引用了一个统计数据：在以谷物为基础的标准美国饮食中，71% 的热量来源于完全不存在于旧石器时代的食物。

无论你是遵从严格素食主义、素食主义、原始人饮食法、生酮饮食法、纯肉饮食还是任何其他饮食策略，你都可以尝试一日两餐的生活方式。但有一点需要谨记，少吃一顿并不意味着你可以不加选择地在任意时段吃饭。为了成功，你必须果断放弃那些有害的加工食品，转而投入有益健康的、富含营养的先祖食物的怀抱。若是你仍旧过度摄入标准美国饮食中的加工碳水化合物和工业油脂，那你是达不成代谢灵活性的。为了实现一些宏伟的目标，我认为现在是时候放弃一些食物选择上的教条主义和严格审查制度了：

- 基于你的个人喜好摄入富含营养的食物——当然，还是要遵循先祖饮食的指导方针。
- 改掉吃零食或少吃多餐这一破坏性习惯。吃零食会阻碍脂肪燃烧，增加胰岛素的波动，还会增加每日的总热量摄入。
- 始终关注你自己的饥饿和饱腹信号。

一日两餐就是一个良好的开始，当你在这段旅程中积累前行动力时，这份指导方针将告诉你最高用餐频率，而非最低或平均频率。我还真的想过把这本书取名为《1.5 顿饭》！但是，我希望你在跳脱出死板的膳食文化规范时，能感到自信和舒适，并且很快能靠这种随意和自发的饮食模式（基本上一天不超过两餐，偶尔比这还少）让状态变得越来越好。你将基于自己的选择去做每件事，而不是为了追求短期目标去试图坚守一个非常严格的计划。你将发现少吃一顿饭、不吃零食是一件让你觉得舒服、轻松，并且你直觉上也认为自己做的是对的事情。

如果你是个爱吃的人，一想到要放弃进食机会就退缩，请相信我，我是支持你去尽情享受生活和美食的。就拿我自己举例，我曾经比我认识的所有人都更爱吃，现在已经变成了一个只在真正饿了的时候才吃东西的人，并且我会细细品味放进嘴里的每一口食物。如果手边没有美食，我就干脆不吃了。这种情况有时会发生在旅途中，或者在我全神贯注地工作或娱乐时。我不会有意识地不吃饭，但会经常忘了吃东西。当你用本书提到的策略去调节自己的食欲和代谢激素时，你会发现，只需通过少吃几顿饭、少摄入一些热量，就能获取一种非凡的能力，自然地实现饥饿、情绪、能量和饱腹感之间的平稳。提高代谢效率有利于长寿，而热量过剩是加速衰老和致病的最主要驱动因素之一。

> 提高代谢效率
> 有利于长寿。

提升了代谢灵活性和代谢效率后，你就能随心所欲，不用再担心必须恪守严格的饮食模式才能保持能量水平的稳定。你将从迷恋食物的牢笼中解放出来。当你重新寻回基因里与生俱来的那个“脂肪燃烧兽”时，减掉多余的脂肪就会变得像把手放到调节表盘上的设置一样简单。降低胰岛素的分泌，就能减少身体脂肪，就这么简单！代谢灵活性让你在无需规律饮食或吃零食的情况下，就能拥有对生活和日常安排的掌控感，并且保持最佳的认知和身体状态。瘦个几英寸、穿上新衣服无疑是成功的一种回报，但广泛的代谢灵活性所带给你的广泛的自由和赋权，或许才是最丰厚的奖品。

西森的简单建议

我的“一日两餐”生活方式是这样的：如无意外，我只在中午 1 点和下午 7 点之间吃东西，也就是说每天有 18 小时是禁食的。第一餐我会经常吃我那著名的西森大沙拉（见 280 页），然后和妻子卡丽在我们家附近阿密海滩上，找一家不错的餐厅享受晚餐。许多时候，我都忙到没时间准备我的主角沙拉，那么我会在大概吃下半顿饭（一杯奶昔、几块裹着坚果酱的黑巧克力、一份有益健康的肉菜速冻餐，或一小碗吃剩的牛排）后，再去享用庆功宴。有时候我中午的那顿饭吃得太饱足了，晚上一点也不饿，那么我会稍微吃点前一晚留下的鱼或牛排。

旅行途中，我有一项久经考验的用来对抗时差的策略：飞行当天禁食，这可以防止人在飞机客舱狭小的空间里穿越时区时出现氧化应激；抵达目的地后一直保持活跃状态直至睡觉时间，还是不吃东西，然后在第二天早上吃第一顿饭。这个方法能让我快速调整自己的消化和昼夜节律，适应新的时区。一旦你的身体适应了长时间的禁食，这一先进的策略就会非常有效。在我日程表上的许多日子里，我要么不吃，要么只吃一顿正餐，而我在家的典型日程安排则是两顿，或一顿半。

把握一日两餐的六大要素

我们将一起慢慢地、有条不紊地推进这趟旅程，因为我要确保你在此过程中不会感到挣扎或害怕。你不必为计算热量、计算常量营养素比例或遵循许多教条和僵化的某些小众饮食法而感到焦虑。相反，你将专注于提升代谢灵活性的重点要素，如下所示：

- **避免缺乏营养的加工食品。**糖、甜饮料、谷物（小麦、大米、玉米、意大利面、谷物麦片）和精炼种子油（芥花油、玉米油、棉籽油、花生油、红花籽油、大豆油、葵花籽油）都是潜伏的杀手——它们不仅与急性健康问题（炎症和免疫反应）直接相关，长期来看，它们还与糖尿病、癌症、心脏病、认知能力下降的风险提升存在直接关系。通过本书，你将在 21 天内彻底戒掉这些食物，摆脱对碳水化合物的依赖，并通过禁食、24 小时燃烧脂肪和长期一日两餐的节奏，为成功打下基础。
- **重视富含营养的“原始人”食物。**进化后的人类可以依靠大量有益健康、色彩丰富、营养丰富的动植物食物，实现成长与繁荣。只要你放弃那些有害的现代食品，你就可以根据个人偏好定制、设计出一种饮食策略。绕过那些炒作和争议，在如上所述的“原始人”食物列表中，选择能让你感觉到快乐、精力充沛并且营养丰富的食物吧。
- **接受间歇性进食。**我们的身体在禁食状态下能实现最有效的运转。禁食利用了我们基因中固有的再生和更新路径，它比任何超级食物都能更好地提升免疫、认知、代谢和抗炎功能。然而，你必须先戒掉碳水化合物瘾，才能发挥禁食的力量。如果你无法很好地燃烧脂肪，那么禁食会给你这具依赖碳水化合物的身体带来很大的压力。战逃反应[1]会被触发，最终你将进入倦怠模式，而不是野兽模式。

- **降低用餐和吃零食的频率。**吃零食或许能在高强度的工作日让你休息片刻，但在街区里散散步或者做一组深蹲也可以！《脂肪燃烧修复》和《深度营养》的作者凯瑟琳·沙纳汉博士提到，每当你吃东西，开始处理你摄入的热量时，燃烧体内储存的脂肪（以及肝脏中酮体的生成）的过程，会戛然而止，即使是吃生酮党所青睐的“脂肪炸弹”（自制高脂肪零食）也不例外。全天无定时吃东西的放牧式饮食法与高胰岛素血症直接相关，尤其是考虑到大多数零食是由精制碳水化合物制成的。在时饥时饱的模式下，人体反而能运转得更好。
- **形成赋权心态。**众所周知，由于自限性思想和行为模式所带来的破坏性影响，以及阻拦良好意图的潜意识作祟，许多健康爱好者都在饮食和身体改造这一目标上屡屡失败。通过本书，你将学会如何优雅地携手既定目标共同生活，并且在充分对自己负责的情况下做出赋权的、有意识的选择。

赋权心态始于你因掌握了成功所需的所有知识，而产生的自在感。接下来就是用极度的同情心去原谅自己过去的错误和失败，并且找出那些有误的潜意识想法、观念和行为，比如，消极的身材焦虑和盲目吃零食的举动。继而你将激发那惊人的转变潜能，对自己的目标和梦想做出具象描述。

接着，你将打造出一个通往成功的环境和行动计划，包括建立一

1 fight-or-flight response，心理学名词，指机体经一系列的神经和腺体反应被引发应激，使躯体做好防御、挣扎或者逃跑的准备。

些严格的规则和指导方针，以帮助你抵抗来自放纵和过度的持续诱惑。最终，无需耗尽脆弱和容易枯竭的意志力（详见第七章的 12 天挑战计划计划，那部分的内容会指引你顺利通过这一连串过程），你就能从重复和耐力中建立起自发的习惯。在完成这艰难的内在建设后，你和你的饥饿、饱腹信号将一起掌控全局，情绪性进食或无意识进食将不复存在。你再也不用被拴在“一天三顿加零食”的时钟上了。

- **接通你的生活方式。** 你在饮食改造上的努力到底是成功还是失败，要看你在锻炼、睡眠和压力管理方面的习惯。如果你还是久坐不动、睡眠不足、备受困扰的或与世界超连接[1]，那么你将毁掉自己在饮食转变上所做的努力，重新回到对碳水化合物的依赖。忙碌会引发人们对碳水化合物的渴望，这与“战逃”交感神经系统的支配有关。相反地，脂肪燃烧与副交感神经“休息和消化”支配相关。

  生活方式的要素包括增加各种形式的日常活动（特别是长时间静止不动时要注意频繁活动一下），遵循合理的锻炼计划（包括短时间运动和高强度运动），养成良好的睡眠习惯（有助于降低应激激素、调节食欲和饱腹激素），并且每天留出一些时间来放松自己，远离超连接的状态。

用新的真理取代传统愚昧

现在有大量有关饮食的传统观念是有误、过时的，甚至纯粹属于无稽之谈，澳大利亚健康教练安德烈·奥布拉多维奇（Andre Obradovic）将其称为“愚昧传统”。我们要一起摧毁有误且过时的愚昧传统，并用“新的真理”将

1　指在工作和生活中高度依赖手机等通信设备，与社交网络和海量信息互联的人。

其取代。这些新的观念或许会与你平生所听、所信相反，或许你很难立马欣然接纳。但只要你把这些新观念和可能性付诸实践，你就能体验到身体和心态的双转变。

愚昧传统：禁食会降低新陈代谢，让你感到虚弱和懒散，导致你之后暴饮暴食。

新的真理：你的身体在禁食状态下能更有效地运转。通常来说，处在禁食状态的时间越久，你就越健康——前提是你得具备代谢灵活性。

愚昧传统：早餐是一天中最重要的一餐。它能让你维持数小时的新陈代谢和能量水平稳定。

新的真理：瑞典式自助早餐不一定是一天中最重要的一餐，甚至不是必需的。早晨吃高碳水化合物的餐食会让你一整天的血糖都像坐过山车一样。早餐的最佳时间是当你真正感觉到饿的时候。

愚昧传统：一日三餐（或者一般推荐给专业运动员的一日六小餐）是保持全天稳定的能量、情绪和专注力的关键，也会促进你的新陈代谢。

新的真理：频繁进食会增加整体的热量摄入，导致身体脂肪过多，并出现与高胰岛素血症相关的疾病，包括 2 型糖尿病、心脏病和许多癌症。抛开严格的早餐、午餐和晚餐带来的枷锁，以一种随心所欲的、凭直觉的方式去吃，实际上是有益健康的！它能够提升代谢灵活性和代谢效率，还可能带来减肥上的突破，提高认知能力和身体表现，并最大限度地减少疾病风险因素。

愚昧传统：全谷物是生命的支柱，应该成为你饮食的中心（它们也出现在美国农业部膳食指南金字塔和“我的餐盘”图[1]中)。

新的真理：从人类生物学的角度来说，人体没有对碳水化合物的硬性要求。今时今日，人类摄入的碳水化合物量严重过剩，但人类其实是可以在碳水化合物摄入极低的情况下生存并活得很好的。谷物的营养价值极低，而且含有麸质和其他植物性毒素，这些物质会给许多人带来麻烦。此外，谷物是“有益健康的纤维”的说法已被科学证明无效。以高碳水化合物、谷物为主的饮食很容易导致纤维摄入过量，这与减肥和健康背道而驰。

愚昧传统：碳水化合物是肌肉运动的基本燃料。运动员必须在训练前补充能量（用碳水化合物“上膛”），并在锻炼完之后迅速补充碳水化合物。否则，它们会分解来之不易的肌肉。

新的真理：肌肉可以有效地燃烧脂肪酸和碳水化合物作为其燃料。即使是大量消耗热量的运动员也可以过渡到脂肪适应训练和比赛状态中去，并且在摄入少量碳水化合物的情况下保持生龙活虎。在大脑和人体中，脂肪和酮类物质比葡萄糖燃烧得更干净，它们可以提高运动表现、减少炎症、加快运动后的恢复过程。

愚昧传统：膳食中的脂肪和胆固醇是造成肥胖、癌症和心脏病的主要原因。

新的真理：造成当今饮食相关疾病模式的流行的真正原因，是过度食用精制碳水化合物和种子油，它们导致了高胰岛素血症，还诱发了氧化反应和

---

1 译者注：“我的餐盘”图是美国农业部制定并发布的饮食结构建议，以一只餐盘为基础，让民众更为具象化地明确每日所需的各类食物比例。

炎症，而这几者几乎是所有疾病的根源。天然的、有营养的脂肪来源（包括高胆固醇食物）有助于维持健康的激素和代谢功能。

是什么让我们成为最肥胖、最不健康的一代人？

让我们快速回顾一下人类进化的时间轴，试着在人类陷入的令人难以置信的大混乱中理出一些思路：碳水化合物成瘾的人类正苦于全球流行的肥胖、癌症、心脏病和认知下降。这些病症越来越多地与以谷物为基础的、高胰岛素分泌的饮食相关。直立人及其后代以狩猎采集的方式生存了 200 多万年。我们的祖先通过获取富含营养的动物食品，尤其是海洋生物和陆地动物中的 ω-3 脂肪酸，成功从饥饿带来的生死压力和捕食者所带来的危险中活了下来。靠着狩猎采集者的成功经验，将我们从以植物为食的类人猿中分离了出来，然后我们长出了大且复杂的大脑，并且登上了食物链的顶端。

从某种程度上说，一万年前开始出现的农业，以及随之而来的全球范围内萌芽的文明生活，是人类历史上对健康最具破坏性的事件。诚然，培育谷物和牲畜能让我们在永居地紧密生活在一起，对劳动力进行专业划分，储存廉价的热量以供稳定的长期供给，繁衍更多后代，并且时至今日持续地加速技术进步和富裕。但可悲的是，当我们从吃着这个星球上最丰富食物的狩猎采集者，转变成碳水化合物成瘾者后，人类的健康遭受了巨大的打击。人类的大脑和身体尺寸随着文明的到来显著下降，第一次出现了营养不良和饮食相关的疾病。过去一个世纪的食品工业化，特别是加工食品、快餐中的精制糖、谷物和种子油的摄入量不断增加，导致了人类历史上最肥胖、最不健康、最易患病的人口。

或许你觉得买全麦饼干、脱脂希腊酸奶或鲜榨蔬果奶昔是健康且良性的选择，但即使是最有健康意识的食客，如果进食太频繁，或者太偏离智人进化饮食（指极低碳水化合物、高天然营养脂肪、不含有毒加工食品的饮食方法，相比标准美国饮食来说），那么他们也会受到碳水化合物成瘾和代谢疾病的困扰。这趟“一日两餐”的旅程，将从放弃缺乏营养的加工食品，并用你最爱的有益健康、营养丰富的动植物食品取而代之开始。这一转变将降低胰岛素的生成，并给你一个实现代谢灵活性的机会。从这里开始，你将专注

人类进化的膳食时间线

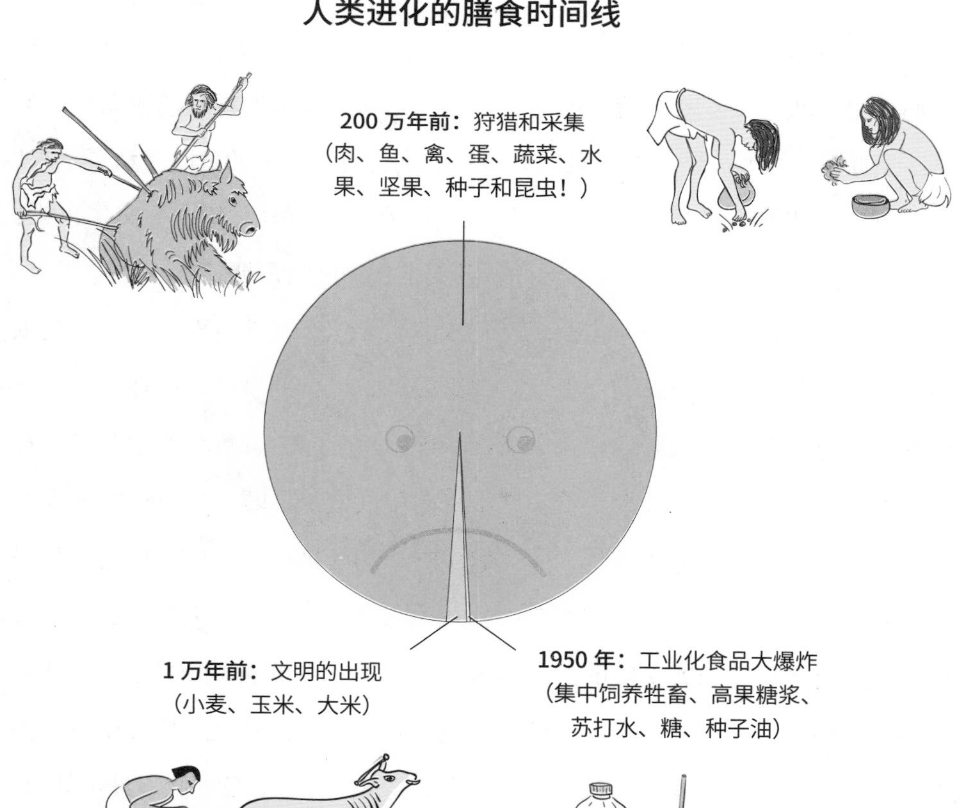

于降低用餐频次和拒绝零食，因为它们将有利于解锁禁食带来的惊人的健康益处。

唉，仅仅针对你每日的两顿饭做出正确选择还不够，还必须对生活方式和心态因素，给予足够的关注，因为这两者将决定你的改变是否能够成功。过度剧烈的运动、不足的睡眠、自限性的想法和行为模式，以及过多的压力，都与碳水化合物渴望、暴饮暴食和胰岛素生产过量有关。

优化激素才是减重妙方

我们一直遵循“热量摄入－消耗”的做法，严格控制进食量、疯狂地锻炼，认为这是保持苗条和健康的唯一途径。但现在是时候摒弃这种存在严重缺陷和被误读的思维方式了。现在，我想能够让你感到安慰的是，你再也不用因为减肥或改变饮食而挣扎和受苦了，因为你终于用上了正确的方法，这是一个与人类基因对健康的要求相一致的方法。饿的时候，你完全可以吃东西，你可以享受美味的餐食（简单浏览一下这本书的食谱部分，你就懂我的意思了），也可以体验到激素优化带来的幸福感，或许这是你长大成人后第一次感到精力无比充沛。你再也不需要计算热量或者常量营养元素的比例了。你将拥抱间歇性进食的新理念，进入到凭直觉决定饮食的节奏中去，而不是把食物看作为了熬过忙碌的一天不至于昏过去的必要燃料。

如果你的体脂处在健康水平（男性低于 18%，女性低于 25%），或者当你少吃一顿饭时还能保持数小时的正常工作，那说明你现在拥有相当程度的健康水平、身体成分和代谢灵活性，那通过间歇性进食你就可以在短短三周内得到极为惊人的结果。许多间歇性进食的实践者可以在 21 天内减掉 10 磅（约 4.5 千克）甚至更多。此时减少的不仅是身体脂肪，还有全身上下的水肿和炎症——通过减少有毒食物的摄入，就能带来这样的改变。如果你有悠悠球饮食史[1]或饮食紊乱的情况，如果你身体脂肪过量或你的血液检查结果表明你存在患上特定疾病的风险，那么你可能需要一个更加循序渐进的方式，来实现代谢灵活和从根本上改变身体成分。然而，即使你已经处在代谢损伤的状态，你仍旧可以在免于受苦或自我剥夺的情况下，实现每天的稳步前进。舒适地迈出一小步就能迅速提升你的信心，激发你对这一过程的信任和热情。即使你偶尔犯错，比如周末或假期里放纵自己过了把嘴瘾，你也能很快纠正过来，而非垂头丧气地陷入自我毁灭的行为模式。

祝贺你找到了改变健康状况的兴趣和热情。你已经朝着成功迈出了必要的第一步。在接下来的章节里，我们将聚焦于各种各样的目标，你将利用这些目标来浇筑出你梦想中的身体，并过上长久的、健康的、快乐的、棒极了的生活。

记录你的旅程

写日志将是一日两餐成功与否的关键因素。你将踏上三次不同的日程之旅。

- **章末日志练习。**它将有助于加强你对这些概念的理解，以及你对新的饮食和生活方式的投入。写日志在第四章里尤为重要，它涵盖了心态和行为改变的概念。
- **感恩日志。**从第四章开始，你需要写一份单独的感恩日志，或者在一日两餐的日志中开辟单独的条目，来表达对生活的感恩。

1 译者注：减肥者采取过度节食的方法而导致身体快速减重与迅速反弹。

- **12 天挑战计划日志。**每一天，你都要写下一篇与 5 个每日任务（稍后会详细介绍）相关的日志。

日志的细节由你决定。不需要多么炫目华丽的行文结构，只需要拿一个空白的笔记本，按照章节和 12 天挑战计划挑战的指导，写下形式自由的观察。你可以记录下清理厨房和储藏室的细节，你为改善睡眠习惯和坏境所做的努力，或者你禁食能力的提升。在把坏习惯转变为好习惯的过程中，你可以通过记录自己每天吃了什么来提高自身意识。你可以特别关注一下你觉得很难、很挣扎的部分，并如实描述自己的想法和情绪。

日志将鞭策你对自己的行为负责，为你提供有价值的见解，好让你在觉得需要重新集中注意力或需要激励的时候，为你提供参考。如果你生活中的大多数信息传递方式（比如日历和待办事项）都转换成了数字化形式，那固然很好，但是印第安纳大学的一项研究表明，若是出于改变生活方式的目的，一份手写的日志会更有效。比起打字或填写问卷那样的结构化模板，手写需要投入更多认知力、创造力和精神力。脑部的核磁共振成像显示，与打字不同，手写能让善于分析的左脑和富有创造力的右脑达成同步，以类似于冥想的方式刺激大脑突触。手写时的连续手部动作能磨炼你的语言处理和工作记忆两方面的技能。手写的方式还能让你慢下来，或许你能因此更好地领会你的文字和想法——这是一种与敲打键盘完全不同的体验。神经学家认为，以笔代替键盘能提高创造性表达的能力。

记日志还能提供一种很有价值的资源，它可以在你需要激励或者偏离轨道时，为你提供参考。另一种提升你日志作用的方法是，选择有意义的摘录或摘要概念，并把它们变成可能只对你有意义的缩写或精辟的表达。你可以把这些写在便利贴或索引卡上，并将其贴在显眼的位置，以记录每日的灵感。

就像我在指导布拉德参加职业铁人三项巡回赛时，我每次都会在电话或私人会面的结尾说上一句简短的：“记住，要有耐心和信任。”他受到启发，便把这句话写在了索引卡上，摆在家中展示。这句短语总结了我们对训练策略和赛季规划的广泛讨论，以及在面对比赛中的挫折所带来的潜在干扰或信心流失时，保持专注的必要。

你的日志会带有你的个人风格，你可以按照自己的意愿，啰唆或者简洁都可以，你的日志也可以是完全私密的。但有一点得先明确：日志必须得记！每天写几分钟可比一周写一次更高效。但即使是周末临时“抱佛脚”，也还是比什么都不写要强一些。摆脱潜意识的既定设置，并摧毁自限性思想和行为模式是一个严肃的命题；想简单通过一闪而过的想法或浮夸的勉励来解决，显然是不行的。

但当你养成了记日志的习惯后，你就能享受到心理和生理上一系列长期益处，包括更好的情绪调节、自我意识和自信。同时，记日志还显示出了改善生理健康的作用：减少炎症，降低血压和应激激素水平；提高胰岛素敏感性，增强肝功能、肺功能和免疫细胞活性。尤其是感恩日志，它被证明能刺激令人感觉良好的激素，如多巴胺、血清素和催产素的激增。这些激素游走于大脑的神经通路，使你成为一个更快乐的人。请留意每一章末尾的练习部分，准备好写上几页日志吧！

一日两餐 12 天挑战计划

你将在本书第七章中了解这令人惊叹的 12 天沉浸式体验。掌握了阅读文本所获得的所有知识后，你可以选择一个合适的时间，在以下五个领域里开启一系列紧张且有挑战性的日常任务：食物、禁食、健身、心态和生活方式。

许多日常挑战都是书面练习或者伴随着书面练习进行的行动实操。虽然对于我们大多数人来说，挑战计划模式的状态是不可持续的，但此处我们强调的理念是，让你能接触到一些成功的策略或行为，好让你从中进行挑选，并把它们长期融合进自己的日常生活中。

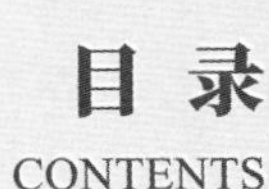

目 录

CONTENTS

1 Chapter One 是时候改变饮食方式了

2 Chapter Two 吃下属于你的超级食物

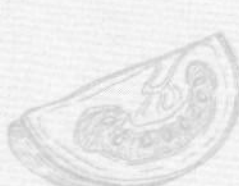

3 Chapter Three 间歇性进食：通往健康最快的方法

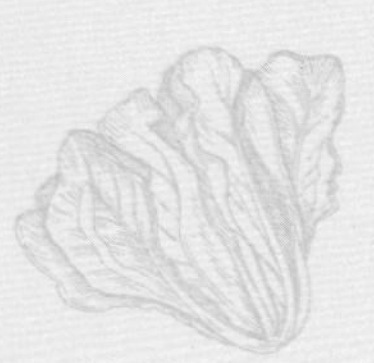

4 Chapter Four 理解健康生活是什么，才能活出健康

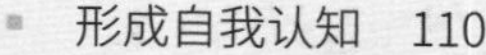

5 Chapter Five 帮你燃烧脂肪的生活方式

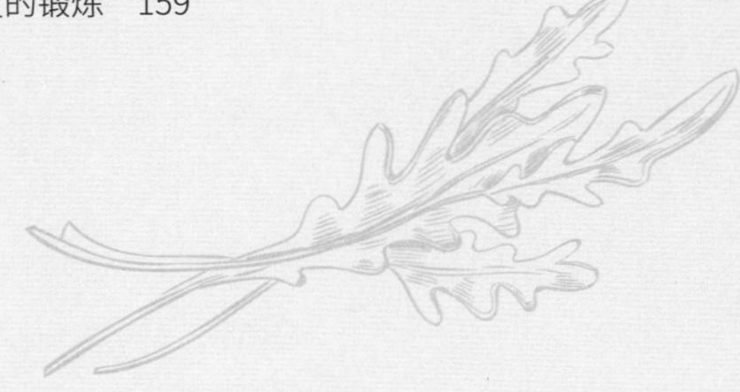

6 Chapter Six 开始实践一日两餐吧

7 Chapter Seven 减脂的进阶策略

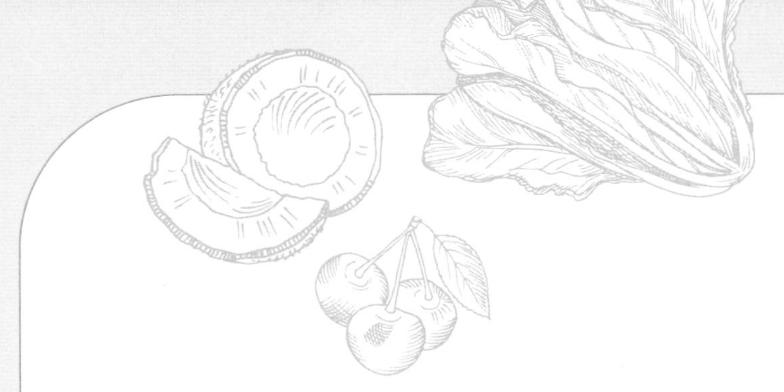

Chapter

One

是时候改变饮食方式了

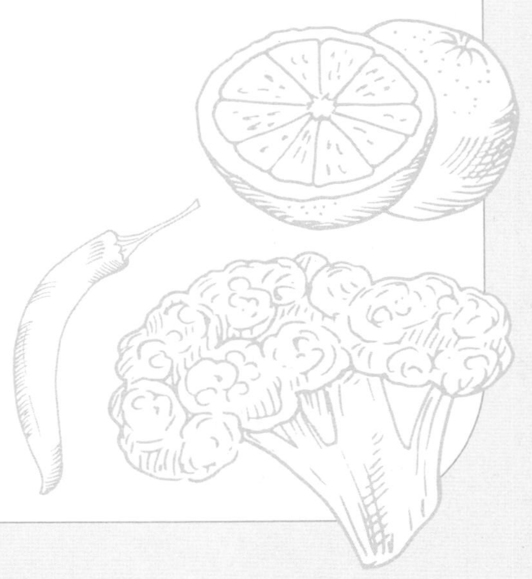

要把你的身体变成一个精瘦、有活力的“脂肪燃烧兽”，第一步就是从饮食下手，剔除那些缺乏营养、高胰岛素刺激的食物。你必须控制胰岛素，否则一旦涉及塑造代谢灵活性和禁食能力，那一切就难说了。我们的身体天生就无法消化以谷物为基础的饮食中所含的大量碳水化合物。记住一点，人类是通过食用极少量的碳水化合物实现进化的，这些碳水化合物包括野生的时令水果、淀粉块茎和高纤维蔬菜。我们进化到了一种能消耗大部分脂肪，经常处于生酮状态，且不需要大量葡萄糖就能维持的低压力生活状态。我们智人默认的基因设置就是燃烧脂肪，在你全身约 5 夸脱（4.7 升）总血量里，只有大约 1 茶匙（5 克）的葡萄糖在其中循环。肝脏这个处理和分配营养物质进入血液的控制塔，时时刻刻都在严格控制着葡萄糖的比例。

当你沉溺在早餐燕麦片、星冰乐、能量棒和意面晚餐之中时，就相当于打击极其脆弱的激素机制，并搭上了那趟熟悉的血糖过山车，把疲惫、暴躁和肥胖体验了个遍。即使你选择有益健康的碳水化合物，也避免垃圾食品的摄入，你仍旧会因为吃饭、吃零食的频率太高，活动或锻炼不足，睡眠不足，而遇到高胰岛素血症的问题。记住，即使你选择了燃烧较慢的全谷物、豆类（黄豆、豆制品、小扁豆）和淀粉块茎（红薯、南瓜等），它们最终还是会转化为葡萄糖。随着时间的推移，你最终还是需要产生大量胰岛素来处理这些碳水化合物的热量。再加上现在全年自由的水果消费（特别是含糖量高、抗氧化能力差的热带水果），餐馆饭菜、调味料、酱料、加工食品和零食中隐藏的糖分，还有无数既喝不饱还热量爆炸的含糖饮料中潜在的液态碳水化合物，这些都与我们的健康遗传倾向存在巨大的脱节。

代谢综合征是由不良饮食和缺乏活动引起的一组相关疾病。医学和营养学专家都认为它是当今全球头号流行病（没错，它的确非常危险，因为代谢性疾病极大地增加了人对病毒的易感性、病症的严重程度及死亡风险），而代谢综合征主要是由过量分泌的胰岛素引起的。克利夫兰医学中心[1]表示，“代谢综合征的准确成因尚不可知，但许多特征都与‘胰岛素抵抗’有关。”代谢综合征的五大症状是：高血压、高血糖、腹部脂肪多、高甘油三酯和低高密度脂蛋白胆固醇。令人惊讶的是，它们与饮食选择密切相关，因此只要摒弃本章里提到的不健康食物，你就能在 21 天内纠正这五个风险因素中的四个（对大多数人来说）。根据你起始点的不同，第五步“缩小腰围”可能需要花费的时间长短不一。总之，减少胰岛素总产生量可以调动起体内储存的脂肪，帮助你快速拥有一个更健康的身体质量指数。

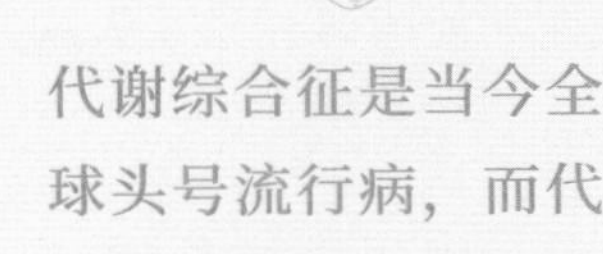

代谢综合征是当今全球头号流行病，而代谢综合征主要是由过量分泌的胰岛素引起的。

如果你能降低自己的胰岛素总产生量，就能降低患病风险，减掉多余脂肪，增强免疫功能，让你自我感觉更好、思维更活跃、生活更愉快。我们很难否认这样一种观点，即生产出理想的胰岛素数值（仅供向细胞传输热量和营养物质）可能是达成长寿的最重要的生活方式。科学界已有共识，在所有物种中，一生中分泌胰岛素最少的个体，寿命最长。不幸的是，在有误且过时的愚昧传统里，前驱糖尿病和 2 型糖尿病患者除了需要接受药物治疗（更多胰岛素！）外，还接收了少摄入热量、多运动的不靠谱指令。从长期来看，

1 译者注：克利夫兰医学中心是全美顶尖也是世界最著名医疗机构之一。

这些努力几乎不会成功，因为它们没有解决根本原因：由高胰岛素血症引起的代谢功能障碍和激素失调。只要达成代谢灵活性，你就能远离这场混乱！

热量摄入－消耗理论其实是谬论

著有《肥胖代码》《糖尿病救星》和其他禁食主题的书的加拿大肾病学家与减重专家冯子新教授说："关于肥胖的'热量摄入－消耗'理论是医学史上最大的败笔之一。"冯教授解释说，单纯限制热量的饮食方式长期来看并不能减少身体脂肪，因为对抗饥饿的遗传生存机制会降低你的新陈代谢率，让你回到烦人的身体成分"设定值"。无论你尝试了何种方法来摄入更少、燃烧更多热量，或者摄入更多、燃烧更少热量，你体内受基因影响的体内平衡驱力最终会让你回到一个特定的设定点。父母给你的家族遗传属性对你的设定值有很大的影响；冯教授引用了一项研究并得出结论，肥胖风险有 70% 是由基因决定的。

单纯限制热量的饮食方式长期来看并不能减少身体脂肪。

尽管看似有悖常理，但其实你在剧烈且消耗性的锻炼中所消耗的热量对达成你的减脂目标来说，几乎没有贡献。无数研究显示，锻炼中消耗掉的热量会被相应增加的食欲和有所降低的日常热量消耗所抵消。这一令人惊讶且反常的观点已由"补偿理论"证实。补偿既有有意识的，比如早晨 6 点上完动感单车课，晚上奖励自己躺在沙发上吃雪糕；也有下意识的，我们总是会在强度较高的锻炼之后，变得更懒惰、更迟钝、吃更多东西、更频繁地吃零食。

令人惊讶的是，人体内似乎有着各种各样的平衡补偿机制，以有效限制我们每天的总能量消耗（TEE）。如果你通过锻炼消耗了较多热量，那么你的身体会在一天中找到各种各样的方法，来让你在休息状态时燃烧更少的热量。这就是所谓的“抑制性能量消耗模型”。这与一种普遍的看法背道而驰，即全情投入的锻炼可以加快你在休息时的新陈代谢。在 2012 年一份对生活在坦桑尼亚的现代狩猎采集者哈扎部落的具有里程碑意义的研究发表后，这些概念得到了重视。这项由美国人类学家赫尔曼·庞泽教授主导的研究发现，尽管哈扎人的生活方式极其活跃，包括每日步行 4~7 英里（6.4~11.3 千米），但他们每天燃烧的热量与城市上班族差不多！实际上，我做的一些热量摄入与消耗计算显示，周六早上完成 100 英里（约 161 千米）的骑行，然后坐在沙发上看几小时电视，一边吃着薯片、牛油果酱和回血奶昔，与周日遛狗、打理

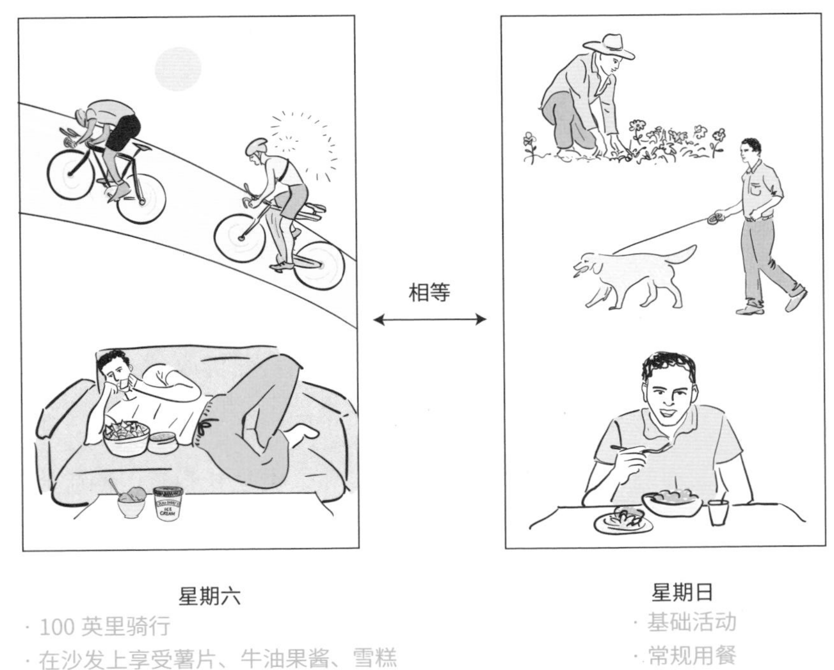

院子、正常饮食相比，二者在能量上是平衡的。

这给我们的启示是，几十年来我们与肥胖作斗争的方式是一种考虑不周的、惨淡的溃败。它导致了一种完全错误的、有害身心的误解，即身体脂肪过多是因为吃得太多，而锻炼太少，是懒惰和缺乏自律的表现。冯教授将其称为“热量欺骗”。他解释说，激素在潜意识里影响着饥饿感和饱腹感，所以暴饮暴食、体脂过剩和饮食相关疾病几乎完全是激素功能障碍造成的，而激素功能障碍则是由高胰岛素血症引起的。

长久以来我一直认为身体成分有 80% 依赖饮食，只有 20% 取决于锻炼和其他生活方式因素。但冯教授说，控制胰岛素能解决问题的 95%！或者像我朋友埃迪所说：“腹肌是在厨房里诞生的。”除了基因影响，数年甚至数十年的高胰岛素血症，以及由此产生的激素功能障碍将导致你的设定值越来越高。我们因而得出了被广泛引用的数据：25~55 岁的美国成年人人均一年增重 1 磅（约 0.45 千克），其中就会增加 1.5 磅（约 0.68 千克）脂肪，减少 0.5 磅（约 0.23 千克）肌肉。这导致当今美国成年人的疾病风险大幅增加，肥胖率达到 40%。

即使你拥有幸运的基因，没有太多可见的多余脂肪，但你仍然有可能是菲尔 · 马费通教授所说的“体脂超标”——拥有损害健康的多余脂肪，特别是内脏脂肪。内脏脂肪是脂肪的一种特殊类型，它聚集在腹部器官和心脏周围。比起通常堆积在臀部和大腿的皮下脂肪，内脏脂肪对健康的损害更大。这是因为内脏脂肪会向血液中释放一种叫细胞因子的炎症性化学物质，阻碍脂肪燃烧，并抑制关键的抗衰老激素，如睾丸素和人类生长激素。内脏脂肪的炎症性和改变激素的特性，导致了更多内脏脂肪的堆积。马费通教授在他的《体脂超标大流行》一书中预测，世界人口的 76% 都将被归于“体脂超标”的行列。作为全球耐力训练方面的顶尖专家之一，以及众多长跑及铁人三项世界冠军的教练，他还断言，人们无法通过锻炼来摆脱体脂超标的状况。

如果少吃多练不管用，那什么管用？研究告诉我们：改善身体构成的最佳方式是，在你的余生中，尽量减少饮食中产生胰岛素——通过禁食和马费通教授建议的“以真正的食物取代垃圾食品”的方式。放弃加工食品并降低进食频次，可以减少胰岛素，并激活长期处于休眠状态的燃脂基因。你将能全天保持稳定的情绪、食欲和认知焦点，快速且有效地减少身体多余脂肪。达到身体和认知功能峰值时的每日热量需求，实际上也减少了，就像更换了一辆省油的车一样。你将在一日最多两餐的生活方式中实现自在生长，进一步探索定期禁食（例如，在晚上最后一餐和第二天第一餐之间有至少 12 小时不进食）带来的生活的改变、寿命的延长等益处，以及偶尔延长禁食带来的减脂、疾病预防和排毒效果。通过持续禁食和减少胰岛素的产生，可以逐步拉低顽固的代谢设定值，从本质上逆转你的生物钟，这样你就会比过去几年看起来更好，感觉也更好。

改善身体构成的最佳方式是，尽量减少饮食中产生胰岛素。

高胰岛素不仅妨碍减肥，还会带来疾病风险

慢性（即全身）炎症实际上是身体所有疾病和功能障碍的根本原因，包括癌症、心脏病和认知下降。慢性炎症表明身体在努力抵抗慢性应激原，比如反应性食品（如麸质、花生和乳糖）、缺乏恢复时间的过度运动、长期升高的葡萄糖和胰岛素水平，甚至季节性过敏。我们的身体不应该每时每刻都处在防御状态，慢性炎症最终会导致免疫抑制、消化不良、激素功能障碍、各

种各样以“炎”结尾的病（关节炎、结肠炎、胃炎、鼻窦炎），以及现代主要杀手——癌症、心脏病和认知功能下降。相比之下，急性炎症通常在短期内来看是有它的可取之处的。它会帮助你的肌肉去完成跑、跳、举和冲刺；它有助于遏制和治疗常规擦伤、扭伤的脚踝或蜜蜂蜇伤。

那些拥有幸运基因不会囤积过多脂肪的人，也可能出现代谢功能障碍、内脏脂肪过多，以及炎症性生活方式导致的疾病风险提升——尤其是有毒的种子油的摄入。你也许听说过超级健康的人突发心脏病猝死的事件，这种令人不安的事情其实很常见，这是他们的身体因依赖碳水化合物和过度运动而长期发炎的结果。经过数年或数十年发展，慢性炎症会导致心肌瘢痕，损伤“电路系统”。针对空腹血糖、空腹胰岛素、糖化血红蛋白（即长期平均血糖）、甘油三酯（即血液中的脂肪水平，过量胰岛素会导致其升高）、甘油三酯与高密度脂蛋白胆固醇比值和 C- 反应蛋白（慢性炎症的关键指标）的血液检验，可以找出那些饮食不良、运动过度的人所被其看似健康的外表掩藏着的疾病。

过量的热量摄入和长期的高胰岛素水平也会向你的细胞发出“加速分裂”的遗传信号。细胞加速分裂在生命的特定生长阶段是常见且必要的，如孕期、婴儿期和青春期（如一名青少年为了参加高中体育运动，试图增加自己的肌肉）。但是，以胰岛素样生长因子 1（IGF-1）和哺乳动物雷帕霉素靶蛋白（mTOR）等生长因子的过度刺激为标志的细胞分裂加速，会导致衰老加速。全身的细胞在经历有限次数的分裂后，会走向死亡。从肌肉、器官、免疫系统和代谢系统的细胞功能随着身体年龄的增长而逐渐恶化的过程中，我们可以目睹免疫反应逐渐衰弱这一现象（也就是所谓的“免疫衰老”），这是老年人比年轻人更容易感染疾病的原因。

糖化是高碳水化合物、高胰岛素饮食带来的又一令人不安的后果。大脑、心血管系统、眼睛、肾脏和皮肤细胞，是人体内寿命最长、同时也最脆弱的细胞。那些无法调节血糖的糖尿病患者通常都有视力和肾脏问题。年长一些的，则常有皮肤起皱、痴呆和心脏病。

大脑细胞对氧化、炎症和糖化最为敏感，如今，令人不安的认知疾病发病率的增长也越来越多地与营养不足、高胰岛素饮食相关联。阿尔茨海默病的老年斑和神经元纤维缠结都是由糖化引起的。布朗大学的神经病理学家苏珊娜·德拉蒙特教授解释道，痴呆从根本上说是一种代谢性疾病，其特征是大脑中的葡萄糖代谢受损，“其分子和生化特性与糖尿病一致。”鉴于二者之间的强关联，德拉蒙特博士的团队创造了一个被广泛使用的术语“3 型糖尿病”，来描述这种认知能力下降的情况。

现代三大有害食品

现代三大有害食品是糖、谷物和精炼种子油。如果无法从饮食中抹去这三大巨头，你将永远被困在碳水化合物依赖中，无法有效燃烧已储存的身体脂肪。

长久以来，这三种食物构成了现代饮食的基础，对人体健康造成了极大的危害。以谷物为基础的高碳水化合物饮食会导致胰岛素过度分泌（这与遗传下来的最优的先祖饮食恰好相反）、终生的隐性体重增长，以及由代谢综合征引发的各种各样的疾病。你可能知道精制谷物缺乏营养，还会导致血糖快速飙升。一片白面包或一口意大利面引发的代谢反应，与一汤匙糖的反应没有什么太大的不同。加工面粉时，原始的麦粒被去除了两种天然成分：麸皮（含有纤维、维生素和矿物质）和麦芽（含有脂肪酸和抗氧化剂）。它的剩余部分是胚乳，会带来大量纯碳水化合物热量，使血糖迅速飙升。

然而，全麦面包、糙米、燕麦片等全谷物类食品（保留了麸皮、麦芽和胚乳）早已被推荐作为健康饮食的核心。这使得标准美国饮食成了规模巨大、严重程度惊人的大溃败。三大组成部分完好的全谷物所带来的营养益处的确比精制谷物更多，而且初始葡萄糖峰值更低，但事实上，全谷物的营养价值与真正营养丰富的食物（如鱼、蛋、肝）、发酵食品（如德国酸菜和酸奶）和色彩丰富的食物相比，是相形见绌的。要知道，全谷物和精制谷物都是廉价的热量来源，它们很容易收获、加工并转化为食品杂货店里利润最高的产品，比如饼干、薯片、烘焙食品、零食和冷冻食品。以谷物为基础的饮食的基本原理，是基于数十年来存在缺陷的科学和操纵性营销形成的，这一原理成为了食品制造商的利润机器，并开辟了一种疾病范式。饮食驱动型代谢综合征的流行，同样也为医疗和制药业建造了一个可靠的利润中心。

另一反对摄入全谷物的理由是，它们含有天然植物毒素，也就是反营养物质或抗原，这些物质能引发系统性炎症、自身免疫反应和肠漏症。麸质则是最主要的罪魁祸首，许多患者已经意识到小麦制品中所包含的这一物质的破坏性后果来得有多么迅速。越来越明显的是，从某种程度上说，我们对麸质和谷物中的其他反营养物质都是敏感的，因为我们还没有进化到可以食用这些非天然的现代食物的程度，况且它们还非常难以消化。没错，大约 1 万年前谷物的首次被种植（文明到来的催化剂）的节点，在进化时间轴上被标记为了“现代”。

某些敏感个体会因食用谷物和其他植物而出现不良反应，这些慢性症状反应通常比较轻微，但非常广泛，以至于我们误以为嗳气、腹胀、便秘、短暂性腹痛和偶尔性腹泻都是生活中的寻常场景，没有意识到这其实是对那些从我们婴儿时期起就每天塞进喉咙里的植物中的毒素的不良反应。数百万先祖健康饮食的支持者在放弃了以谷物为基础的食物，并着重摄入经进化验证过的狩猎采集食物后，都发生了惊人的治愈故事。越来越流行的纯肉饮食（见第 37 页）支持者则走得更为激进，他们几乎限制了自己对一切植物性食品的摄入。在这些康复、治愈故事里，恼人的炎症和自身免疫疾病出现了突然且戏剧性的改善，包括关节炎、过敏、哮喘、肠漏症、各种皮肤病及各种消化功能障碍。

现在是时候仔细研究一下精炼的多不饱和种子油（即植物油）了，尤其是考虑到它们不像糖和谷物一样是为人们所熟知的“坏蛋”。正如沙纳汉博士在《脂肪燃烧修复》一书中解释的那样，精炼种子油并不会像加工过的碳水化合物那样引起胰岛素飙升，但它们会以促进胰岛素抵抗的方式扰乱新陈代谢功能。种子油是在高温环境下，对原材料玉米、棉花籽、红花籽、大豆、葵花籽和油种子（芥花油就是从中而来）使用刺激性强的化学物质，从而提取出来的。这个过程给生成物带来了氧化性损伤，当油被加热、烹饪或用于制作各种烘焙、加工、包装或冷冻食品时，这种损伤会进一步加剧。

相比之下，橄榄、牛油果或椰子中的天然高油量意味着它们很容易就能被提取出油分，无需使用高温和化学溶剂来进行那个富有侵略性和有害性的过程。举例来说，你可能在一些特级初榨橄榄油的瓶子上见过“第一道冷榨”的字样。这表示橄榄只经过了一次压榨，没有做过加热或其他处理。这样我们就得到了温度稳定，可供烹调或直接使用（比如淋在沙拉上）的油。沙纳汉博士引用了一项研究，该研究预估，在餐馆用餐时你所摄入的所有热量中，有 40% 来自烹饪食物时所用的种子油。整体健康专家和畅销书作家安德鲁 · 韦伊博士说，标准美国饮食里有 20% 的热量来源于大豆油。如果你去到一间典型的食品杂货店，你将发现，60%~70% 的加工、包装和冷冻食品里潜伏着不止一种健康杀手。

在你摄入精炼种子油的时候，由于其非天然的化学组成，它们不会像其他脂肪那样被当作燃料来进行燃烧。它们与天然脂肪分子的相似性，迷惑了我们的身体，让身体把这些因子整合到了健康的脂肪细胞里。但不幸的是，它们很难被用作燃料去获取能量，同时随着时间的推移，它们还会极大地阻碍你燃烧体内已储存脂肪的整体能力。如果你身体存在脂肪堆积的问题区域，且当脂肪量总体下降，这些区域依旧没有消失时，那么我们可以断定罪魁祸首之一可能就是种子油引起的细胞功能障碍。种子油还会分解成毒素，导致氧化性损伤和全身炎症。摄入种子油对健康造成的负面影响来得又快又猛，以至于沙纳汉博士说："它们是装在瓶子里的自由基，真的跟吃辐射没什么区别。"

当有害的油脂造成你的脂肪代谢短路时，你会变得愈发依赖膳食中的碳水化合物来获取能量。极端生物黑客、精英冒险运动的运动员、著有《无限》一书，并主持同名健身播客的本·格林菲尔德观察到，种子油可能是通往胰岛素抵抗和糖尿病的路，理由就藏在它们造成脂肪代谢短路的方式里。他注意到，虽然精制碳水化合物被千夫所指，承受着大部分苛责，但比起有害且功能失调的脂肪细胞，它们的问题其实不大，因为它们可以在运动中被燃烧掉。糖和精制碳水化合物过量时固然有很大的破坏性，但种子油无论摄入量多少，都具有内在的破坏性。

我把人造甜味剂称为"糖"，它们也应该被我们从饮食中剔除出去。除了担心摄入与癌症有关的化学物质和损害肠道内的有益细菌外，有些研究还表明，甜味剂有可能刺激胰岛素分泌，这令人非常不安。在《肥胖代码》中，冯教授证实阿斯巴甜可以导致胰岛素升高 20%——这比白糖还高！所以说，甜味剂带来的双重灾难，一为胰岛素飙升，二为迷惑大脑里的食欲中枢，让它变得渴望摄入真正的糖。这些机制属于头期反应的一部分，在这一反应中，仅仅是想到食物、闻到食物或者尝到有甜味但不含热量的食物，都会刺激大

有害食品三巨头

糖 / 甜饮料、谷物和精炼种子油

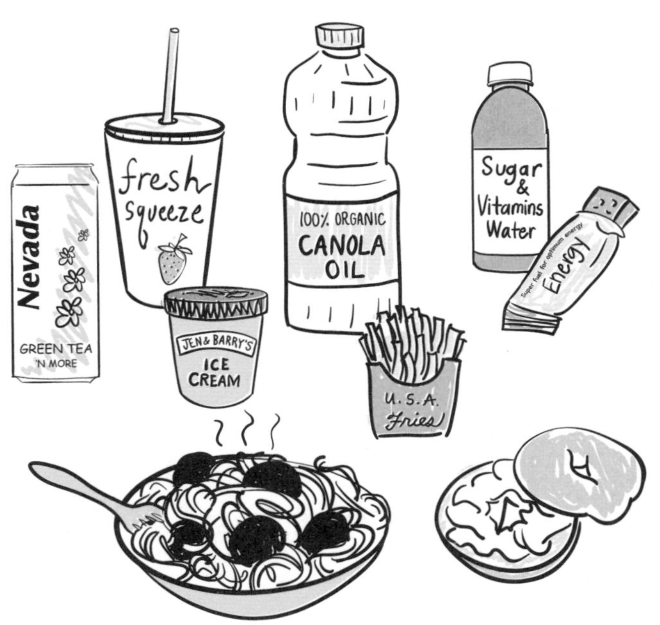

脑皮层启动某些消化功能，比如胃肠道分泌和胰岛素释放。

如果你在办公室午后闲暇时间里，无意中喝下了零度可乐或无糖饮料，会给你的大脑一种熟悉且强烈的甜味感官刺激，大脑却没有体会到摄入真正的糖时的那种满足感。虽然你对甜食的喜爱暂时得到了满足，但是假糖引起的胰岛素激增会带走在血液中正常循环着的葡萄糖。这样就导致了能量下降，随之而来的是饥饿感的陡增。它迫使你的大脑喝光零度可乐，然后渴望起真正的糖来。长期研究证实，喝无糖汽水的人并不比喝普通汽水的人少摄入能量或多减掉脂肪。虽然还有很多其他因素在起作用，但有趣的是，近几十年来，肥胖率和无糖汽水的消耗量是同步上升的。

果糖是水果中碳水化合物的主要来源，尤其会阻碍你的减肥大业。果糖不像其他形式的碳水化合物那样会造成血糖升高或触发胰岛素的产生，因为它需要先在肝脏中被处理一次，然后才能被燃烧以获取能量。肝脏也是将多余的葡萄糖转化为甘油三酯并转化为脂肪的地方。这让果糖一举赢下了“最有可能转化为脂肪”奖，特别是当你摄入了许多其他类型的碳水化合物、锻炼量又不足以消耗掉糖原储备时。我要向那些给水果打零分的慧优体[1]的执行者们说声抱歉，因为过度摄入水果会阻碍你们的减肥目标。（最佳水果选择攻略详见第 40 页。）

我不想讨论高果糖玉米糖浆（HFCS），因为它带来的是最坏的结果：它具有前面提到过的果糖的脂肪生成特性；造成胰岛素激增（因为它也含有葡萄糖）；而且它缺乏真正水果所含有的保护剂（抗氧化剂、膳食纤维等），而这些保护剂有助于消化，缓和果糖的胰岛素作用。高果糖玉米糖浆还跟促全身炎症和肠漏症脱不开关系。

其实要避免摄入有害的种子油挺简单的，只要你在餐馆里点对的菜，在烹饪的时候使用天然的饱和脂肪（黄油、酥油、椰子油、牛油和猪油）和对心脏有益的单不饱和脂肪（牛油果和橄榄油）就行了。因为种子油通常是无味的，所以把它们从你的饮食中永久删掉也并不需要你牺牲什么。

但从另一方面来说，糖和谷物可能就比较难根除了。它们被证实具有成瘾性，还能刺激你的食欲，让你产生想吃它们的欲望。在加里 · 陶布斯（著有《好热量，坏热量》和《不吃糖的理由》）和罗伯特 · 鲁斯提格教授（著有《杂食者的诅咒》和《美国人心智的黑客》）的杰作里，他们提到了有关加工

1 慧优体饮食模式根据食物的营养价值为它们分配点数值，只要每天不超过总点数，方案执行者就可以吃任何自己想吃的食物。水果被赋予0点数。

过的碳水化合物食物和饮料是如何充斥你的多巴胺通路，并与大脑中的阿片受体结合的细节，这个过程会为你提供强烈的及时满足，让你产生摄入更多的冲动。在威廉·戴维斯博士的畅销书《小麦完全真相》里，他提出的证据表明，转基因现代“矮”小麦作物中所含的醇溶蛋白会刺激大脑里的食欲受体，使你每天额外摄入400大卡的热量。摄入后，醇溶蛋白会降解为阿片多肽，然后穿过血脑屏障，食欲刺激、行为紊乱、多动症、过敏反应、免疫和神经功能受损都与之相关。

如果你习惯吃以谷物为基础的食物，习惯吃味道浓郁的甜食或饮料，或者你有吃加工、包装、冰冻和满是种子油的快餐的习惯，那么你可能会在做出饮食改变时遇到一些困难。最好的办法是坚持至少21天不碰这三巨头，以摆脱它们的成瘾影响。随着时间的推移，在一些欢庆饭局的场合里，甜食和谷物食品可以再度回归你的饮食，当然你也可以坚持不再食用种子油，因为它们很容易就能被健康的油所取代。

在膳食改造的初级阶段里，重要的是让你自己选择的替代品不仅营养密度高，在细胞层面上也比冰淇淋或星巴克饮品有营养得多，毕竟后者只会带来几秒钟的味觉愉悦（和微不足道的营养）。拒绝“三巨头”是通往健康的第一步，现在就开始烦恼限制热量摄入、减脂或延长禁食还为时尚早。在你开始向提升代谢灵活性和代谢效率过渡时，重要的是不要让饥饿、食欲和渴望以任何形式干扰你的努力。相反，你可以用美味的简单餐食来满足自己，比如早餐吃煎蛋卷，午餐吃五彩缤纷的沙拉，晚餐来一份美味的牛排和蔬菜。如果你发现自己的能量在两餐之间迅速衰减或者想吃零食了，你大可随意吃一些涂满坚果酱的蔬菜、两个熟鸡蛋、几块黑巧克力（可可含量在80%及以上），甚至一罐沙丁鱼。一旦你对脂肪有了高度的适应，并养成了长期一日两餐的习惯，你就很自然地远离零食，甚至连想都不想。

我们这里的目标是要实现持续的进步，而不是倒退回碳水化合物狂热，抑或是遭受午后忧郁或所谓“低碳水化合物流感”的折磨。没错，与“有误的生酮传统观念”（FCCKW，把它读出来并记住这串首字母缩写词）相反，我相信你在这趟旅途中不会有任何形式的挣扎或受苦。请善待自己的身体和心灵，多吃营养丰富的食物，不要剥夺自己享受美食和生活的乐趣。跳过某顿餐食、不吃零食、延长禁食时间，这番努力应该是能让你感觉自然和舒适，而非紧张的。这才是代谢灵活性的魔力，也是为什么“一日两餐”法无论在何种情况下都能奏效（当然也还是会有偶尔的挫折、放纵和庆祝）而其他饮食策略会失效的原因。

我们希望在 21 天后你将有足够的动力，不假思索地将糖、谷物和种子油无限期地从你的饮食中剔除出去。在过去十年中，成百上千位先祖饮食和健康的支持者体验到了整肃自己的进食所带来的令人惊讶的改变。当你实践一日两餐的时候，你也将因为身体得到了它渴望的丰富营养而同步感受到满足，同时你还很少会觉得饿，因为你把胰岛素保持在了最优的低水平状态，从而稳住了在食用高碳水化合物膳食时会激增的食欲激素。

厨房和食品储藏室大清理

这三大有害食物在我们的现代食物供应中潜伏得如此深，又营销得如此猛，因此它们总能轻易潜入你的饮食和你的家里，尽管你最初购买它们的意图本来是好的。举例来说，当年你使用手机点星巴克时，其中冰茶和其他冷饮的默认设置是“4 泵液体蔗糖”。你需要点进“风味”那一栏，打开新的窗口，然后按 4 次减号键才能点到一杯不额外加糖的饮品。天然食品超市里有许多新鲜食品明明泡在芥花油里，但它们依然自豪地吹嘘着它们对选品和环境可持续性的承诺。所以你得学会阅读标签（需要注意哪些要点详见下文的列表），问问题（如有必要的话可以在网上查一下制造商），时刻保持警惕，对种子油、化学添加剂、转基因食品和较劣质的食品实行零容忍、全戒断的政策。

下面是一个很长的需要剔除的食物分类，列明了你需要规避的食物和饮品，如果你遇到清单中没有特别提到的类似食品时，请记得沿袭这份清单的精神。外出就餐的时候，礼貌且果断地判断这份餐食里有些什么，然后协商变更，避免吃下有“毒”的成分。坚持要后厨用黄油、猪油或橄榄油，而非种子油来烹饪你的餐食——如果不行就换个餐厅用餐。

12 天挑战计划计划中第一天的任务是果断使用垃圾桶，把冰箱和橱柜里不合适的食材都清理掉，为即将进行的营养丰富的先祖食物大采买腾出空间。如果你跟我一样，不想再拖时间，那就开始吧，一手拿书，一手拿着垃圾桶，立即行动起来。在开始挑战计划之前做一些准备工作，让你的 12 天高强度之旅进展得更顺畅、更简单。

以下是需要剔除的食物分类。

种子油：瓶装食用油（芥花油、棉花籽油、玉米油、花生油、大豆油、红花籽油、葵花籽油，以及其他任何“植物油”或“植物起酥油”）；配料表中有这些油的调味品（包括大部分蛋黄酱、沙拉酱、酱汁和蘸酱，除非标签上明确标明不含这些油）；涂抹式和喷雾式黄油；油炸快餐；人造黄油；包装及冷冻的烘焙食品（你连靠都不要靠近它们）；餐馆吃剩的主菜（记得以后要用黄油！）。

甜食和零食：面包店和糕点店的食物、糖果、蛋糕、饼干、甜甜圈、冷冻甜点（雪糕、冰淇淋和冰棒等）、冰冻酸奶、牛奶巧克力、各种派。

甜味剂： 所有含人工甜味剂的产品、含龙舌兰成分的产品、红糖、蔗糖、浓缩甘蔗汁、果糖、高果糖玉米糖浆、蜂蜜、糖蜜、糖粉、粗糖，以及所有糖浆。

甜饮料： 大师咖啡（摩卡，调制冰咖啡饮料）；功能饮料；瓶装果汁、鲜榨果汁和冷藏果汁；过甜的康普茶饮料（可以看一下配料表，有的含糖量低，但大多数都高）；杏仁、燕麦、大米、大豆和其他非乳脂奶；粉末状调制饮料（印度茶、咖啡、热可可、柠檬茶、冰红茶等）；所有软饮，包括无糖软饮，如奎宁水、运动饮料；用甜饮料做的鸡尾酒（代基里酒、蛋奶酒、玛格丽特）；含糖的鸡尾酒；加了糖的茶。

谷物： 谷物片、玉米、意大利面、大米和小麦；面粉制品（法式长棍面包、饼干、可颂、丹麦面包、甜甜圈、全麦饼干、玛芬蛋糕、比萨、椒盐卷饼、面包卷、苏打饼干、墨西哥薄馅饼、全麦威化脆饼、小麦脆饼）；早餐谷类食物（法式吐司、格兰诺拉麦片、粗玉米粉、燕麦片、美式松饼、华夫饼）；脆片（玉米片、薯片、墨西哥炸玉米片）；可烹调的谷物（苋属植物、大麦、碾碎的干小麦、古斯米[1]、小米、黑麦）；膨化食品（爆米花、年糕等）。

烘焙原料： 玉米粉、玉米淀粉和玉米糖浆；淡奶和炼乳；小麦粉、麸质；淀粉；酵母。

调味品： 查看调味品、酱料、涂抹酱和浇汁的配料，不要选那些含有甜味剂、种子油的，从番茄酱、蛋黄酱、沙拉酱和烧烤酱中寻找替代产品（我自己使用的就是用牛油果打底制成的酱料，而且不含那些不好

---

1 古斯米又译为蒸粗麦粉，是由粗面粉制作而成的一种食物。

的成分）；避开所有的果酱、果冻和蜜饯（即使是不添加糖的纯水果做的也不行）。

乳制品：加工过的奶酪和涂抹式奶酪；冰淇淋；脱脂和低脂牛奶、酸奶；其他所有低脂、高碳水化合物的乳制品；所有非有机的乳制品。

打折商品：当心任何低价或促销品，因为它们在各个方面几乎都比不上不含防腐剂等化学成分的本地有机产品，也比不上可持续种植、饲养、收获的产品。

快餐：汉堡、鸡肉三明治、鱼排、薯条、热狗、洋葱圈、墨西哥卷饼、墨西哥恰路帕斯饼、西班牙油条，以及所有油炸食品、传统快餐店所提供的全部食物。请注意，美国许多现代快餐连锁店提供的产品要比一般汉堡店的好得多。奇波雷（Chipotle）和其他名字带“新鲜墨西哥”的餐厅就是不错的例子。

加工食品：高碳水化合物能量棒、格兰诺拉燕麦棒、什锦杂果、加工过的水果零食，以及其他用谷物和糖制成的整包或散装零食；用谷物、精炼油、糖做成的包装、加工、冷冻和快餐食品。

先祖食物列表上的低质量食品：养殖场以传统方式饲养出的肉类和家禽（用草饲牛肉、牧场畜养的家禽和传统养殖的猪肉来代替，详见第二章）；预包装的肉制品，例如烟熏、腌制和经硝酸盐处理的培根；博洛尼亚大红肠、火腿、热狗、加油站买的全是防腐剂的牛油干、意大利辣香肠、萨拉米香肠和香肠（找那种加工得相对少一些的，没有硝酸盐、其他化学成分和防腐剂的产品）；非有机鸡蛋、牛奶，以及其他乳制品（选择那些牧场畜养的，可永续收获或至少拥有有机认证的）；具有高农药风险的非有机农产品（指那些果皮不易清洗或食用的，例如绿叶蔬菜和浆果）；非应季的或者从遥远的产地运来的农产品（夏日当地的新鲜浆果，通过；冬天大卖场卖的菠萝和杧果，拒绝）；坚果、种子及用油加工过或覆盖糖衣的坚果酱；大多数养殖鱼和进口鱼（详见第二章）。

列这份清单的目的不是想让你被不能吃的东西击垮，而是要告诉你，许多被认为是“正常”的食物，其实已经被证实是与健康背道而驰的。当你把这些有害的食物从你的世界里清除后，你就能在分配每日热量时，为营养丰富的食物创造更多的空间。尽管首选食物清单并不丰富，但其实我们有无数种方法来丰富它们的味道，比如添加香草、香料、酱汁、调味料和浇汁。最终，每一顿饭或每一份零食都能既有营养，又兼具风味。这种转变可以极大地改善我们的能量水平和健康状况，并自然且有效地减少多余的身体脂肪。也许最让人感到振奋的是一种感知——你不再需要依赖食物来维持能量和认知焦点。

如果燃烧的是脂肪和酮等“清洁燃料”，你的体内就会有好事发生。随着细胞代谢能量时氧化、糖化和炎症的减少，你可能会发现，自己的睡眠变好了，锻炼后恢复更快了，认知清晰度和耐力都提升了。虽然一整天的通勤、工作、锻炼和家庭生活仍然会让你在晚上感到疲惫，但在睡前放松时，你会体验到一种更加愉快的感觉。相比之下，如果这一天主要是靠加工碳水化合物为燃料，你就会感觉到紧张、烦躁，继而渴望吃下更多的糖。而一个没有压力的脂肪燃烧者，则可以看着网飞或坐在牌桌前享受一个美好的夜晚，更重要的是，你还能因此完全避免由碳水化合物依赖引起的流行疾病。

诚然，根深蒂固的习惯、文化传统，以及对碳水化合物的实际依赖可能很难克服。“洗心革面”这件事需要承诺、专注和决心。每天醒来后，记得“复习”自己的承诺，提醒自己为什么要做出饮食上的转变。只有重复和耐心，才能让你养成强大的新习惯。不用担心失去你以前最喜欢的食物，因为你完全可以在清理完厨房和食品储藏室后，为你的日常饮食增添更多的好东西！

“一日两餐”日志

洗心革面，重新做人

1. **低胰岛素，低身体脂肪，低疾病风险。**列出一些你认为可以通过饮食限制、调整饮食和零食模式、改善日常运动和锻炼习惯，来减少胰岛素分泌的方法。
2. **厨房和食品储藏室大清扫。**大概写下你对这次大清扫的想法和感受。可以列一些你最喜欢的食物和饮料，它们将代表着你在攻破三巨头时所面临的最大挑战和重点领域。列出你喜欢的替代性食物和饮品。

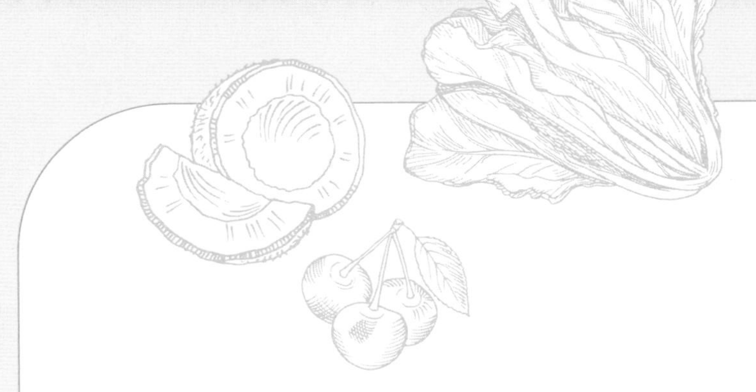

Chapter

Two

吃下属于你的超级食物

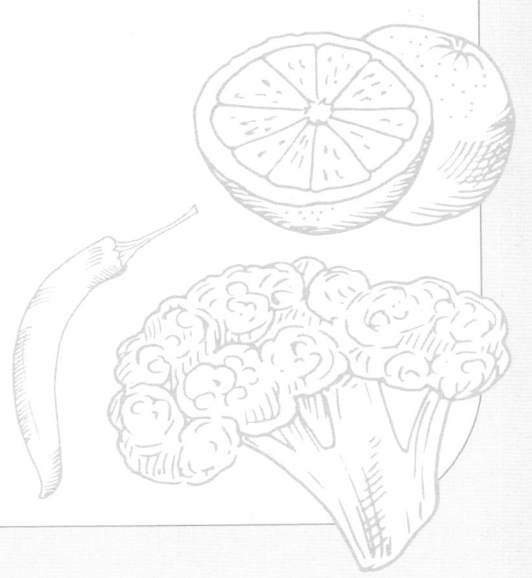

人类进化出了可以消化颜色鲜艳、有益健康、营养丰富的植物、动物，甚至昆虫的能力。最早的智人探险者在大约 6 万年前离开东非，他们在接下来的 4.5 万年前里实现了全球殖民。最初的人类迁徙路线是沿着非洲海岸进入现在的中东，然后到达印度、印度尼西亚，最后来到澳大利亚。我们的祖先喜欢富含 ω-3 脂肪酸的海洋生物，它们因其强大的抗炎特性及对认知、免疫功能、心血管功能和癌症预防的有益作用而受到称赞。古人类学家认为，获得富含 ω-3 的食物是我们的超大号大脑实现进化的主要驱动力。

无论我们的祖先在哪里定居，他们都能把环境所给予的东西充分利用起来。生活在北纬的祖先可能会吃下大量的油性冷水鱼，但几乎不摄入任何植物碳水化合物。赤道地区的则可能会从野生水果、蔬菜、淀粉块茎中摄入大量碳水化合物。那些忍受了漫长、寒冷、残酷的恶劣天气和食物短缺的人们，两餐之间会间隔很久的时间。他们或许是靠各种各样的植物和小猎物为生，来繁衍后代——毫无疑问，他们都希望自己的后代能过得更好。从我们的进化历程可以得出的结论是，我们对各种饮食策略的适应性很强，而且即使长时间没有大量进食，我们的机体也能很好地运转。

如今，操纵性的营销、媒体炒作和存在漏洞的科学，使得健康饮食这个话题比以往任何时候都更具争议性、更令人困惑。例如，那些抨击进化论的人可能会被指责断章取义，或者从有漏洞的科学里得出结论。俗话说“科学见真章”，但现在似乎无论任何想象出来的立场，都有研究可以对其进行证实。虽然我们都认同工业化食品加工和集中型动物饲养（CAFO）对人体和环境都有害，但像“红肉致癌”这样扭曲和不负责任的说法，却往往在没有被充分证实的情况下迅速传播。

越来越多的宣传为以植物为基础的纯天然食品饮食法站台，他们宣称这种方式比起杂食性饮食来说对环境更为友好——甚至从道德层面上说，也更加高尚。这些说法遭到了对“怎么吃、吃什么”持不同意见的人群的强烈反对。在那些有着极其相似的宏观观念的人当中，即使只是就细微差别展开争论，也会让他们感到混乱，尤其是在他们打算开始尝试启用新的饮食方法的时候。是时候以一个简单的计划，来终结这种无稽之谈了，这一计划必须做到能同时适用于那些持有截然不同饮食信仰的人身上。无论你是素食主义者、肉食主义者，还是居于两者之间，“一日两餐”计划都有用武之地。

也许最令人叫绝的是，“一日两餐”把主动权交给了你：你可以自己设计一套有益健康的、令人愉悦的、终身可持续的高营养密度进食策略。经常有人问我：“那吃什么食物好呢？”很多时候人们在问问题的时候似乎都带有一种绝望的心态。我希望你把心放到肚子里去。你看这样行不行：你绝对不会被迫吃自己不喜欢的东西；我想要你能享受接下来你放进嘴里的每一口食物。为了让“一日两餐”运转起来，你需要遵守一些不容置疑的规则和指导方针，但你可以自由选择适合你的食物组和特定的食物、食谱、备餐方法和用餐时间（但一天只有两次哦）。我非常鼓励你保持开放的心态，愿意去尝试，并不断完善你自己的最佳饮食策略。记住，在“一日两餐”里，你可以灵活地改变自己的口味偏好、调整饮食以适应健身和健康目标，如果你怀疑某些健康问题与特定的食物有关系，你大可对餐食进行更改。

当建立起消灭现代三大有害食品的基本承诺后，你就已经遥遥领先于其他人了，算得上在“健康期”[1]这条路上走得稳稳当当了。根据基因、生活方式因素、健身和身体成分目标，以及个人食物偏好的不同，会有各种各样不

1 健康期指人一生中不受慢性疾病困扰、健康度过的时间。

同的策略。甚至就连世界领先的长寿医生之一、长期禁食并执行生酮饮食的彼得·阿提亚博士也喜欢将自己的标准饮食建议简化为："就吃你曾祖母也能吃的东西就行。"

除了向"三巨头"说不，你在购物的时候，一定要在每一类食物中选择最健康、营养最丰富的那一个；在餐厅点菜、就餐时，也一定要坚持最高标准。要确保你放进购物袋里的食物和端到你面前的餐食都符合这些高标准，确实需要花一些工夫。当今的食品工业综合体把许多天然的健康食品变得不健康，操纵性营销也在说服我们吃下各种各样的垃圾食品，它们所用到的误导性流行词汇包括"有益健康""无麸质""零胆固醇""100% 真水果"等。甚至连"有机"这个词也被荒谬地误用为普遍意义上的"健康"。大量市场宣传让你深信，深加工、含化学成分的肉类替代品（甚至含有种子油）比真正的肉更健康。

关于饮食你需要知道的那些事儿

在这一章中，我将阐明如何在每一个受到先祖启发的食物类别（肉、鱼、禽、蛋、蔬菜、水果、坚果和种子）以及现代的健康食品（如有机高脂乳制品和高可可黑巧克力）中，做出明智的选择。我也会为你介绍一些有特定营养价值的超级食物。不过遗憾的是，即使是那些最有健康意识的食客们，也往往忽略了这些超级食物。举例来说，我们以采集狩猎为生的祖先们通常会以"从头吃到尾"的形式，吃掉整个动物。其中动物的器官受到了高度重视，祖先们认为它们具有特殊的治疗功能。所以什么都不能浪费——甚至动物骨架也会被拿来煮上几天，煮成一锅有营养的骨头汤。今天我们通常只吃动物的肌肉（例如汉堡肉饼、牛排、鸡胸肉和鸡腿），不吃肝脏和其他器官，但它们是这个地球上最有营养的食物。

发酵和发芽食物也是先祖食物的核心元素，它能提供对肠道菌群的健康至关重要的强效益生菌。今天，我们在加工、巴氏杀菌和冷藏食物上的能力很大程度上否定了发芽和发酵的必要性，于是这些食物渐渐走向了边缘化，而不再是日常饮食中负责"健康"的那一部分，因此并未受到重视。这一章节将为你提供你所需的所有信息和指导，你要做的是在每个类别中选出最好的食物，并在你的饮食里加入超级食物，从而推动着你在能量、专注、健康和疾病预防四方面达到高水平状态。

肉和禽

在人类进化史的进程中，肉类一直都是人类饮食的核心，它提供了一系列营养益处，尤其值得一提的是肉类具有高度生物可利用性的完全蛋白质，这是健康和生存议题里最重要的饮食需求。当下，肉类消费成了一个很有争议性的话题，主要是因为令人高度反感的集中动物饲养不仅带来了劣质产品，还虐待动物，导致了环境的污染。所有反对吃肉的理由，包括所谓的红肉和癌症之间的联系，都可以通过依赖当地的、可持续的、草饲的或经认证的有机肉类来解决。同时，你还需要避免摄入过度烹煮的肉类（烧焦会产生潜在致癌化合物），避免各类加工肉（经化学处理过的热狗、培根、香肠、博洛尼亚大红肠、萨拉米香肠、冷冻肉，以及几乎所有快餐食品里的肉）。诚然，只食用最干净的肉类和禽类或许会带来昂贵的开销，但是你在这类食物里做出的选择，影响是最大最深远的。

在拥挤、不卫生、被污染的环境中，饲养场里的动物们接受着激素、杀虫剂和抗生素的"洗礼"，以此来预防疾病、提高产量。营养不良和不健康的生活条件，会对动物的肌肉组织与器官产生负面的影响。如果你买的是大众市场的肉类或禽类，那你很可能会买到具有胰岛素抵抗的动物（因为它吃的是非天然的谷物饮食），其农药暴露量是你从农产品中获得的量的 10~30 倍，并且它的组织里有更多的促炎性的 ω-6 脂肪酸。ω-6 脂肪酸会在动物被屠宰前的最后几个月里产生，那个阶段养殖场会通过加码谷物，来实现快速育肥。相比之下，牧场畜养和用草料喂养的动物的抗炎性 ω-3 脂肪酸和单不饱和脂肪酸的含量是饲养场动物的 2~6 倍，其中维生素、矿物质和微量营养素的含量也更高，同时味道也更丰富，更令人满足。

你可能会惊讶地发现，与超市里像吹了气球似的鸡相比，当地农贸市场上售卖的牧场喂养的鸡的个头很小，但是牧场鸡或传统养殖猪做成的培根的风味之浓烈，足以让你为之震撼。当你把草饲纯种和牛做成的汉堡，与平平无奇的快餐店汉堡的味道做比较时，情况亦是如此，后者需要添加一些类似肉味的调味化学物质，才能变得美味可口（详见埃里克·施洛塞尔的《快餐王国》）。只消一口，你就会瞬间顿悟，然后下定决心再也不吃传统的肉类和禽类了。

选择肉类和家禽时，最好是选 100% 草饲或牧场蓄养的当地动物。你可以熟悉熟悉附近的农贸市场、天然食品杂货店和食品合作社。跟店主们聊聊，他们一般都很热情，而且知道如何为你及你的家人买到最佳的食材。你还可以探索一下特色肉店和民族市场，找找批量生产的食物（奶牛、猪、鸡和火鸡）之外的选择。比方说羔羊、水牛和鹿肉一般都是草饲的，而且可以永续收获。当然，如果你们当地的选择比较有限的话，还有很多不错的互联网资源可以一用，在 ThriveMarket.com、WildIdeaBuffalo.com、LoneMoutainWagyu.com、ButcherBox.com 和 GrasslandBeef.com 上，都能找到最佳品质的肉。

贴有美国农业部认证有机印章的食品，是排在本地草饲和牧场饲养的肉类或替代肉类之后的第二顺位优选。连锁食杂店、天然食杂店，甚至大型超市都在不断增加有机肉类的库存。有机认证确保了动物在喂养阶段没有接触过激素、杀虫剂、抗生素、基因编辑、辐射、污水污泥或其他有害因素，并且这些动物是在允许自由活动的人道主义环境下长大。然而与100%草饲（牛、水牛、羔羊）或牧场饲养（鸡、火鸡、猪肉）相比，有机肉类还只能算是差得远的第二选择，因为即使是有机饲养的动物也可能会吃次优的谷物饮食，过着大体上受限的生活，无法在大自然里漫步。要警惕你可能在肉类上会看到的一些描述性短语，因为这些说辞几乎没有受到监管，所以没有什么可信度。这些词汇包括“自由放养”“零激素”“零抗生素”“天然膳食”等。也就是说，这些产品用印有品牌标志的方法，暗示自家产品比饲养场的要好。随着消费者意识的提升和需求的增长，想买到品质最好的肉类变得越来越容易，也越来越便宜了，所以你可以把标准定得高一些，尽可能找到草饲和牧场饲养的肉类。

鱼

几千年来，鱼和其他海洋生物一直是人类饮食的核心部分，也是地球上营养最丰富的食物之一。以植物为基础的食客们可以往自己的饮食里加入鱼的元素，这能算得上是帮了他们自己一个大忙了。因为海洋生物是一个很好的蛋白质来源，同时富含维生素B、维生素D、维生素E，以及矿物质硒、锌、铁、镁和磷，还有全光谱抗氧化剂。鱼类也是备受赞誉的ω-3脂肪酸（尤其是难以找到的DHA和EPA类型）的最丰富的膳食来源，它能增强大脑和神经系统功能，预防心血管疾病，还具有强大的抗炎特性。

油性冷水鱼类（包括沙丁鱼、鲭鱼、鳀鱼、野外捕获的鲑鱼和鲱鱼）的ω-3脂肪酸含量最高，可以为人的整体健康带来益处。还有很方便的一点是，这些品种的鱼罐头很容易找到，而且价格很便宜。贝类家族也作为独特和有效的营养食品，受到了高度认可。牡蛎中的高锌含量可以促进睾酮和多巴胺的分泌，因此人送外号“催欲剂”。广受欢迎的罐装金枪鱼营养丰富，价格实惠，最好的品种是白金枪鱼、淡金枪鱼和长鳍金枪鱼。你可以寻找一些在标签上传达了其环境敏感性的产品或小众品牌。

切记要扩大自己的海产食品摄入量，包括摄入很有营养的“超级巨星”海藻，具体来说就是海带、大型褐藻、海苔和裙带菜。这些海藻是膳食碘的最佳来源，碘对甲状腺功能的健康至关重要，而且在其他食物中很难获取。你可以尽情享受鱼卵（鱼子）的独特的风味和惊人的营养密度，比如鲑鱼子和鱼子酱。它们是富含维生素 D 的食物来源之一，其中的 ω-3 脂肪酸、维生素 B_{12} 及硒的含量都很高。研究传统祖先群体的营养与健康状况的韦斯顿 · 普莱斯基金会（Weston A. Price Foundation）证实，我们的祖先会把鱼卵的摄入与生育能力联系到一起；为了找到鱼卵，并将其喂给想要怀孕的女性，他们做出过巨大的努力。

就像肉类和禽类一样，你必须努力找到最有营养且可持续的鱼类，避开那些大量的低质量鱼类。不碰所有的包装、加工、盒装和冷冻的鱼产品，特别是裹着面包屑油炸的那种。一般来说，尽量选择避免大多数养殖鱼类，选择时也要考虑水体污染、化学用品使用和长时间运输等因素。掠食性鱼类（大西洋马鲛、鲯鳅、马林鱼、鲨鱼、剑鱼、大鲔鱼）也不考虑，因为它们可能含有大量的汞和其他污染物；那些濒危鱼类或者以破坏环境的方式捕捞上来的（蓝鳍吞拿鱼、智利海鲈鱼、橙连鳍鲑、红鲷鱼）也要避免。如果想要随时了解后一类别的修订和最新情况，可以访问 MontereyBayAquarium.org（蒙特雷湾水族馆）、MSC.org（海洋管理委员会）和 EDF.org（美国环保协会）等网站。

大多数人工养殖的鱼都会带来环境问题，而且营养也不如野生捕捞上来的鱼，但有些还不错。在尼克拉斯·丹尼尔（Nicolas Daniel）的纪录片《鱼肉的秘密》（*Fillet-Oh!-Fish*）中，这位制作人说道："由于集约化养殖和全球污染，我们吃下去的鱼肉早已成了一杯致命的化学鸡尾酒。"所以我们需要特别避开养殖的大西洋鲑鱼，它占据了美国鲑鱼市场的90%。其实要想判断餐厅供应的是不是养殖的大西洋鲑鱼很容易，除了餐厅特别标明的，其余都是大西洋鲑鱼。《脂肪燃料》（*Fat for Fuel*）的作者、健康信息网站（Mercola.com）的主理人约瑟夫·梅尔科拉博士（Dr. Joseph Mercola）引用的一项研究表明，养殖的大西洋鲑鱼的毒性是其他所有测试食品的5倍！

养殖鲑鱼和许多其他养殖鱼类都被圈在狭窄的、受污染的围栏里，还暴露于高浓度的危险化学物质中（多氯联苯、二噁英、甲基汞、狄氏剂、毒杀芬、乙氧基喹啉）。这些都是脂溶性化合物，会聚集在鲑鱼这样脂肪多的鱼类的肉里。养殖鲑鱼的脂肪是野生鱼类的2~5倍，促炎性的ω-6脂肪酸则是野生鲑鱼的5倍，这一切都是因为它们所吃的饲料是含有精炼种子油的垃圾食品！就像生活在陆地饲养场的其他动物一样，养殖的鲑鱼也在拥挤不堪、不卫生的环境中，不断接触激素、杀虫剂和抗生素来抵御疾病。

确实也有一些养殖鱼类的毒素水平极低，营养状况良好，可以安全食用。美国在污染和化学法规方面比较严格，购买美国产的可以避免一些安全顾虑。举例说来，养殖淡水银鲑鱼是可以接受的。如果你看到来自加拿大不列颠哥伦比亚省、爱尔兰或苏格兰的养殖"有机"鲑鱼，比起主流养殖鲑鱼，它也许称得上是一种进步，但还是有很多人对养殖鲑鱼的上市持反对意见。如果预算吃紧，你也可以试着找找罐装的野生鲑鱼或者冷冻野生鲑鱼，它们通常会比新鲜的野生鲑鱼要便宜一些。

美国国内安全的养殖鱼类包括尖吻鲈、鲶鱼、岩鱼、裸盖鱼、条纹鲈鱼、罗非鱼、鳟鱼和大多数养殖贝类。养殖的贝类会附着在一个固定的物体上，如同它们生活在野外时那样。它们不吃人工饲料，所以它们的营养状况与野生的同类相似。如果你要买超火爆的虾（美国排名第一的海鲜），美国产的是一个不会错的选择。

若想买到品质好的、避开有毒的鱼，可以记住鱼类大家庭里的油性冷水鱼类，去找靠谱的高品质鲜鱼供货商。幸运的话，你可以在你的所在地找到一个专业市场，或一个不错的互联网资源。

蛋

鸡蛋是最原始的超级食物，是生命的本质，能提供全面的营养益处。蛋清里有高质量的完全蛋白，而蛋黄则是富含抗氧化剂、抗炎化合物、ω-3 脂肪酸、饱和脂肪、叶酸，以及维生素 A、维生素 E、维生素 K_2、维生素 B 复合物的宝库。鸡蛋中胆碱的含量特别高，它能增强记忆力和认知能力，为细胞维护和 DNA 合成提供支持。食用鸡蛋给植物性饮食者提供了一个获得营养的机会，而这些营养正是人在拒绝食用大多数动物性食品时所缺乏的。最荒谬的愚昧传统之一就是建议人们不要吃鸡蛋，另一个就是不吃蛋黄，只吃蛋白。荟萃分析（对数百项独立研究的数据所做的汇编研究）完全否定了吃鸡蛋与心脏病之间存在任何联系，也否定了吃鸡蛋与血液胆固醇水平升高有关系，反而证实了鸡蛋其实能提供巨大的营养益处。

由业余爱好者或农贸市场小贩出售的本地农场新鲜鸡蛋是这类产品里的首选。鸡的生活方式很活跃，它们享受户外，喜欢杂食，以昆虫、蜥蜴、蠕虫、杂草、草的种子为食。散养鸡蛋的营养密度远高于那些被圈养在工业设施里的鸡，后者吃的都是些含有令人反感的激素、杀虫剂和抗生素的加工饲料。它们鲜亮的橙色蛋黄（源自它们饮食中的天然 β-胡萝卜素）中所含的 ω-3 脂肪酸是一般方式饲养的母鸡产的 10 倍。任何尝过牧场鸡所下的新鲜鸡蛋的人都知道，那种绝妙的味道会让人终生难忘。你只需要多花一点点钱就能买到这种超级食品，它的成本收益率之高是显而易见的。

除了当地农场的新鲜鸡蛋，带有“牧场饲养”和“人道主义认证”或“动物福利认证”标签的是次优选择。这表明，这些鸡享有充足的牧草以及天然的食物来源，而且它们的补充饲料也通常都是经过认证的有机饲料，比传统饲料质量更高。排在后一位的，是有“牧场饲养”标志纸箱包装的鸡蛋。因为不带“人道主义认证”或“动物福利认证”的标签，所以那些鸡基本上没有进入牧场的机会，喂的也多是饲料，天然食物较少，但它们还是可以被归在“优秀”的那一类里。牧场饲养的鸡下的蛋现在越来越多地涌入主流市场，你得尽量别买低于这一档的鸡蛋。在你最喜欢的当地食杂店里，你应该至少能找到一个或更多品牌的蛋来自牧场饲养（并带有经过认证的人道主义或动物福利认证标志的）这一档。“活力农场”（Vital Farms）就成功将它那牧场养殖、经人道主义认证的鸡蛋，销往了全国和本地主要食杂连锁店和大卖场，包括全食超市、沃尔玛、塔吉特超市、大众超市、克罗格超市，甚至还提供亚马逊会员的送货上门服务。

如果你找不到牧场蛋，可以去买经认证的有机鸡蛋。有机蛋不含讨人厌的激素、杀虫剂和抗生素，而且比起一般方式饲养的母鸡，它们住在没那么拥挤、相对更洁净的空间里。标有各种非官方名称的鸡蛋，像“ω-3 脂肪酸”“天然饮食”“放养”“散养”“素食”“零激素”这种的，也比传统的室内鸡舍里产的蛋要好。但你可别完全相信这些营销术语：ω-3 脂肪酸写在包装盒上固然看起来很诱人，但它可能指的只是鸡饲料里添加了一把亚麻籽。在买新鲜鸡蛋时要保持警惕，因为商店货架上的许多常规鸡蛋都会放置 30 天之久。你要挑那种壳比较结实的，需得费一些力才能打破的鸡蛋。其实要找到优质鸡蛋还挺容易的，所以你要把“牧场养殖或硬壳”几个大字记心间，永远不要满足于买传统鸡蛋，或者仅仅带有有机认证的鸡蛋。

还有一个顾及了健康但有些冒进的想法，就是寻找鸡蛋的替代品。鸭蛋和鹌鹑蛋一般都能在天然食品杂货店、农贸市场和食品合作社买到。试着去买鸸鹋蛋、鹅蛋、海鸥蛋、鸵鸟蛋、野鸡蛋和火鸡蛋来试试。这些替代品明显也并非诞生于饲养场的操作环境之下，所以它们提供的营养收益与牧场鸡下的蛋差不多。

蔬菜

蔬菜含有大量抗氧化剂、类黄酮、类胡萝卜素等植物营养素，能提升代谢、免疫和细胞功能。它们有助于保护大脑和身体免受衰老和氧化应激的破坏，还能帮你在肠道菌群里培养出有益健康的细菌。在地面上生长的蔬菜（绿叶蔬菜、辣椒、芦笋、番茄和西蓝花、花菜等十字花科蔬菜）富含复合碳水化合物，淀粉含量低，膳食纤维和水分丰富。也就是说，即使你正处在努力减少身体多余脂肪或坚持限制酮类碳水化合物摄入的时期，你也可以大量食用蔬菜，并且不会产生不良的胰岛素反应。

根类蔬菜，顾名思义在地下生长（甜菜、胡萝卜、洋葱、防风、芜菁甘蓝、红薯、芜菁、山药），它会从土壤里吸收大量抗氧化剂、维生素和铁，使其成为营养发电站。与地上蔬菜相比，根类蔬菜的淀粉含量更高，可能对碳水化合物和胰岛素的影响更大。如果你正在试图减肥，那摄入它们时应当适量，但对于高热量燃烧者来说，它们就成了补充碳水化合物的绝佳选择。在植物家族中，根类蔬菜和水果的毒素问题最少，这使得它们成了肉食性食客的理想选择，因为这些人希望能在自己的膳食中加入安全无隐患的植物和碳水化合物。记得把白色土豆排除在你的选择之外，因为它们的淀粉含量更多，升糖指数高，农药含量高，而且营养比不上有色土豆。

十字花科家族在营养得分榜上的排名相当高。它们因十字形的花而得名，包括芝麻菜、西蓝花、白菜、抱子甘蓝、卷心菜、花菜和羽衣甘蓝。这些食物具有很好的抗癌、抗氧化、抗菌和抗衰老特性。红色蔬菜和水果被认为有预防前列腺癌的功效；绿色蔬菜则能抗衰老，对视力好；黄色和橘色食物有抗氧化和抗炎症特性。美国农业部的一份关于氧自由基吸收能力的报告提供了每一种食物的抗氧化价值，可以肯定的是，所有蔬菜都含有丰富的微量营养素。抗氧化能力很高的蔬菜有甜菜、西蓝花、抱子甘蓝、胡萝卜、花菜、茄子、大蒜、羽衣甘蓝、洋葱、红色甜椒、菠菜和黄西葫芦。

面对蔬菜的时候，你必须有所选择。为了避免农药风险，在买那种需要连皮一起吃或者表皮很难清洗的蔬菜时，记得买有机的。拒绝那些把蔬菜汁和蔬菜粉吹成超级食物的宣传营销，因为这些东西永远也比不上实实在在的食物。虽然它们会让你得到以浓缩剂量呈现的某些有益成分，但是与蔬菜汁同步摄入的是大量的糖，而且经过大量基本加工后，粉末中的营养价值也会降低。最后，如果你觉得你可能会对植物里的天然毒素敏感的话，你可以监控自己对各种蔬菜及其他植物性食物的摄入，看看是否有任何不良反应，特别是生吃蔬菜的时候。对植物性食品产生反应的迹象包括嗳气、腹胀、与蔬菜摄入有关的消化性疼痛，以及抗拒传统医学治疗的慢性自身免疫性或炎性疾病。

目前来说最好的选择就是去买本地小型农场种植的无农药应季蔬菜。通常你可以去当地的农贸市场或天然食品食杂店里买。来自小型农场的本地时令蔬菜可以让你避开食品工业综合体的危害，充分享受新鲜、美味、营养丰富的蔬菜。通常小型农场不会花钱去获取官方的有机认证，但你可以放心，因为它们的产品都是以可持续的方式种植的，不含工业化农业中常使用的典型农药和化学物质。

次优的选择是去买经认证的有机蔬菜，这些目前在全国连锁大型商超里都挺常见的，比如好市多、沃尔玛、全食超市、塔吉特超市、克罗格超市等。本地种植及认证有机的农产品，比起一般种植的产品来说，能提供更多的营养价值，同时也避免了与依赖农药的大规模种植相关的令人日益不安的健康问题。你可能听过草甘膦，它是一种广泛用于景观（庭院、公园、高尔夫球场）和商业性农业的有毒除草剂。美国很火的杂草克星“农达”（Roundup）就是成百上千种含草甘膦的产品中的一种。尽管有越来越多的证据显示，草甘膦是一种会对 DNA 造成细胞损伤的致癌物质，但它仍然被大量使用。发明了这种有毒的杂草处理技术的孟山都公司，甚至还研发出了能承受高浓度草甘膦的转基因作物。这就是愚昧传统的一个例子，我将其称为“挖个洞装梯子，用来清洗地下室的窗户”。

一般方式种植的蔬菜通常种植于缺乏营养的单作土壤中。它们往往被早早采摘下来，经乙烯气体人工催熟，然后从遥远的地方运送到本地市场，所以在可持续性和营养价值两方面，都不太能得到认可。农药暴露风险很高的蔬菜，指那些可食用表面积很大的（菠菜、羽衣甘蓝、绿色菜），或者需要吃表皮或表皮很难清洗的（甜椒、芹菜、黄瓜、胡萝卜），会经过一系列最强效、最有毒性的农药的“洗礼”，所以不要吃它们。如果你想买的蔬菜属于这一类型，记得坚定一点，只买本地的或被认证为有机的产品。至于那些需要剥掉外皮或外壳再食用的蔬菜和水果（牛油果、南瓜、香蕉、甜瓜），一些容易清洗但表皮不能食用的（洋葱、芦笋），以及所有的坚果和种子，它们的农药暴露风险就没那么高了，所以你没有太大必要去寻找替代性有机产品。

别吃蔬菜?

新兴的肉食性饮食运动对人们普遍认同的“吃蔬菜有益健康”的观点提出了挑战，它声称很多人都从完全断绝植物性食物摄入的试验期里，获得了收益。这些食物包括谷物、豆类、蔬菜、水果、坚果和种子。我在第一章里提到过，谷物和所有其他植物里的天然毒素使它们免受捕食者的“荼毒”。这些物质包括凝集素（麸质是存在于小麦中的一种凝集素，其他谷物和豆类含有大量的其他凝集素）、植酸（主要存在于坚果和种子里）、草酸盐（存在于绿叶蔬菜、坚果和豆类中）、异硫氰酸酯（存在于十字花科蔬菜）、皂苷（存在于豆类里）、酶抑制剂（黄豆中的含量很高）、植物雌激素（存在于大豆、玉米和亚麻籽里）、鞣质（存在于水果里）等。

通过烹饪、浸泡、发芽和发酵，这些毒素可以被中和掉——在许多情况下，如果不经过这些准备工序，这个植物就不可食用或者是有毒的。尽管如此，食用植物仍然会经历大量的抗营养物质的残留暴露，尤其是未经烹煮食用时。潜在危害的严重程度因植物和个人而异。对于那些有乳糜泻或花生过敏的人来说，食用有问题的食物会引起严重的即刻反应。对于其他人来说，数十年的饮食模式可能导致亚临床症状，这些症状与特定的植物没有直接关系，但却会对短期和长期健康造成伤害。我自己就是一个例子。进食谷物会导致我出现各种轻度到中度的消化系统疾病和炎症（属于我的“正常状态”），但自从 2002 年我不再吃谷物后，这些症状很快就消失了。

无麸质、无谷物、先祖式饮食的流行证明，放弃所有的谷物，或者至少放弃令人讨厌的现代矮小麦，可以缓解中度消化和炎症状况，降低胰岛素分泌。直到最近，水果、蔬菜、坚果和种子才被吹捧为无所不能的超级食物，在各方面都得到了高分。停止食用植物性食物的人们，成功治愈了各种慢性疾病，或者在短期内练出了六块腹肌，这些令人惊叹的真实故事推动了肉食性饮食的日益流行。肉食性饮食是由医生兼健身标杆肖恩·贝克博士和保罗·萨拉迪诺博士以及很火的博主、纯肉饮食的长期追随者安波·奥赫恩牵头的。你可以浏览肖恩·贝克博士的网站（MeatRx.com），来获取大量肉食爱好者分享的按疾病类型分类的成功故事。也可以听萨拉迪诺博士的播客“基础健康”或看他的书《肉食密码》，来获取这一饮食方法的更多科学性理论支撑。

你可能会认为，嚼一颗西蓝花或吞下一把蓝莓，可以直接向你的血液中输送大量强效抗氧化剂和抗炎剂。其实在你摄入高抗氧化性植物性食物时，你体内真正会发生的是，植物中的抗营养素促使着肝脏产生内部抗氧化防御反应。我们的身体会对抗这一轻微中毒现象，微调免疫系统和炎症反应，催生出一种完全正面的适应效益，或者叫“毒物兴奋效应”。当我们做完一组举重、在跑道上冲刺、蒸桑拿或扎进冰冷的水里时，也会发生同样的对身体施加适当压力（激素压力）以使身体变得更强壮的情况。但当你练得太多而恢复时间又不足时，在激烈的锻炼或比赛中出现身体过热时，或者在白雪皑皑的森林里迷路导致体温过低时，就会导致慢性或严重性应激原变得不健康。

频繁摄入植物性毒素也会带来同样的问题，尤其是在还有其他慢性现代应激原存在的情况下，例如垃圾食品、睡眠不足、过度锻炼、工作或人际关系紧张。对于那些基因上无法高效消化特定植物性食品的人来说，即使是偶尔吃吃面包、意大利面或生羽衣甘蓝奶昔，也会让他们吃不消。举例说来，麸质和其他凝集素蛋白质被证实能破坏小肠内脆弱的微绒毛。当肠道这一重要的屏障出现发炎、渗透现象时，未经消化的细菌和毒素就会进入血液。这就是肠漏症。当外来物质进入血液时，你的身体会将这种“垃圾”（抱歉，但是这个术语放在这里是恰当的）视为一种病毒，并产生自身免疫反应。随着时间的推移，吃着看似健康的植物性食物会压垮你身体的防御能力，并引发各种自身免疫或炎症反应。近些年来在医学领域，肠漏症被视作许多慢性疾病可能的下游病因，这些疾病不仅仅是消化系统疾病，还包括全身疾病，像是过敏、关节炎、哮喘、结肠炎、皮肤炎症（痤疮、牛皮癣）、失眠、肠易激综合征、呼吸暂停，以及其他以“炎”结尾的疾病（如胃炎、憩室炎）。

每个人经历过的偶尔或经常的嗳气、腹胀、消化不良和短暂腹痛，都可以归咎于植物毒素以及深加工食物的摄入。遗憾的是，由于消化不规律太过于常见，以至于我们都把这个现象看作为一件正常的事，而没能把身体出现的这些状况和饮食联系到一起。尤其是我们习惯性地把沙拉和生蔬菜奶昔，看作健康生活的圣杯。“它很健康，值得！”想想这句话来自一位极端的健康饮食爱好者和优秀运动员朋友，他每次吃放了生食材的奶昔都会出现腹部发胀，这明明有什么出了错！

如果你在饭后反复出现轻微的消化不适，白天出现精力、情绪或食欲上的波动，或者如果你怀疑自己可能对植物毒素敏感的话，那么通过规避任何形式的高胰岛素刺激、促肠漏症却又缺乏营养的谷物，你就能见证一场巨大的健康觉醒。如果你还想进一步探索、优化，可以尝试对所有植物性食物实行 30 天的严格禁食令。许多狂热者说，他们的消化和排泄状况得到了大大的改善，嗳气和腹胀不见了，甚至连抑郁、焦虑、多动症和其他情绪和认知方面障碍都得到了改善。

在执行严格的植物性食品的禁食令后，随着时间的推移，你可以重新尝试在自己的膳食中加入风险最低的植物（指那些经浸泡、发芽或发酵的水果、含淀粉的蔬菜、烹饪熟了的蔬菜、坚果、种子和豆类）。仔细监测你的身体，看是否有任何不良的胃肠道反应，并明确你摄入植物时身体状况的舒适度。我有将近 20 年没有吃过谷物了，我对水果的摄入也挺挑的（夏天会吃浆果）。

然而，蔬菜一直是我的饮食里的核心，而且它对我没有任何不良影响。毕竟我的招牌菜是西森大沙拉（见第 280 页），配我自己做的健康牛油果油基酱。话虽如此，但我注意到我近几年受肉食主义理论的吸引，饮食方式从大量摄入蔬菜转向了以肉类为基础、以动物性超级食物为重点的饮食。

水果

水果长久以来都被视为健康饮食的中心元素，是广谱抗氧化剂和微量营养素的重要来源。但是你很轻易就会在错误的时间吃下错误的水果，因此得注意节制和选择。现如今，水果可以实现全年供应，在一些贫瘠的土壤里开展着种植个头更大、味道更甜的水果基因工程，再加上标准美国饮食里过量的碳水化合物，这三者使得水果成了潜在的问题。那些本地生长的、当季的新鲜水果是最优选择，它们一般含有相对较高的抗氧化剂和较低的血糖指数。浆果是水果这个类别里的超级明星，只要是新鲜的应季浆果，你可以敞开了吃。即使你在遵循严格的生酮饮食法，夏天的时候你仍旧可以畅吃本地新鲜的或有机认证的黑莓、蓝莓、树莓和草莓。寻找野生水果是我们的终极目标，但如果这一条做不到的话，那当地农贸市场卖的或经认证的有机水果也可以。

虽然我并不太想对你食用水果等色彩丰富的天然食物表示不满，但我们必须承认水果与代谢综合征相关，这是一种全球健康流行病。在所有碳水化合物来源中，糖是最具脂肪生成属性的。而水果中主要的碳水化合物就是果糖，因此水果会加剧身体脂肪过多的问题。与那些可以立即燃烧的碳水化合物来源不同，果糖必须先在肝脏里转化为葡萄糖，然后这些热量才能被燃烧。肝脏也是将过量葡萄糖转化为甘油三酯，并储存进脂肪细胞的地方。不幸的是，如果你因为水果在慧优体的评分为零而猛吃水果，这会直接导致身体脂肪过多和其他代谢问题。研究发现，果糖诱发脂肪肝和胰岛素抵抗的可能性，是葡萄糖的5~10倍。此外，很多人有果糖吸收障碍，难以消化果糖，尤其是加工果糖（如高果糖玉米糖浆和加工食品里的）。果糖诱发的症状包括肠胃气胀、腹部绞痛、腹胀和腹泻，而且可能与抑郁症也有关系。

功能医学（又称根源医学）和肠道菌群健康专家、神经学家戴维·珀尔马特博士，同时也是畅销书《谷物大脑》及相关书籍的作者，建议人们在冬季不要吃任何水果，因为在冬季吃水果就是与我们的进化经验背道而驰。所以你可以把自己在水果上的消费，限制在当季本地水果上，但如果你正在尝试减掉多余身体脂肪的话，那就彻底跟它们说再见吧。如果你出现了果糖吸收障碍的症状，那你首先要把加工果糖从自己的膳食中拿掉，并考虑在一段时间内禁食水果。此外，你需要了解的是，水果有自己的营养“光谱”，高抗氧化剂-低血糖的水果是最佳的，而低抗氧化剂-高血糖的水果则需要限制摄入。浆果、柠檬、青柠和核果（樱桃、桃子、杏子）是排名最高的。理论上说牛油果也是水果，而且称得上是真正的超级食物：它属于高抗氧化剂-低血糖的类型，因为它的单不饱和脂肪含量很高。注意适度摄入或干脆不吃那些低抗氧化剂-高血糖水果，像热带水果（杧果、木瓜、菠萝）、葡萄、橘子、李子，尤其是椰枣和干果，因为它们含糖量和热量密度都很高（因为它们缺少纤维和水）。

如果你拥有健康的血液状况、理想的身体成分和积极健康的生活方式，那么你可以把水果当作自己的饮食核心，或者是在锻炼后补充耗尽的糖原的好办法。记住：当肝脏将多余的碳水化合物转化为脂肪时，它也成了糖原的主要储存库。如果你担心植物抗原的话（见第37页），水果会是你的明智之选，因为比起其他类型的植物（谷物、豆类、绿叶蔬菜、十字花科蔬菜）来说，水果中有毒物质含量低得多。

坚果、种子及其衍生品

坚果和种子是另一种可以被称为“生命力”的食物类别。它们营养丰富，含有蛋白质、脂肪酸、酶、抗氧化剂、植物营养素和丰富的维生素及矿物质。许多大规模膳食研究（包括爱荷华州针对4万名女性做的妇女健康研究、哈佛大学公共卫生学院针对12.7万女性做的护士健康研究、医师针对2.2万名男性做的健康研究）发现，对坚果、种子及其衍生坚果酱的常规性摄入，会显著减少心脏病、糖尿病和其他健康问题的风险。

这些食物都是非常饱腹的，而且可以作为一种极好的零食选择，帮助人们摆脱碳水化合物依赖，达成代谢灵活性。然而，与此同时，先祖饮食爱好者也注意到了坚果、种子和衍生坚果酱的热量密度会影响到减肥目标的实现。不过别担心，在转变饮食的初期阶段里，是可以吃零食的，当你适应了脂肪后，你就会把零食抛诸脑后了。而且当你专注于实现膳食营养密度最大化，以及有利于激素优化的食物选择、生活方式的最大化时，你的饥饿和饱腹信号自然会去稳定你的热量摄入和身体成分。

一定要选择生的或者干烤的坚果，因为许多知名品牌的包装坚果在加工过程中会使用精炼种子油。仔细看一下标签吧！新鲜坚果要在6个月内食用完，或者将其储存在冰箱里来延长保质期。如果你手头的坚果开始散发出油臭或腐臭的味道，或者表面出现斑点，那就果断把它们扔掉。

超受欢迎的花生实际上是豆类家族的一员，同时它也是最常见的致敏食物之一。和其他植物性食物一样，如果你对花生与花生酱不产生任何不良反应，那么你就能安全地享用它们。但如果你患有恼人的自体免疫或抗炎性疾病，那么花生是一个需要暂时对其设限的“候选人”，你得评估它到底有没有对你造成影响。

坚果酱越来越受人们欢迎。单份包装的坚果酱是很好、很方便的能量来源，也是高糖凝胶的完美替代品。如果你能找到稀有的美味的澳洲坚果酱和椰子黄油的话，它们其实和黑巧克力一样，是一种美味的、令人满足的食物，足以取代你之前的含糖食物。

把你最爱吃的坚果放进食品加工机里打成泥，这样你就找到了一种把沙拉或一盘蒸蔬菜变得美味的有趣方法。把坚果酱做成一个基底，或者把它们淋到新鲜蔬菜上。如果想做一道美味的甜点，可以把坚果泥涂在一块黑巧克力上（可可含量要在 80% 以上），感受美味入口即化的瞬间。澳洲坚果酱因其极高的单不饱和脂肪含量（84%）冠绝坚果种子这个类别，而核桃则拥有最高的 ω-3 含量。尽情享受这种美味又营养的食物吧，但如果你想要减掉身体脂肪的话，记得保持适度摄入。

高脂乳制品

严格的原始人饮食法执行者们的经验法则是，只吃存在于史前时代的食物，但我想让这一受先祖启发的饮食法尽可能具有包容性，并能让人享受其中。一些特定的高脂乳制品是可以吃的，因为它们营养丰富，对健康的危害极小。然而，明智的选择很重要。生的、发酵的、未经高温消毒的、不加糖的、高脂肪的、低碳水化合物的、有机的才称得上是“黄金”乳制品，包括：酥油、黄油、全脂奶油、茅屋芝士、奶油芝士，以及来自牧场饲养或草饲动物的有机认证的全脂牛奶或生牛乳。你也可以吃有机发酵乳制品，包括发酵酪乳、全脂希腊酸奶、开菲尔酸奶、生乳酪、陈年干酪和全脂酸奶油。

避开所有低脂和零脂乳制品，比如低脂牛奶和脱脂牛奶、脱脂酸奶、水果味酸奶、低脂茅屋芝士、仿掼奶油、仿咖啡奶精、零脂芝士、冰淇淋、冷冻酸奶和所有其他冷冻乳制品甜点。这些东西本质上是糖分炸弹，会导致一些人出现消化问题和过敏反应。建议避开所有非有机乳制品，因为生产商们的加工方法令人厌恶，并且动物的饲养激素、杀虫剂和抗生素的使用率很高，导致最终生产出的奶制品中含量超标。

乳糖是乳制品中碳水化合物的一种形式，全球大约 80% 的成年人对它有不同程度的不耐受。如果你在童年后出现乳糖不耐受，那么在摄入高碳水化合物奶制品后，你可能会遇到各种各样的消化难题（嗳气、腹胀、腹泻、便秘、短暂的消化性剧痛）。

乳制品中两类蛋白质之一是 β – 酪蛋白，另一类是乳清。β – 酪蛋白被分为 A1 型和 A2 型，研究表明，A2 β – 酪蛋白比 A1 β – 酪蛋白更容易消化。A1 β – 酪蛋白则会导致很多人出现自身免疫反应和肠漏症。商店里大多数传统的牛奶和乳制品来自会生产 A1 β – 酪蛋白和 A2 β – 酪蛋白的奶牛。除非牛奶包装上有专门的标识表明只含 A2 β – 酪蛋白，否则你是分辨不出的。而山羊奶、酸奶中的酪蛋白是 A2 β – 酪蛋白，这就是为什么许多乳糖不耐受的人最好选择替代性乳制品的原因。畅销书《饮食的悖论》和《长寿的悖论》的作者史蒂文 · 冈德里博士认为，大多数乳糖不耐症都是对 A1 β – 酪蛋白不耐受。“大多数现代牛产出的是 A1 β – 酪蛋白”是历经数千年选择性育种形成的，选择性育种以获得最肥美、最高产的动物为目的，让现代牛恰好成了 A1 β – 酪蛋白的生产者。

酪蛋白敏感的症状包括消化困难、鼻窦炎、黏液分泌过多和自身免疫疾病的突然爆发，比如关节炎、过敏、哮喘和皮疹。酪蛋白还能激发大脑里的阿片受体，导致食物成瘾及情绪和认知障碍。通过坚持选择发酵或高脂肪含量的乳制品，你就能把对乳糖和酪蛋白的疑虑和担忧降到最低。

超市里的大多数乳制品都经过巴氏杀菌和均质处理，此举是为防止食源性病原体，提高产品的稳定性，并延长保质期。但这一高温高压的过程，会破坏掉乳制品里的许多营养，同时也会破坏掉一些能帮助你消化乳制品的酶和有益细菌。巴氏杀菌和均质处理会转变牛奶的分子结构，使成分中的脂肪、蛋白质和碳水化合物变得难以消化。一项针对乳糖不耐人群的研究发现，把常规牛奶换成生牛奶后，成功减轻不耐受症状的概率非常高。韦斯顿 · 普莱斯基金会对 700 个家庭所做的一份研究发现，调查对象里有 80% 的乳糖不耐人群喝起生牛奶来毫无问题；在另一份密歇根大学所做的研究里，这一比例更是达到了 84%。对欧洲儿童的研究表明，饮用生牛奶有助于预防过敏和哮喘。

因此，直接从本地农场或值得信赖的供应商那里获得的生牛奶或芝士，是最有营养的选择——前提是你能找到的话。与传统的巴氏杀菌奶和均质奶相比，草饲奶牛所产的生牛奶享有全面的营养优势，拥有更高水平的 ω-3 脂肪酸，富含有利于脂肪代谢的共轭亚油酸（CLA）脂肪、有利于肠道健康及减少炎症的丁酸盐、钙和抗菌剂，并且含有在其他食物中很难找到的各种脂溶性维生素。你以前可能听过一些骇人的警告，要你远离生乳制品，因为那样可能会摄入危险的食源性细菌。但理学硕士、注册针灸师、功能医学教育工作者、《原始人饮食疗法》的作者克里斯 · 克雷瑟认为，这些警告都言过其实了。由于一般饲养场环境拥挤、不健康、不卫生，因此饮用一般方式饲养长大的奶牛产的生牛奶，是不明智的。这也就解释了为什么我们几乎不可能在商店货架上找到面向大众市场的生牛奶，或其他生乳制品。生牛奶一般只有当地精品乳品场会提供，那里喂养着的草饲牛生活在一个可持续的环境里，因此相应的食源性疾病的风险也比大多数其他食品类别要低。

如果你买不到生乳制品，那记得一定要选择经认证的有机乳制品，以避开通常会出现在非有机乳制品里的那些令人反感的物质（激素、杀虫剂、抗生素）。对于高脂肪乳制品来说，“有机认证”尤其重要，因为毒素会集中在动物的脂肪细胞里。常规的乳制品通常会含有重组牛生长激素（rBGH），有害化学物质如多氯联苯（PCBs），持久性有机污染物（POPs，如杀虫剂 DDE 和 DDT，非法抗生素，以及其他不洁的东西）。这些化学物质增加了患癌风险，还会导致非常多的健康问题，多到你必须彻底向非有机乳制品说不的地步。

发酵乳制品可以被归为"超级食物"，因为它们富含一切重要的营养成分，还具有强大的抗炎和抗氧化特性。发酵产品本身虽然是含有碳水化合物和蛋白质的，但发酵过程还能防止我们出现乳糖和酪蛋白不耐受。发酵过程所产生的乳酸细菌含有丰富的 B 族维生素、维生素 K_2、有益健康的共轭亚油酸、帮助消化的生物活性肽，当然还有滋养肠道菌群的十分重要的益生菌菌株。发酵酪乳、芝士、开菲尔酸奶、酸奶油等发酵乳制品，从原始时代起就一直是全球先祖饮食的支柱。开菲尔酸奶大约在公元前 1 万年就出现了，是一种促进消化、增强免疫功能的历史悠久的食品。尽情享受品质最好的乳制品吧，记得在挑选时要遵守"纪律"哦——避开所有非有机产品及低脂和脱脂糖分炸弹。

黑巧克力

黑巧克力是一种美味又营养的零食，拥有许多健康益处，碳水化合物含量也较低。经过一段时间的适应后，它可能会成为你晚餐后想吃一点东西时首选的甜食。尽量食用可可含量高、标有"原豆精制"[1]字样的巧克力棒。高可可含量的原豆精制黑巧克力富含抗氧化剂（多酚、黄酮醇、儿茶素）、多种植物营养素，以及丰富的矿物质，诸如铁、铬、铜、镁和锰。可可豆的抗氧

---

1 此处原文为"bean-to-bar"，直译为"从可可豆到巧克力棒"，这一概念区别于通过大规模工业化生产制造出的工业巧克力，而是从可可原豆的严格筛选做起，追求制作工艺和品质风味的精益求精。

化值（ORAC）是极高的——比超级食物里的明星巴西莓和蓝莓还高。可可豆中的黄酮醇含量也比绿茶高（黄酮醇是一种活性物质，能带来多种有益健康和抗氧化的好处，比如增加一氧化氮的水平，从而改善动脉功能）。

你可能听说过巧克力里有一种强有力的阿片肽叫苯基乙胺，也就是“爱情灵药”。这种类似激素的物质，也自然存在于你的大脑和身体中，它成了提升情绪的神经递质的放大器，比如多巴胺、血清素和神经肾上腺素。适度食用黑巧克力有助于改善情绪，提高注意力、专注力和积极性，还能缓解焦虑和压力。从本质上说，可可豆中的强效化合物有助于防止你脆弱的神经回路变得过度兴奋，或者出现情绪低落和疲惫。

黑巧克力是获取可可碱的最主要膳食性来源，可可碱对心血管有好处，可作为一种天然的兴奋剂和记忆增强剂，还能减少炎症、抑制食欲。表儿茶素是黑巧克力中的另一种主要的类黄酮，研究发现它能促进一氧化氮的产生。一氧化氮能让动脉变得更柔软，降低血压，并保护你的细胞免受自由基的损害。另有研究表明，黑巧克力可以通过降低氧化低密度脂蛋白胆固醇（动脉粥样硬化的最主要诱因）和增加高密度脂蛋白胆固醇，来降低得心脏病的风险。黑巧克力的狂热爱好者们都被法国人雅娜·卡尔曼特（1875—1997 年）的传奇故事逗乐了，她是世界上最长寿的人之一，活到了 122 岁。据报道，卡尔曼特会消耗大量橄榄油，每周还要吃下 1 千克之多的巧克力！

黑巧克力是根据从可可豆中获得的成分的重量百分比来标识的。100% 的可可巧克力棒不会额外添加糖，味道很苦。而牛奶巧克力或半甜巧克力棒则添加了糖和奶粉，所以它们跟黑巧克力是完全不一样的食物种类——换句话说，它们就是糖分炸弹！要选购那种可可含量至少 70% 的，避开许多号称是黑巧克力，但实际上可可含量不足 45% 的产品。当你逐渐从过去的甜食过渡到黑巧克力，你的味蕾开始适应并欣赏黑巧克力强烈、美味的口感时，你可以试着去吃可可含量在 80%~90% 的巧克力棒。这意味着你将以最少的糖撬动最大的营养价值。查看标签，确保你所买的巧克力棒中脂肪的克数大于糖的克数，通常可可含量高的巧克力棒就是这样的。

在面对黑巧克力品牌时，加以挑选是很有必要的，因为许多巧克力棒使用的是大规模的加工法和来历不明的散装原料，质量控制也存在问题——无论是产品质量还是劳工作业上。服务于糖果产业巨头的大型生产商会收购不合格的可可豆，甚至是腐烂的可可豆，这一现象是非常常见的。然后通过过度烘烤来消除腐烂的味道，并混以足够的糖（乳糖、右旋糖、玉米糖浆等）、香草和人工调味品，最终制作出一种美味的产品。这样的生产方法成本低廉，利润率高。许多劣质的巧克力棒都会经过“荷兰式”加工（是的，1828 年荷兰化学家卡斯帕 · 梵 · 豪登发明了这种工艺），即用碱来降低酸度，改善风味，降低加工成本。然而，这一过程会大幅降低黄酮醇和多酚的含量。还是做好“付更多的钱购买高质量黑巧克力棒”的心理预期吧——大约每盎司 3~5 美元（每克 0.7~1.2 元人民币）。

与工业化的巧克力生产相比，最好的可可豆来自于小农户，他们通过低技术、劳动密集型发酵和风干技术，有条不紊地种植和收获着精品可可豆。这些可可豆富含抗氧化剂和植物营养素，还带有那个区域的土壤、气候、鲜花和水果的微妙气味。这种自然环境去雕饰的概念被称为“风土”，多见于葡萄酒生产环节，但它也同样存在于精品黑巧克力棒中，它可以有水果味、花香味、辛辣味、草本味、坚果味和焦糖味。

为了找出最好的巧克力棒，你需要关注包装上的标识：原豆精制、公平贸易和有机认证。原豆精制是指手工巧克力制造商从位于赤道的可可豆原产地购入可可豆，并在他们内部完成从原料到装进包装的所有生产环节。因此，我们希望在原料列表里最先看到“可可豆”的身影，其他配料越少越好。品质最好的巧克力通常是由可可豆、糖，或许还有一些用来增加口感的可可脂和香草组成，这些就是全部成分了。相比之下，大规模生产的巧克力的配料表第一位可能是巧克力浆、可可块、巧克力或苦甜巧克力，这表明原料都经过了预先混合，并融化成一种无法溯源的中间阶段产品。你可能还留意到了廉价巧克力中其他令人讨厌的成分。比如，大豆卵磷脂作为乳化剂是很常见的；如果它出现在你的巧克力棒里，那么你等于接触到了一剂转基因大豆。

“公平贸易”标识则代表着这款产品是在公平的工作条件、没有童工的情况下，以符合环境可持续性的方式生产出来的；意味着农民能获得公平的收成价格，而生产者会在社区重建中投入额外的资金。“有机认证”标识则可以确保在可可豆、糖和其他原料的生长、收获及加工过程中，执行了更严格的监督；不使用合成杀虫剂、化肥、除草剂和转基因作物生产的巧克力，可以保护农民、环境和你的健康。

许多小型可可豆种植者，就像其他本地农产品的种植者一样，会以自然的方式种植作物，但他们不愿费心申请昂贵的有机认证。所以你需要仔细阅读商品标签，找那种把可可豆作为主要成分的产品。有个法子值得一试，那就是在网上与你最喜欢的巧克力制造商交流，确保你买到的是干净无暇的产品。要警惕那些商标和标签太过于煽情的“生态”品牌，其中许多品牌尽管价格较高，但使用的原料仍然是有可疑成分的。

面对这个理性放纵的机会，让我们兴奋起来，变成一个鉴赏家吧！寻找各种做原豆精制黑巧克力的精品品牌，与朋友和家人一起共赴满满仪式感的味蕾盛宴，把你所有的感官集中在体验上。掰下一小块，品味它的芳香。别咬，让这个小方块停留在你的舌头上，感受被风味环绕的感觉，直至巧克力融化。你渐渐会习得如何品味巧克力的多种口感、香味和质地，然后找到自己的最爱。

等你接触到一些品质非常高的品牌后，一定要避免新手会犯的“把巧克力棒冷藏起来”的错误。冷藏会使巧克力棒中的脂肪和糖变得不稳定，导致它们浮到表面——你可能见过那种冷藏过之后出现白色条纹的巧克力棒。你可以把巧克力储存在干燥阴凉的环境里，比如橱柜里，或者你定制的巧克力地下庇护所。千万别忘了：不要咬！细品就好。

饮料和水

忘记那些汗流浃背的运动员们为了数百万美元的代言合同，而将含糖的“机能恢复”饮料一饮而尽的广告吧。水才是最好的饮料。而你的主要目标就是避免摄入碳水化合物含量很高却又没有饱腹感的含糖饮料。包括咖啡店里的调配饮料和各种各样的功能饮料、运动饮料、冷冻混合果汁，以及前一章“应避免的饮料”部分提到的其他产品。即便是富含抗氧化剂的鲜榨混合果蔬汁，也会因为糖分过高而被三振出局。没错，它含的确实是从水果中提取的天然糖，但是榨汁的过程将糖分浓缩了。更别说人们往往是在吃了一顿高碳水化合物的基础上，再饮用的这些饮品，因此果蔬汁会导致高胰岛素血症，这就跟市场营销信息所承诺的“充满活力的健康”“无限能量”相去甚远了。

在每天摄入足够多的水的基础上，你还可以喝不加糖的花草茶或含咖啡因的茶、咖啡（加奶油没问题，但尽量要少加糖），以及经历自然发酵变甜的自制康普茶。但记得要看清楚标签，当心那些甜度过头、碳水化合物含量很高的商业康普茶产品，或者用苏打水来代替这种饮料（三份苏打水对应一份康普茶）。近期，市场上出现了一系列低热量或零热量的饮料，包括果味饮料和果味气泡水，但我们应该远离含有人工甜味剂的产品。比起那些因为人工或天然甜味剂（比如甜菊糖）而尝起来甜得离谱的饮品，在家自己做黄瓜柠檬水显然要好得多。含有天然的、营养丰富的脂肪的饮品是可以接受的，比如骨头汤、生牛奶、开菲尔酸奶，以及不加糖的椰奶和杏仁奶。然而，后一类“饮料”可能归在食物里更合适。

你可能听说过与喝水有关的各种说法，从长期流传的“每天八杯水”到“不停啜饮”，都是健身专家宣传出去的，敦促着你去哪儿都带着一瓶水。在大多数情况下，只要让口渴机制得到满足，就能帮助你有效地补充水分。事实上，你吃的、喝的所有东西都含有大量水分，这些将有助于达成你的补水目标。咖啡也能像普通的水一样有效地为你补充水分，尽管它有短期利尿的效果。骨头汤、希腊酸奶、蔬菜、浆果、鱼（由 65%~90% 的水组成）和牛排（含水量 75% 左右）都能很好地补充水分。据梅奥诊所估计，固体食物可以提供人体所需水分的 20%。

虽然你每天的液体摄入量不一样，但你的肝脏和内分泌系统都抗住了，它们在维持血液中液体和电解质平衡方面做得很好。如果你喝了太多液体，尿液就会增加，更多的钠会被释放到血液中。如果大热天里搞锻炼，出汗和喝水不足会让你的血液浓缩 2%，你会感到极度口渴，这会迫使着你努力去找回平衡。只有当你的血液浓缩度达到 5% 的时候，才会出现脱水的医学后果，所以我们人类有足够多的安全网机制来确保我们一直都保有充足的水分。毕竟远古时代也没有“驼峰”（美国个人补水系统品牌）或“科立”（Klean Kanteen，美国知名杯具品牌，尤以不锈钢保温杯出名）。

对于流汗多、热量消耗高的高水平运动员来说，情况会变得稍微复杂一些。在高强度或长时间的锻炼中，体温的升高和应激激素的生成实际上可以抑制口渴机制。此外，如果你的身体感知到液体的高速流失，加压素（一种抗利尿激素）会促使肾脏将多余的液体排入血液，以支持你的工作，由此就减弱了你的口渴机制，因为肾脏会告诉你，“放心，我们有把握”。过量出汗会造成钠和其他电解质的失衡，从而增加脱水的风险。你的身体需要时刻维持一种微妙的水和钠的最佳比例，因此缺钠会抑制水的吸收。

通常，运动员们通过吃有营养的食物，在辛苦锻炼后充分补充水分，并明白恢复的重要性，他们就能保有良好的水分状态。然而，在高温下进行具有挑战性的锻炼，再加上饮食和液体摄入不足，就会最终导致你开始进入慢性轻度脱水的状态。如果你在血液相对集中的情况下开始锻炼，你可能会感觉良好，你的身体也会按需执行指令。然而，这也将增加锻炼的压力影响，延长身体的恢复时间，还会给你未来的锻炼带来真正的麻烦。如果你试图在锻炼后立即饮用大量白开水来补充水分，你可能会打破水与钠之间的微妙平衡，导致你刚刚豪饮下去的水分没有被全身组织吸收，而是大部分都被排出体外。

想要最好的吸收效果，可以在饮用的液体中放入一点钠。使用未经加工的喜马拉雅粉盐或古老的海盐，来取代加碘盐，以获得数十种额外的矿物质的益处。如果你经常锻炼和出汗，请试着努力每天多摄入 5~10 克（1~2 茶匙）钠。在每杯液体中加入一小撮盐，或者在你喝的每升水里加入一些已经摇匀了的盐水，这一点点量并不会破坏整体的味道。在接下来的一两个小时里，慢慢啜饮，以实现有效吸收。有趣的是，往你的饮品里加入一点葡萄糖或蔗糖，可以提升小肠的液体吸收功能。你可以在每 8 盎司（约 236 毫升）水里加入一小撮糖，或者试试 100% 纯天然的椰汁（不添加甜味剂），后者因其天然的钠和电解质含量而受到称赞。

理想的策略是，在你平日休息的时候就要注意饮水，而不是非得经过一系列炎热的天气或剧烈的锻炼才想起这回事，那样就不妙了。如果你因为工作繁忙、锻炼

在你平日休息的时候就要注意饮水，而不是非得经过一系列炎热的天气或剧烈的锻炼才想起这回事。

强度高、夏季高温，而有很高的饮水需求，你可以每天携带一个 900 毫升或 1.4 升的不锈钢容器来喝水。健身界普遍建议人们在醒来后立即大量饮水，所以照做吧（别忘了加盐）。永远不要喝到不舒服或者感到浮肿的程度，否则你将面临患上严重的低钠血症的风险，当这种病症出现，代表着你体内的钠含量已经稀释到可以让你失去意识甚至死亡的程度了。所以，你要注意好区分战略性补水和无意识水中毒。

不要过分关注水质，不用非得寻找最纯净的水或购买最贵的产品，它们往往会去吹嘘神奇的细胞能量、碱化或解毒功能。如果你能负担得起天然、矿物质丰富的玻璃瓶装泉水的话，它能让你享受到极佳的口感和健康益处。而如果你使用的是市政水，那你可以考虑买一个反渗透系统，或者至少使用带有碳过滤功能的水壶或饮水机。

除非实在没有其他选择，否则别用塑料瓶喝水。越来越多的证据表明，塑料包装、个人护理和家庭清洁产品，以及我们的食物来源中的环境雌激素（工业来源的非天然雌激素化合物）会带来损害。摄取、通过肌肤吸收这些物质，会破坏两性体内微妙的激素平衡，导致非天然的雌激素过载。

最后一点，不要让你的食物或饮品接触到塑料。用玻璃或不锈钢容器来取代塑料碟子、杯子、水瓶和食物储存容器。危害最大的影响发生在你加热塑料容器的时候，因为这会增加释放到食物或饮料中的雌激素分子的数量。永远不要喝放在车里的塑料瓶装水（即使它已经冷却），永远不要用微波炉加热塑料容器中的食物。吃外卖的时候，把它们从塑料或聚苯乙烯泡沫塑料中取出来，放到合适的盘子里享用。要是想在避免雌激素入侵之战上更激进一点，可以使用环保的个人护理产品，比如脸部用椰子油，身体用橄榄皂。避开所有用大豆、玉米和亚麻做出来的食物，它们的植物雌激素比其他食物多 100 倍。

践行一日两餐能喝酒吗

在我2009年的书《原始蓝图》里，我把酒精归类为一种“理智的放纵”，这是对那些被迫饮酒的人而言的。我还歌颂红酒在抗氧化方面的益处。经过深思熟虑及几年前成功戒酒的经验（我认为是酒精代谢引起了我的睡眠障碍），现在我对这个问题有了更清醒的看法。我不再觉得有必要明确推荐食用这样一种有毒的物质，因为它很容易干扰你的减肥目标。我认为你最好不要饮酒，尽管有研究表明适度饮酒的人比不喝酒的人活得长。话虽如此，我还是想要享受生活，我鼓励你也这样做，所以如果说合理饮酒可能是你生活中的一部分，那还是值得提一提。我经常会喝有机的、不含化学成分、无糖、低酒精浓度的红酒，偶尔也会在参加派对的时候喝高品质的龙舌兰酒和其他酒精饮料。让我们一起看看如何挑选危害性最小的酒，当然，你得下定决心适度饮酒。

酒精被称为“第一个被燃烧”的热量，它们在摄入后必须立即代谢掉，这是因为它们对大脑和其他器官来说是具有毒性的（这就是为什么你会感到嗡嗡声的原因）。当你的肝脏努力去代谢酒精、给你的身体解毒时，所有其他能量的燃烧过程就被搁置到了一旁。血液中的任何葡萄糖和脂肪酸都有可能被转移走，转化为脂肪储存起来。当你完成酒精热量的代谢后，你又会出现低血糖，渴望摄入那些能快速提供能量的碳水化合物。你能说这是“饥饿感”吗？与通常的“身体会将酒精转化成糖或脂肪”的误解相反，正是酒精的零热量、刺激食欲和脂肪

> 正是酒精的零热量、刺激食欲和脂肪生成特性，让饮酒成为你减肥路上真正的绊脚石。

生成特性，让饮酒成为你减肥路上真正的绊脚石。

当酒精与啤酒、葡萄酒和鸡尾酒中的碳水化合物结合时，“第一个被燃烧”的效应被放大了，更不用说你混着酒一起吃下的比萨或手指食物[1]了。因此，损害最小的摄入酒精方式，是在空腹的状态下喝烈性酒，比如龙舌兰、伏特加、朗姆酒或威士忌，不摄入任何其他类型的热量。但这一策略会即刻导致最强烈的嗡嗡声，所以理性饮酒是必不可少的。当你单独喝酒时（不是社交概念上的独自喝酒，而是指不摄入其他热量的情况下），你仍然需要以暂缓消耗其他能量来源为代价来燃烧这些零热量的东西，但至少这样会比你同时摄入酒精和其他热量时，让你的身体更快地回到脂肪燃烧模式。

当你选择酒精时，重要的是要明白，虽然长期以来我们一直把宿醉直接归咎于酒精，但它更有可能是由与酒精一起摄入的糖和化学物质，以及垃圾食品、睡眠不足和其他复合因素共同造成的。毕竟，有详细的图表根据体重计算出了代谢各种酒精饮料所需的时间。理论上说，在你代谢完一定量的酒精后，你可以正常工作，并在一夜好眠后醒来感觉良好。在我戒了几个月红酒并注意到一些烦人的消化、睡眠问题得到缓解后，我明白了一点——这不仅仅是酒精的问题。对我来说，这些好处足以让我放弃长久以来晚上喝杯红酒的习惯。接着，在“旱地酒厂”（Dry Farm Wines）的创始人托德·怀特的敦促下，我尝试了有机、旱地种植、无化学物质、无糖、低酒精浓度的红酒。让我开心的是，没有了以传统方式生产的葡萄酒中隐藏着的糖分和化学添加剂，我并没有出现之前我怪罪在葡萄酒头上的那些症状。这些日子里，我在喝酒的时候很小心、很有策略：空腹喝，选择对的酒，不额外摄入其他热量。

---

1 译者注：凡是不需要用餐具吃的，即用手直接拿起来吃的，都可称之为手指食物，如鸡翅、春卷、热狗、甜点等。

这增加了我对社交体验的享受，让我免受多重原因导致的宿醉的困扰。

有“肝王”之称的先祖补充剂网站创始人布莱恩·约翰逊，是你能找到的过着最纯粹的先祖式生活的人，他在网站（AncestralSupplements.com）上描述了可以负责任的饮酒的详细协议。他建议空腹直接饮用酒精度数 95% 的 Everclear 牌酒，这是市面上已知的最烈的酒精饮料之一。把酒与苏打水、鲜榨柠檬汁和喜马拉雅粉盐混合在一起。每杯搭配 4 粒草饲肝冻干胶囊，帮助肝脏排毒。当你停止饮酒时，你需要摄入各种各样的补充剂——更多的肝脏、脂质体谷胱甘肽和维生素 C，以及一打蛋黄！大脑报告显示，在一夜饮酒后会睡得很好，第二天早上不会有任何不良影响，还能度过高效的一天。约翰逊这家伙可是真厉害，他甚至用高级瓶装泉水来做冰块！

当你想喝酒的时候，如果你不想采取“肝王”推荐的复杂步骤，你至少可以遵循酒精饮料选项中的等级排序。首先，如前文所说，拒绝那些让你想吃零食的混合饮品。饮酒带来的大部分负面影响不仅仅来自酒精，还来自得其利鸡尾酒里的草莓糖浆和直接送到酒吧的大份意大利香肠比萨。啤酒也不是一个很好的选择，因为它里面有碳水化合物和麸质。大多数商业葡萄酒，甚至很贵的品牌，含糖量都从中度到相当高不等，但由于酒的酸度和单宁酸，你无法直接将其识别为甜味。最甜的葡萄酒每升含糖量高达 220 克——这是可口可乐的两倍！

此外，在商业生产的葡萄酒里，通常还会有数十种经法律批准的有毒化学添加剂。有些被用来阻断自然发酵过程，而自然发酵过程本来是能减少产品中的糖分和酒精的。但这些添加剂造就了“醇厚”的风味，这也是消费者和葡萄酒评论家所喜欢的甜蜜的口感。如果你想喝酒的话，最佳选择是无糖、无化学物质的葡萄酒或高品质龙舌兰。如果你想喝混合饮的话，可以把龙舌兰、伏特加、朗姆酒或威士忌，与你喜欢的苏打水、椰子水、冰和草本植物（比如薄荷、罗勒和姜）混合在一起，或者也可以用新鲜水果或果汁来调味。你可以在凯丽·弥尔顿的书《原始人饮食的优惠时间》里，或者从她网站（PaleoGirlsKitchen.com）上发布的“原始人饮食饮品备忘单”里获取更多建议。

重视超级食物

从头吃到尾的动物性食品

在如今这个充斥着外卖的世界，从头到尾吃掉一整头动物的先祖传统已经被可悲地遗忘了。相反，营销的影响诱使我们选择出餐速度与口感并举的快餐汉堡，而以往数十年的营养宣传让我们不敢吃动物脂肪。如今我们主要是吃精瘦的、高蛋白肌肉，如牛排、汉堡牛肉饼和鸡胸肉，因此错过了动物能提供的其他很大一部分比例的营养价值。幸运的是，传统烹饪和从头到尾式的吃法，现在越来越得到先祖饮食爱好者们的欢迎。你很容易就能享用不贵的动物性超级食物，比如器官类（也就是动物内脏）、带骨的肉块和正宗的凝胶状骨头汤。数千年来，这些食物一直是全球传统饮食的核心部分，在此之前的千百万年来，狩猎采集者一直都是如此果腹。到了现代，传统法餐因其在内脏上的偏重而闻名。你可以在塔尼亚·塔思琦（Tania Teschke）那本很全面的法国文化和烹饪书《波尔多厨房》里了解更多。或者你可以去你们社区找找墨西哥肉铺（肉市），去买牛舌、牛脑和牛肚。试着做牛肚汤或者用牛舌或牛脑做玉米卷。

这趟超级食物任务可以从肝开始，它称得上是地球上营养最丰富的食物（鲑鱼子倒是可以与之一战）。正如你所知道的，肝脏是控制塔，随时将你所需的确切数量和类型的营养素分配到血液中，它还是体内重要的解毒器官。

这使得肝脏成了一个宝库，几乎包含了你茁壮成长所需的所有营养，它属于“被困荒岛上，只能带一种食物”时最佳选择。就像狮子和其他顶级捕食者一样，全球各地古时候的猎人都会在捕杀猎物后，当场吃掉温热的内脏。

肝脏的营养价值特别亮眼，富含 B 族维生素、铁、锌、镁、磷、硒、叶酸、胆碱和脂溶性维生素（维生素 A、维生素 D、维生素 E 和维生素 K）。例如，牛肝的维生素 B_{12} 含量是牛肉的 17 倍。肝脏还含有丰富的视黄醇，视黄醇是维生素 A 的完全形成状态，易于消化和吸收，能提供全面的抗炎功效。视黄醇有利于眼部健康，增加骨密度，预防癌症。试着用杏仁粉裹满草饲牛肝，然后用黄油或牛油果油煎它。煎至 5 分熟可以保留它的营养。硬核先祖饮食追随者如“肝王”布莱恩 · 约翰逊和保罗 · 萨拉迪诺博士会直接生吃肝脏（和蛋黄）！如果你不喜欢肝脏那股很冲的味道，可以考虑做一份肝脏泥配草饲肉汉堡，也可以煎超级食品汉堡。冷冻的生肝（解冻到刚刚可以切片的程度）加上大量盐之后，也会更美味（而且更营养！）。

其他器官诸如大脑、心脏、肾脏、尾骨、睾丸、胃、舌和胰脏（胸腺或胰腺）在营养方面的得分都很高，还可以为你的膳食选择引入有趣的丰富性。在你所在的地区，找到一家高质量肉店或天然食品杂货店，或者互联网资源，然后实践从头吃到尾的策略吧。很重要的一点是要找到草饲的器官类食物，因为器官包含的脂肪比肌肉多，所有毒素都倾向于集中在脂肪细胞中。器官类相当便宜，因为它们非常不受欢迎。虽然我跟其他人一样都喜欢草饲肋眼牛排或高品质寿司，但它的营养比不上器官肉类和油性冷水鱼罐头。饮食方式的经济实惠性很重要，因为多年来我一直因为推荐大众难以接近的“精英”饮食而饱受批评。接受这份挑战吧：自由选择是否购买，优先选购最健康的食物。如果你预算吃紧的话，你可以瞄准这一最便宜实惠的超级食物，吃得像国王或王后一样体面！

骨头汤和带骨肉含有其他食物中所没有的强有力的营养物质，对结缔组织的健康、免疫功能的运转和长寿都有巨大的贡献。食用这些食物中的结缔组织能为你带来一种奇妙的物质，叫胶原蛋白，这是营养补充届一颗冉冉升起的超级明星。胶原蛋白是一种蛋白质，是先祖饮食的核心，但可悲的是，它在今时今日标准美国饮食里非常缺乏存在感。胶原蛋白对于你的软骨、筋膜、肌腱、韧带、骨头、头发、皮肤和指甲的完整性来说至关重要。随着时间的推移，人体内的天然胶原蛋白产量会下降（30 岁后每年下降约 1.5%），导致皮肤出现皱纹、关节变得脆弱，这就是衰老过程的体现。

胶原蛋白被认定在体内具有显著的热带效应——你摄入的胶原蛋白会通过血液流动，并沉积在最需要它的位置，比如脆弱的关节和肌腱。骨头汤和带骨肉也富含糖胺聚糖，这是一种能促进新的结缔组织的生成、修复伤口的物质。它们在你的关节处充当着润滑剂和减震器。《深度营养》的作者凯瑟琳·沙纳汉博士解释道，结缔组织的健康非常重要，它可以直接昭示你的衰老速度和长寿潜力。百岁老人的结缔组织普遍都很好，一方面是因为他们的遗传优势；另一方面随着年龄的增长，饮食也可以在对抗结缔组织健康状况下降中，发挥巨大作用。

如果你有关节问题，或者想要光滑肌肤，可以考虑在喝骨头汤、吃带骨肉之外，吃一些胶原蛋白肽补充剂。虽然这个领域的研究还没有定论，但当我开始实行积极的胶原蛋白补充疗法后，我那几十年顽疾，堪称“阿喀琉斯之肌腱”[1] 得到了难以置信的迅速改善，因此我成了胶原蛋白的“铁粉”。现在，我不仅从饮食中获取胶原蛋白，还会每天吃 20~30 克胶原蛋白肽补充剂，我的妻子卡丽也跟我一样。我们都乐于见到现在的成果，余生也会继续这一实践。

---

1 译者注：此处化用“阿喀琉斯之踵”的典故，原指阿喀琉斯唯一的弱点是他的脚后跟。

骨头汤被认为具有多种治疗功效。它有助于中和白细胞活性，打开呼吸通道以加速感冒的痊愈。这就是为什么古老的鸡汤疗法具有科学效力。虽然这是一个新兴的研究领域，但骨头汤可能会给你的肠道内壁带来宝贵的“愈合和密封”作用，从而缓解肠漏症的症状。无数成功的故事印证了以下这个判断：骨头汤的有益作用可能归因于它的高谷氨酰胺含量，能促使肠道细胞产生有益的黏液，增强肠道的内壁。骨头汤是备受推崇的肠道和心理综合征（GAPS）治疗方案的核心，在这个方案中，参与者需要坚持一种旨在对抗抑郁、焦虑、多动症和自闭症的饮食。骨头汤中的其他强效氨基酸，如脯氨酸和甘氨酸，可以作为抑制性神经递质，促进良好睡眠并提供抗炎作用。

你可以在商店里找到品质很好的骨头汤，如果想要把预算降至最低，可以自己动手做。如果你是在商店里买食材，那你需要弄清楚产品之间的区别，标有“肉汤”的盒装液态产品的更准确描述应该是鸡肉、牛肉或蔬菜“高汤”。真正的骨头汤通常是以冷藏或冰冻的状态售卖的。它在低温下呈胶状，加热后会成为一种美味的液体饮料。高品质的骨头汤会把骨头列为配料表第一位，很可能也会提到烹煮了很长时间，长时间烹煮对于从骨头中提取结缔组织和骨髓来说必不可少。准备好花更多的钱来买真正用关节煮出来的产品吧，那可比简单的高汤贵多了。

如果想在家自己做骨头汤的话，你需要保留鸡或火鸡的骨架，或者牛排或排骨的骨头。或者问屠夫要一些便宜的动物关节（比如猪肘），它们是最丰富的胶原蛋白和糖胺聚糖来源。最简单的方法是把骨头放进慢炖锅，倒入鸡汤或牛肉汤或者水，将食材完全盖住。加入一汤匙苹果醋，在长时间的炖煮过程中，它能有助于骨髓和软骨的提取。可以放入一些切好的胡萝卜、洋葱和红薯，一罐番茄酱和各种香料，或者按你最爱的菜谱来调味。低温炖 48 小时，然后把液体沥到容器中。如果想在早餐享用一顿超级食物，可以把牧场散养蛋的蛋黄拌入一杯新鲜的骨头汤里。经冷藏后，骨头汤会变成凝胶状。顶部会堆积一层脂肪，你可以把它刮下来，用来做菜。

发酵和发芽食品

在凯瑟琳·沙纳汉博士的畅销书《深度营养》中，她指出了人类营养的四大支柱：（1）新鲜食物，比如蔬菜、水果、坚果和种子；（2）发酵和发芽食物；（3）骨头上的肉；（4）器官类。要把这些类别的食物作为本应包罗万象的膳食建议来进行推荐，确实是不常见，但是100年前的传统菜肴就是建立在这些基石之上的——更别说先祖的狩猎采集式饮食了。

但即使是最有健康意识的食客，通常也会在后三类食物上摄入不足。比如发酵和发芽食物，它们是获取益生菌的最佳来源，能滋养健康的肠道细菌，为良好的消化、免疫、激素和认知功能打好基础。可以从苹果醋、生奶酪或陈年干酪、开菲尔酸奶、韩国泡菜、康普茶、生牛奶、味噌、纳豆、橄榄、酸黄瓜、德国酸菜、丹贝和全脂酸奶里选。这些食物都含有活菌，可以滋养健康的肠道细菌。有些发酵食物，包括葡萄酒、啤酒、酸面包和可可豆，虽然不含活的益生菌，但还是能带来许多健康益处。

发酵是指酵母菌和细菌等微生物将食物的原始成分（比如碳水化合物）分解成各种物质，比如酸和酒精，从而产生独特的味道和质地。这种发酵过程所产生的微生物——益生菌，对健康有很多好处。乳杆菌和双歧杆菌是两种最常见的益生菌，它们的补充剂有胶囊或液体的形式。发酵和发芽食物是先祖饮食的核心，因为发酵后的食物在室温下可以保存很长时间，而且还能改善风味，中和植物毒素。在冰箱出现之前，发酵和发芽就派上了用场，在一年中没有新鲜食物的时候，发酵可以让人们吃得很好。实际上，发现最早种植的谷物可以通过发芽和发酵做成面包的这一能力，是文明到来的一个驱动力。

发酵食物会经历一个过程叫“乳酸发酵”，在这个过程中，食物被浸泡在高浓度盐水里，并在室温条件下密封在一个密闭容器中度过两周时间。这种厌氧（缺氧）环境能让乳酸菌迅速增殖，并创造出具有较长保质期的发酵终产物。拿自制德国酸菜举例：把卷心菜切片，将其浸泡在玻璃罐里的盐水中，盖上盖子，静置几周。每天给盖子放一点气，防止罐子爆炸。卷心菜发酵后，就可以放到冰箱里了，这样就阻止了发酵的过程，并进一步延长了食物的寿命。

发酵过程因食物而异。举个例子，康普茶需要备好非常浓和的甜红茶，然后添加一种叫 SCOBY（细菌和酵母组成的共生菌）的发酵剂来制作。最简便的方法就是从商业资源或制作康普茶的业余爱好者那儿，获取现成可用的 SCOBY。SCOBY 是很多的，因为每一批康普茶都能孵化出一个 SCOBY“宝宝”！在室温的条件下，把红茶放置于一个可以透气的容器中 10~14 天，在此期间，SCOBY 会消耗掉糖和咖啡因，形成康普茶饮品。接着就可以启动第二次发酵，即把康普茶倒入密封容器中，加入一些调味品，譬如新鲜柠檬或青柠汁、浆果、姜、墨西哥辣椒和其他许多创意选择（你可以翻阅汉娜 · 克拉姆和亚里克斯 · 拉戈利的书《康普茶宝典》找到更多其他选项）。在室温下将容器密封几天可以让碳酸累积起来，还能让来自添加糖的热量被富含活性益生菌的康普茶液体所消耗掉。然后你就能把自己的大作放进冰箱里，享受这杯美味又低碳水化合物，还富含益生菌的饮料了。

你还可以自己在家让谷物、豆类和种子发出芽来。这样可以中和掉它们的天然毒素，提高营养物质的生物利用度，提升抗氧化成分，并制造出有益的益生菌。第一步，将生的种子、豆子或谷物洗净并沥干，然后将它们放在一个敞口碗或玻璃瓶中浸泡一夜。重复几次以上过程，然后让它们在一个温暖、干燥的环境里发芽，比如密封的玻璃罐里。只消几天到两周，你就能看到发芽的迹象。

存在于发酵和发芽食物中的益生菌，对肠道菌群的健康是一种利好。肠道健康是一个新兴的医学领域，许多人觉得它是几十年来健康和疾病预防领域最伟大的突破之一。南非籍的蒂姆·诺克斯博士是《真正的膳食变革》《跑步的学问》《营养的学问》的作者，也被公认为是全球在饮食和运动表现领域的杰出专家之一，他提出了这样一个观点：胰岛素抵抗和肠道渗漏是医学的未来方向。关于肠道菌群这一新兴领域的研究揭示了肠道与大脑之间的强大联系。研究人员们现在会把 30 英尺（9.1 米）长的肠道描述为“第二大脑”，因为其中布满了 1 亿个肠道神经系统（ENS）的细胞。胎儿阶段时，肠道神经系统和中枢神经系统由同样的组织发育而来，肠道神经系统具有与大脑相似的感觉和神经元结构。我们都经历过被科学证实的“肠道对情绪敏感”的现象，像是公开演讲前感到紧张，或是伴随情绪疼痛的短暂腹痛。

肠道细菌可以产生重要的神经递质，比如乙酰胆碱、多巴胺、GABA[1]、去甲肾上腺素和血清素，它们在情绪稳定、动力、专注、压力管理、幸福感和满足感这些方面扮演着至关重要的角色。能提振情绪的神经递质血清素里有 90% 是由肠道中的肠嗜铬细胞（EC）构成，而不是大脑中的！当引发疾病的坏细菌（比如大肠杆菌、沙门菌等）、真菌、病毒和其他病原体比健康细菌占优势时，就意味着肠道菌群功能的失调，功能失调的肠道菌群被认为是各种炎症、过敏、自体免疫和精神健康问题的病因。有焦虑、抑郁、强迫症、糟糕的情绪管理和情绪失调的人通常都会有肠道炎症和细菌失衡。机能失调的肠道细菌再加上多样性不足的微生物，由此直接导致了肥胖。

通过避开那些会导致肠漏症的食物（谷物、糖、种子油），并增加益生菌

1 译者注：即 γ－氨基丁酸，一定量的GABA具备改善机体睡眠质量、降血压等生理功效。

> 机能失调的肠道细菌再加上多样性不足的微生物，由此直接导致了肥胖。

含量高的食物的摄入来治愈肠道，通常会带来显著的健康状况的改善。你可能会发现自己比你预想的还要活力满满，因为多年来你已经习惯了面对一个不怎么理想的参照物。你可能听说过一个很前沿的医疗程序叫“粪便移植”（FMT）。那些感染了艰难梭菌（C.diff，这种细菌有致命的抗生素耐药性）的患者——尤其多见于上了年纪和免疫功能低下的住院患者，可以从肠道菌群健康的捐赠者那里接受粪便移植，几天之内他们就能从缠绵病榻的状态，恢复成健康的样子。

从食物和补充剂里获得的益生菌会在你的消化道中安营扎寨，滋养你肠道内的好菌。这对于有益细菌的繁殖很有利，让它们可以在坏菌面前占据主导地位。有了健康的肠道菌群，你就能从食物中吸收到最多的营养，从而减少炎症，增加体内的抗氧化产物，改善或消除胃酸回流、痤疮、过敏、哮喘、肠易激综合征、偏头痛、银屑病、系统性炎症和全身各处的自身免疫性疾病。健康的肠道将产生神经递质，让你精力充沛、认知敏锐、情绪稳定。丰富的微生物多样性不仅与“能长时间运动而不会感到疲惫”相关联，还与运动期间耐热性的提高有关。

你可能听过一个术语叫“益生元”，又被称为抗性淀粉或可溶性纤维。它们存在于某些食物中，不能被消化，所以它们会在路过小肠后进入结肠，在那里作为健康细菌的基质（燃料来源）而存在。本质上说，益生元就是益生菌燃料的来源！抗性淀粉的膳食性来源包括生土豆淀粉（在健康食品店以预包装或散装的形式出售）、绿色（未成熟的）香蕉和煮熟并冷却的赤褐色土豆和白米饭。有趣的是，后两者的分子组成会从碳水化合物（热食时）转变为抗性淀粉（冷食时）。相反的是，绿色香蕉里主要是抗性淀粉，但最终它会走向成熟，淀粉也会转化为碳水化合物，最终成为黄色的香蕉。在植物性食品中也有少量益生元，包括黑巧克力。除了摄入上述提到的各种各样含有丰富益生菌的食物外，你可以尝试逐步把益生元引入你的膳食中来，像是偶尔吃些绿色香蕉，几勺冷饭或冷土豆，或加一茶匙生土豆淀粉（随着时间推移慢慢加量）在奶昔或其他饮品里。

超级食物和营养密度

家庭医师和《吃出健康》等许多书籍的作者乔尔·弗尔曼博士创造出了“营养食主义者”（nutritarian）一词，用来描述一种由微量元素和热量的比值较高的食物所组成的饮食方式。弗尔曼博士解释道：“你身体组织里的营养密度，与你饮食中的营养密度成正比。微量营养素为免疫系统的正常运转提供燃料，让解毒和细胞修复机制保护我们免受慢性病的侵害。”功能医学执业医生、肠道微生物组领域的专家和最受欢迎的天然健康网站（DrAxe.com）之一的创始人乔希·阿克斯博士，将弗尔曼博士的专利总计营养密度指标（ANDI）研究与他自己的研究相结合，列出了一份全球营养密度最高的30种食物清单。这份清单与我们在本章提到过的信息是一致的，所以你可以把它作为一个方便的指导手册，来确保你摄入的超级食物种类实现最大化。

微量营养素为免疫系统的正常运转提供燃料，让解毒和细胞修复机制保护我们免受慢性病的侵害。

阿克斯博士的 Top30 高营养密度食物：

1. 海藻
2. 肝（牛和鸡）
3. 羽衣甘蓝、散叶甘蓝和蒲公英嫩叶
4. 西洋菜苔
5. 外国浆果（巴西莓、枸杞、卡姆果）
6. 菠菜、西洋菜和芝麻菜
7. 西蓝花和花菜
8. 卷心菜
9. 红色甜椒
10. 大蒜
11. 欧芹
12. 浆果（蓝莓、覆盆子、黑莓，最好是本地应季的）
13. 芦笋
14. 胡萝卜
15. 甜菜
16. 野生鲑鱼和沙丁鱼
17. 骨头汤
18. 草饲牛肉
19. 四季豆
20. 蛋黄
21. 南瓜
22. 小扁豆
23. 洋蓟
24. 番茄
25. 野生蘑菇
26. 种子（南瓜、向日葵、奇亚籽、亚麻籽）
27. 生奶酪和开菲尔酸奶
28. 红薯
29. 黑豆
30. 菰米

各种膳食建议，到底哪种可信

自 1992 年由美国农业部（USDA）首次推出以来，膳食指南金字塔一直是最受欢迎的可视化饮食策略的代表。尽管这个随处可见的以谷物为基础的金字塔，和它所推荐的饮食的影响是灾难性的，但使用金字塔这一图像来比较和对比各种饮食策略的方式，可能对我们还是有帮助的。

传统又愚蠢的金字塔

1992 年的膳食指南金字塔取代了之前的“四大基础食物类别”的宣传。膳食指南金字塔是被有漏洞的科学所“污染”的既不负责任又存在政治腐败的产物；毫无任何饮食专业知识的民选官员向全国人民颁布饮食政策（20 世纪 70 年代初期美国参议院麦戈文委员会让人们从消费黄油转向了消费人造黄油就是一个例子）；还有令人震惊的特殊利益游说和幕后政治操纵（1991 年，金字塔的发布临到最后一刻被推迟，因为农业部长爱德华 · 麦迪根说它

膳食指南金字塔

每日食物选择指南

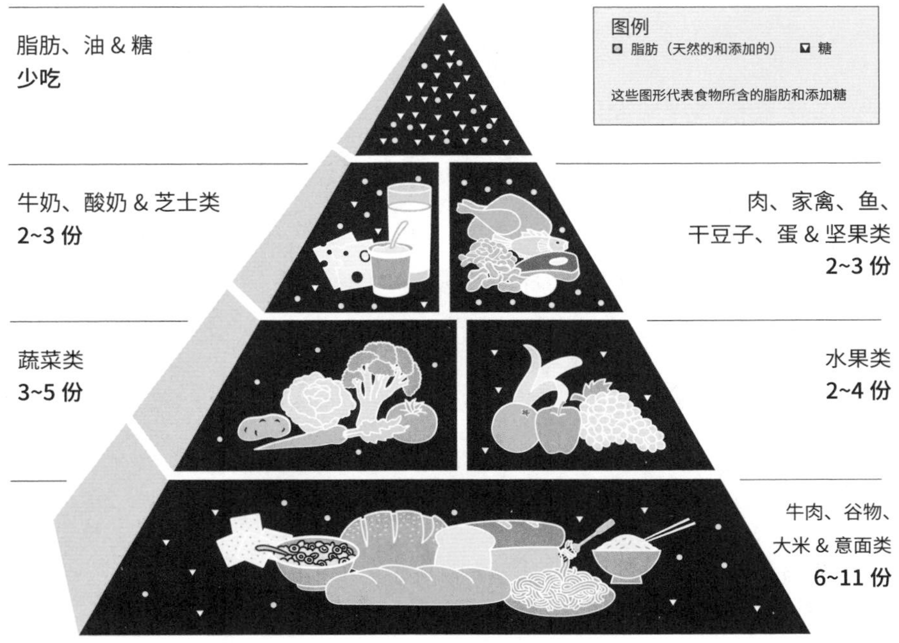

来源：美国农业部 / 美国卫生和公众服务部

会“让孩子们感到困惑”，但怀疑论者说，当时的畜牧业和奶制品行业正在游说各方，希望在金字塔那张图里谋得一个高位）。

这个金字塔和它后续的迭代品塑造了美国和其他发达国家后续几十年的饮食习惯。美国农业部2005年版本的“我的金字塔”（My Pyramid）里画了一个人在金字塔的一侧爬楼梯，至少它告诉了我们要通过锻炼消耗掉一些精制碳水化合物。哎，但我们都知道，基于这套有缺陷的运动补偿理论根本行不通！

可能因为之前的金字塔受到了恶评，所以美国农业部于2011年推出了“我的餐盘”（Choose My Plate）图，分出了水果、谷物、蔬菜、蛋白质区，以及一旁较小的乳制品区。但它最终还是导向了一种高碳水化合物、高胰岛素分泌的饮食，成功让美国大众成了人类历史上最胖、最不健康的人群（大约75%的男性和60%的女性被归在“超重”里；40%成年人属于肥胖状态）。

凯瑟琳·沙纳汉博士直言不讳地说，她认为美国过去半个世纪的饮食建议是“一场规模浩大的人体实验，目的是为了看看当60%的热量来自有毒垃圾食品时，会有多少人死亡”。玛丽恩·内斯特尔博士是健康食品的拥护者，曾写过《食品政治》在内的许多书籍，她认为“金字塔争议的焦点，集中在联邦政府保护食品行业出于自身利益去行事的权利，与联邦政府促进公众营养健康的责任之间所形成的冲突”。她希望人们关注美国农业部在“推广本国农产品”和“为公众提供健康食品选择的建议”这个双重任务中，存在的固有利益冲突。

让我们一起来看看一些经过升级更有益健康的金字塔图像，并借用文氏图来观察当今流行的各种饮食策略之间的相互作用。

原始蓝图食物金字塔

我最早是在 2007 年做了这个金字塔，作为对之前那个愚蠢金字塔的纠正。经过多年的研究和数次修正，它现在是一份不错的视觉化指南，能帮助人们制定一种营养丰富、令人满意的受先祖启发的饮食方法——它不仅不会给你提供馊主意，还会为你呈现丰富的选择，充分尊重你的个人喜好。访问 MarksDailyApple.com 或阅读《原始蓝图》可获取更多详情。

原始蓝图食物金字塔

· 营养丰富、令人满意、高营养价值、低胰岛素刺激的食物
· 低碳水化合物、中等蛋白质、丰富又营养的脂肪
· 根据个人喜好灵活选择、调整饮食习惯
· 不含谷物、糖分和精炼植物油

草本植物、香料、浓缩提取物：
高抗氧化 / 营养价值
补充剂：多种维生素、ω-3 脂肪酸、
益生元、益生菌、蛋白质 / 代餐粉、
维生素 D_3、维生素 K_2
水果：本地、新鲜、高抗氧化（浆果最好）
高脂乳制品：全脂牛奶、奶油和酸奶；
陈年干酪；经过发酵的
（开菲尔酸奶、酸奶油）
适量食物
营养丰富的碳水化合物：红薯、南
瓜、藜麦、菰米
黑巧克力：可可含量 85% 以上
（抗氧化剂、低糖、高饱腹感）
烹饪：动物脂肪、
牛油果油、黄油、椰子油
健康脂肪
吃：牛油果；椰子制品；
坚果、种子及其衍生制品；
橄榄、特级初榨橄榄油
（单不饱和脂肪酸）
饱和的、单一不饱和的
和 ω-3 脂肪酸（细胞、激
素、代谢功能）和蛋白质
（构建、修复、恢复）
肉 · 鱼 · 禽 · 蛋
本地、
牧场饲养
或有机认证
丰富多样的摄入来
获取最多的营养 /
抗氧化剂
蔬菜
颜色丰富、
本地产的、
有机的

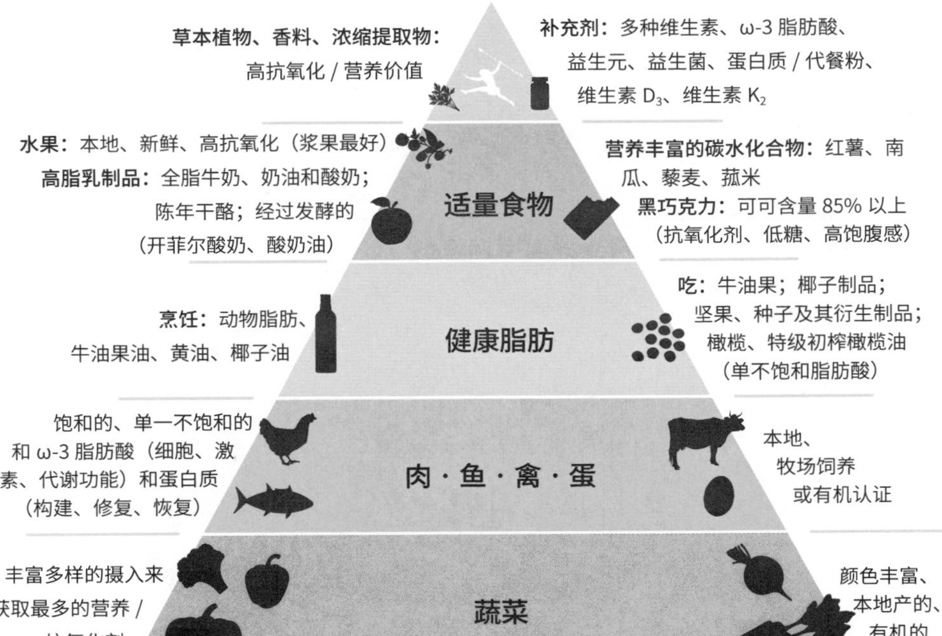

完美健康食物餐盘

天体物理学和分子生物学方面的专业人士保罗·贾米内和秀清·贾米内博士夫妇，因为丈夫保罗通过调整饮食成功治好了慢性疾病，二人被吸引到了先祖饮食健康这个领域。作为《完美健康饮食》一书的共同作者，他们制作了“完美健康食物餐盘”图来帮助人们摆脱营养不足、炎症性的饮食模式，降低患病风险。贾米内夫妇提出的“安全淀粉”的概念受到了肯定，

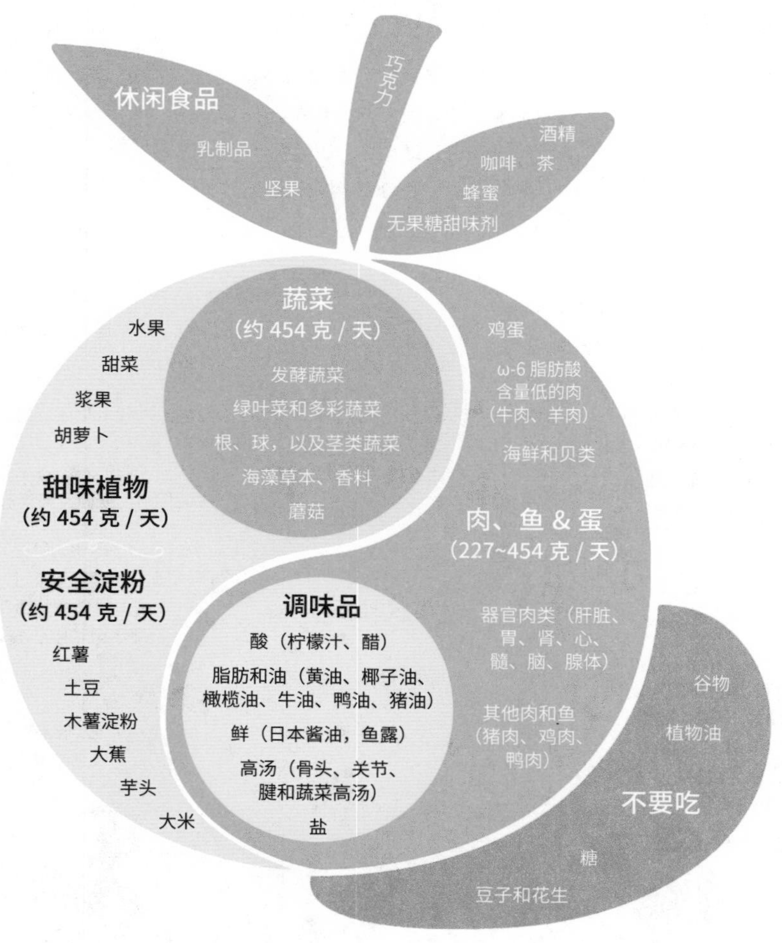

图片版权：2013 PerfectHealthDiet.com

因为它为低碳水化合物的评级策略引入了鉴别度和节制概念。你可以访问PerfectHealthDiet.com 网站获取更多资讯。

天然食品、植物基金字塔

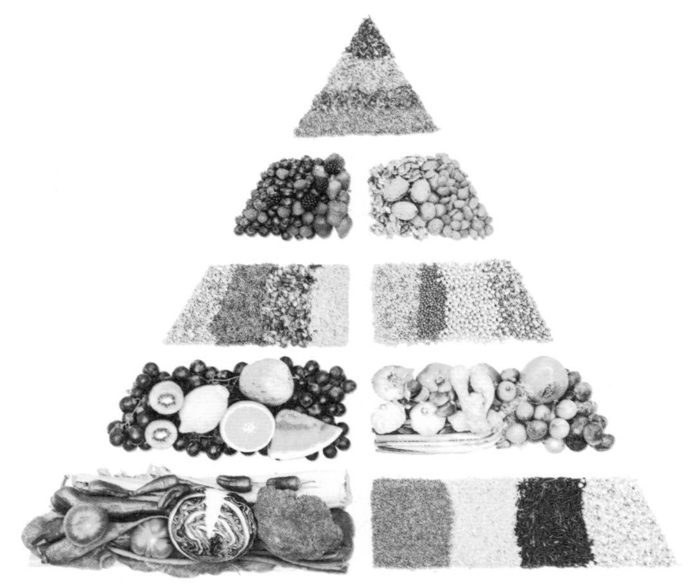

这是针对纯植物性食品所做的诠释，囊括了多种五颜六色、营养丰富、高抗氧化的水果和蔬菜。它也尊重了许多反对食用养殖场动物产品和加工肉类的人的声音。虽然植物性饮食法因反对人们摄入营养丰富的、以可持续方式生产的动物性食品，而遭受了不少批评，但植物性饮食还是有大批追随者。那些对谷物食品中的麸质和其他反营养物质敏感的人们，可以选择吃新鲜果蔬、坚果和种子。基于植物性食品的饮食法，一方面意味着碳水化合物摄入多；另一方面又意味着很难获取充足的蛋白质和营养脂肪，所以采取这种饮食方法可能导致胰岛素生产过剩、低饱腹感、难以长期坚持的问题。另外，完全不吃动物性食物也很有可能导致营养不足（特别是长期来看）。

肉食得分表

肉食性饮食是一种最近特别流行的小众饮食策略，尤其流行于那些饱受炎症或自身免疫疾病困扰的人群中，这些疾病可能是由食用天然植物性毒素引起的，并因其而加剧的。研究表明，完全限制植物性食品的摄入，并以“从头吃到尾”的原则消费动物性食品，有助于治疗肠漏症，帮助那些对植物毒素有高反应性的人（通常他们自己都不知不觉）快速好起来。对另一些人来说，食肉型饮食策略还显示出了快速减脂的显著效果，因为吃下去的东西都是营养丰富、具有高饱腹感的，且与此同时碳水化合物含量极低的。这张来自布拉德·卡恩斯和健康教练凯特·维莱特-克雷辛格的图表（见第 73 页）列出了营养密度最高的动物性食品类别，并针对毒性最低、营养益处最多的色彩丰富的健康植物性食品，提出了策略建议。访问 BradKearns.com/MOFO 或 K84Wellness.com 可获取更多详细信息。

食物金字塔文氏图（“透视金字塔”）

这张图（见第 74 页）的灵感来源于丹妮斯·明厄在她的《食物金字塔带来的死亡》中提到的概念。她在书中解释了“劣等的科学、粗鄙的政治和阴暗的特殊利益是如何毁掉了我们的健康”，还提供了大量历史的和科学上的参考资料。或许从这个图里我们能得到的最大的收获就是“全部排除”那个框里的内容。这就是为什么任何倡导避开摄入有毒的现代食品的饮食方法，都能立竿见影地带来脂肪减少、增加能量的效果的原因。

人们普遍认为应该重视色彩丰富、营养丰富的植物，这一共识长期以来一直在酣战中的各路饮食法之中处于不败之地，但即使是它，也受到了来自

肉食得分表

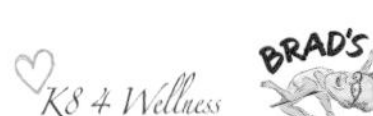

按这个表格，保你吃得健康

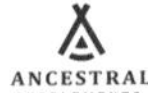
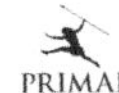

营养密度递增

全球范围内的全明星▶ 世界上营养密度最高的食物（抱歉，羽衣甘蓝，你该让位了）。	**草饲肝脏：** （加分项：生吃或 5 分熟）卓越的微量元素含量，特别是维生素 A 族和 B 族。	**牡蛎：** （可以经轻微烤制，但不要油炸）令人难以置信的锌和维生素 B_{12} 水平佐证了它能激发性欲的特性。	**鲑鱼子和鱼子酱：** 富含碘、胆碱、ω-3 脂肪酸（EPA 和 DHA）。
动物器官▶ 重拾被遗忘的“以形补形”的祖传传统。	**肝脏、骨头、心、肾、胰脏、落基山牡蛎、牛肚：** 选择草饲动物。	**器官补充剂（胶囊）：** AncestralSupplements.com: 冻干，100% 草饲的器官（胶囊）。 PrimalKitchen.com ：胶原蛋白肽（粉末）。	
野外捕获的油性冷水鱼▶ 获取 ω-3 脂肪酸既方便又便宜的最佳膳食性来源。	**油性冷水鱼类家族：** 沙丁鱼、鲭鱼、鳀鱼、鲑鱼、鲱鱼。		
贝类▶ 单一不饱和脂肪酸和 ω-3 脂肪酸的优质来源。选择可持续捕捞或养殖的。	**牡蛎、蛤蜊、螃蟹、龙虾、贻贝、章鱼、扇贝：** 寿司专区！		
蛋▶ 健康的脂肪、胆碱、B 族维生素和生命力之精华。	**本地、人道主义认证和牧场饲养的：** 比传统养殖要好得多。	**其他蛋类：鹅、鸭、鹌鹑、鸵鸟** 相对健康的动物； 非大规模生产的。	
红肉▶ 优于家禽的营养和脂肪酸含量。	**本地或 100% 草饲：** 带骨肉最佳。	**其他红肉：水牛 / 野牛、马鹿、羔羊、鹿肉** 相对健康的动物；非大规模生产的。	

肉排之线

重点放在这条线以上的食物，靠它们来实现膳食营养密度最大化

鸡肉、火鸡肉、猪肉： 如果是玉米或大豆喂养出来的，那么营养密度和脂肪酸会不足。	本地或 100% 草饲或牧场饲养的家禽；传统品种猪肉			
生的、有机的、高脂乳制品： 避开所有传统的、巴氏杀菌的和低脂及脱脂产品，或者如果对其过敏的话也应该避开它们。	· 生奶酪（陈年干酪、硬奶酪或布里干酪）、生开菲尔酸奶、生牛奶 · 奶油芝士、浓奶油、酸奶油 · 全脂酸奶			
植物性食品： 有策略性地将它们整合起来以实现身体恢复和糖原重载，达到提升胰岛素敏感性、优化甲状腺和肾上腺功能、享受生活的目的！	**牛油果** 对心脏有益的单一不饱和脂肪，大量钾、抗氧化剂、维生素 B_6 和维生素 K。	**黑巧克力** 抗氧化剂、黄烷醇、多酚含量相当高；选择原豆精制，可可含量 80% 或以上的。	**发酵食品** 开菲尔酸奶、韩国泡菜、康普茶、味噌、纳豆、橄榄、酸黄瓜、德国酸菜、丹贝；益生元可以滋养健康的肠道细菌。	**水果** 选择本地生长的应季水果；浆果在低升糖和高抗氧化特性上排第一。
	蜂蜜 选择具有抗氧化、抗菌作用的生蜂蜜。本地蜂蜜可以缓解季节性过敏。	**坚果 & 坚果酱** 有营养的蛋白质、脂肪酸、酶、抗氧化剂、植物营养素、维生素和矿物质（bradventures.com）。	**海藻** 碘、维生素 B_{12}、硒和 ω-3 脂肪酸的最佳来源。	**红薯 / 南瓜** 高抗氧化、高抗炎性、优化免疫系统，利于肠道健康。

访问 BradKearns.com/MOFO 和 K84Wellness.com 获取更多信息和指导。

透视金字塔

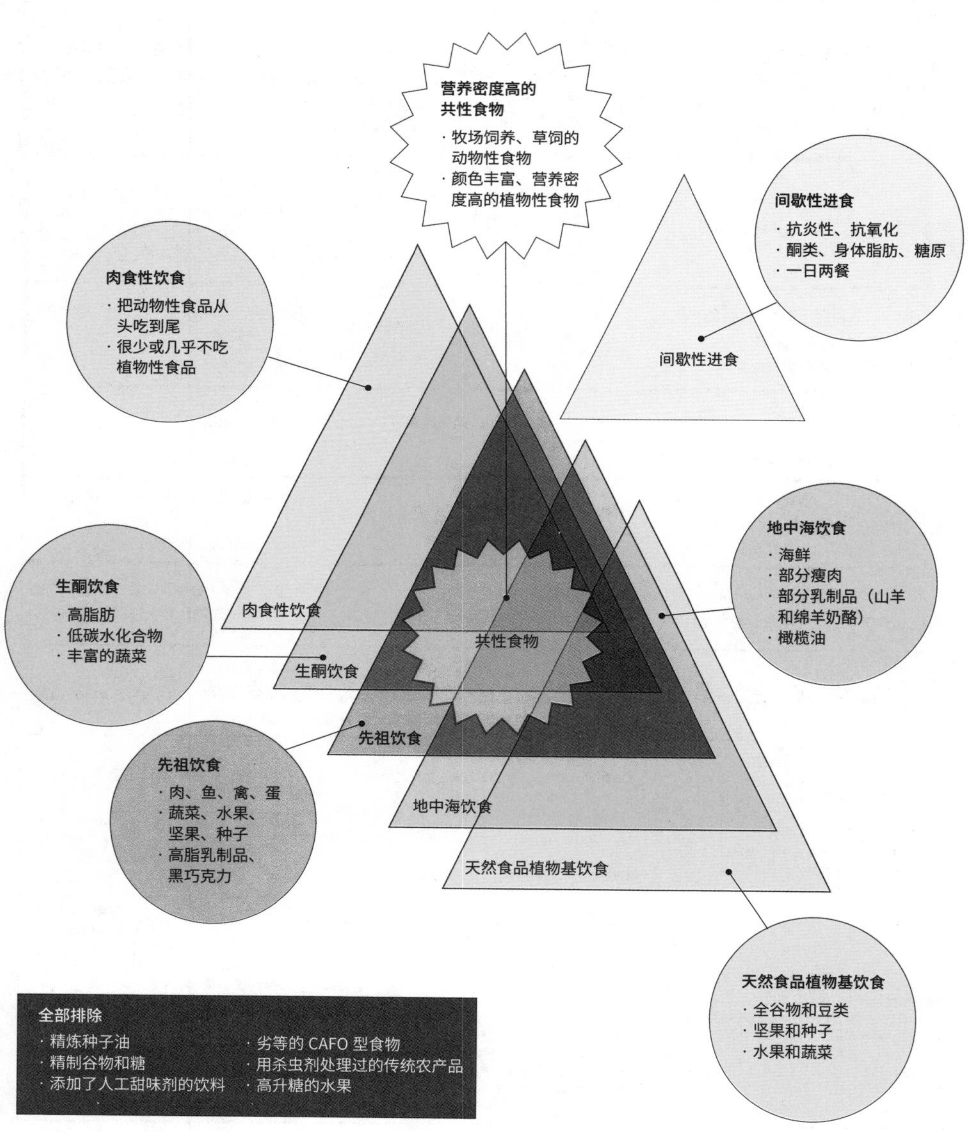
营养密度高的
共性食物
· 牧场饲养、草饲的
动物性食物
· 颜色丰富、营养密
度高的植物性食物
间歇性进食
· 抗炎性、抗氧化
· 酮类、身体脂肪、糖原
· 一日两餐
间歇性进食
肉食性饮食
· 把动物性食品从
头吃到尾
· 很少或几乎不吃
植物性食品
肉食性饮食
生酮饮食
· 高脂肪
· 低碳水化合物
· 丰富的蔬菜
生酮饮食
共性食物
地中海饮食
· 海鲜
· 部分瘦肉
· 部分乳制品（山羊
和绵羊奶酪）
· 橄榄油
先祖饮食
先祖饮食
· 肉、鱼、禽、蛋
· 蔬菜、水果、
坚果、种子
· 高脂乳制品、
黑巧克力
地中海饮食
天然食品植物基饮食
天然食品植物基饮食
· 全谷物和豆类
· 坚果和种子
· 水果和蔬菜
全部排除
· 精炼种子油
· 精制谷物和糖
· 添加了人工甜味剂的饮料
· 劣等的 CAFO 型食物
· 用杀虫剂处理过的传统农产品
· 高升糖的水果

肉食性饮食方式的挑战，肉食性饮食是于2019年起大受欢迎的。动物性食品的营养密度最高，植物性食品不是必须的（对很多敏感人群来说甚至还是有害的）——这个认知迫使包括我在内的很多人重新思考健康饮食的基本原则是什么。诚然，我们大多数人可能不会对植物性食品产生剧烈反应，但如果你确实饱受炎症或自身免疫性疾病的困扰，那你至少应该尝试一下肉食性饮食。“肉食性三角形”有一小部分与“天然食品植物基”的阴影重叠，也就是说人们可以偶尔吃吃最不具“攻击性”的植物，比如水果和淀粉块茎。

“一日两餐”日志

重视营养密度高的先祖食物（摄入超级食物）

1. 先祖食物。按以下先祖食物类别，列出一些你最爱的食物：肉、鱼、禽、蛋、蔬菜、水果、坚果、种子和健康的现代食品（有机高脂乳制品、高可可含量的黑巧克力）。描述一下质量最高的选择是什么样的，以及在哪里可以买到它们。比方说，开市客的野生大西洋鲑鱼；从LillieBelleFarms.com或Askinosie.com上买的80%~85%的黑巧克力棒；从DryFarmWines.com买的无糖、无化学物质的葡萄酒。
2. 超级食物。如何增加你在超级食物上的摄入？请列出想法，并列出一些可以买到它们的渠道。

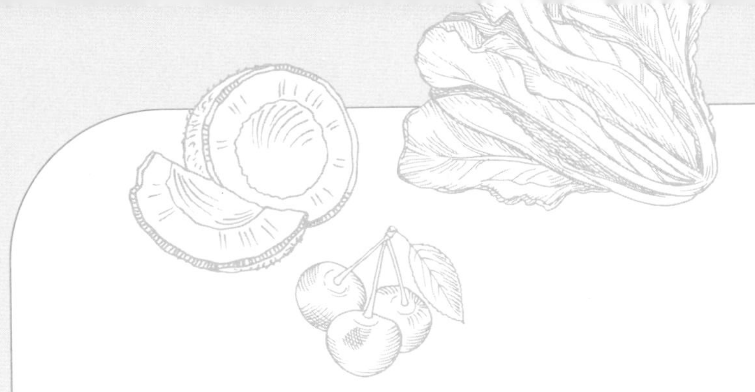

Chapter Three

间歇性进食：通往健康最快的方法

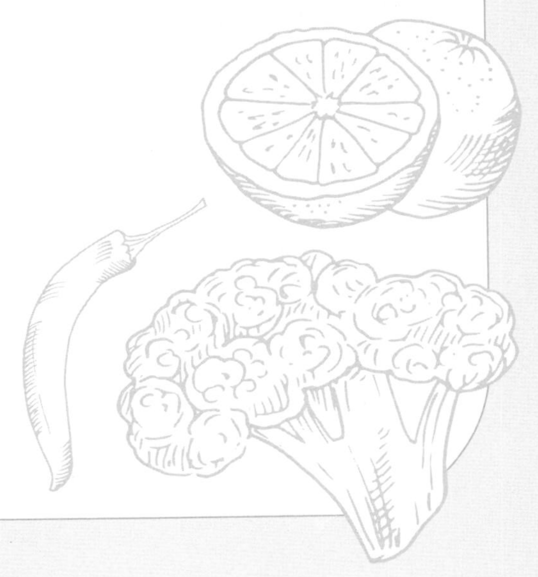

与你在生活中接触到的其他任何饮食方式都不同，“一日两餐”把重点放在了禁食，而非某些特定食物、宏量营养素比例或膳食结构上。禁食具有显著的抗炎和增强免疫的效果。禁食可以刺激体内抗氧化剂的产生，诸如被称为“抗氧化剂之王”的谷胱甘肽；它可以对内部细胞的解毒过程（也就是“自噬”）进行优化；它能提振对你来说至关重要的线粒体的健康状况；它还能让你的大脑和身体燃烧脂肪和酮类物质。酮类物质这一燃料来源，比高碳水化合物饮食所燃烧的葡萄糖要清洁得多。在这些方面，禁食带来的好处一骑绝尘，它比一切超级食物奶昔、神奇丛林浆果、异国鲜榨果汁，或昂贵的排毒粉末或药片都强。

禁食是一种简单、自由且容易维持的基本饮食哲学。如果你把不吃饭与剥夺感、痛苦联系在一起，请知晓一点，在碳水化合物依赖的范式下这种感受可能是成立的，但是当你形成了代谢灵活性之后，就不会再这样觉得了。间歇性进食法永远会与天然的饥饿信号和饱腹信号相一致，不会让你感觉像是一场折磨。你将按照自己的节奏不断进步，随着时间的推移，会有长足稳定的进展，当你拥有了足够的代谢灵活性后，你就能毫不费力地完成一些当下无法想象的事情（比如 24 小时禁食）了。

开启间歇性进食这一生活方式的最佳方式，就是每天等饥饿自然到来的时候才开始进食。如果这个方法对你不管用，可以试下其他各种各样更适配你工作、锻炼和家庭状况的间歇性进食策略（见第五章）。此举的目的是让你维持尽可能长的禁食状态，以此来提升你的代谢、免疫和认知功能，同时与你失联已久、早就被暴饮暴食破坏了的饥饿和饱腹信号重新建立连接。没有任何食物或补充剂会比禁食更促进健康，这一认知应该能极大简化你的健康饮食方法，让你如释重负。这些对我来说是这样的。

> 间歇性进食策略让你维持尽可能长的禁食状态，以此来提升你的代谢、免疫和认知功能。

几十年来，我一直在孜孜不倦寻找着最新最好的饮食方法、超级食物或补充剂，试着去找到最佳的就餐时间，并找到能优化身体状况、恢复代谢水平的食物组合，这确实是一项艰巨的任务。营销宣传和有漏洞的科学，曾迫使我遵循着以谷物为基础的传统愚昧饮食法，导致在我自己不知道的情况下，引发了系统性炎症，破坏了我的肠壁和免疫系统。当我无法完全按照既定的计划做出食物选择和安排膳食结构时，我会感觉生活变得非常有压力，尤其是外出旅行的时候。我在所谓的“最佳”食品和补充剂上花了上千美元，试图以此获得抗氧化剂、增强免疫力，但其实这些可以免费获得——只要你不吃早餐就行，就这么简单。

当你专注于用禁食来养成自己的代谢灵活性时，就不存在严格遵循饮食计划或项目的压力了。如果你成功做到了少吃一顿饭，没有觉得自己的营养需求跟不上，或者下午没有出现能量不足的状况时，可以在日志上画一个笑脸。若你感觉到了生酮饮食法带来的压力，诸如每日碳水化合物的摄入量必须严加控制之类的，那就给自己的就餐时间松松绑，灵活一些，毕竟太过激进的禁食法很有可能导致酮症的出现。本·格林菲尔德形容道，当他进行了长时间禁食，他享受着来自两个世界的最佳体验。他喜欢与家人一起享受庆祝晚宴，那里面会有各式各样营养丰富的碳水化合物，甚至还有一些精心制作的美食用来放纵。在禁食期间，他享受到了前面提到过的自噬和抗氧化的好处，还有生酮状态带来的抗炎和提升认知水平的效果。而他的晚餐一方面确保他补充到了身体恢复所需要的肌糖原，一方面可以防止他受到高强度训练叠加严格控制碳水化合物摄入所带来的激素压力。他喜欢那种不用担心饮食限制的生活。

从现在开始，拒绝“以食物为燃料”这种既不方便又不健康的生活方式吧。但是你得秉承“吃乃人生最大乐趣之一”这个理念，去选择你能找到的最干净、最好吃、最营养的食物。可以把正念和感恩的概念引入就餐时间里，不要被饿怒的情绪左右。你将更适应自己身体的自然节律，懂得尊重和珍视饥饿和饱腹信号，无需再经历因为没有在就餐时间进食或没有整天随身携带零食，而出现的那种再熟悉不过的、根深蒂固的、对“能量耗尽”这件事的恐惧。

与其在时间紧张的早晨把便利的加工食物当作早餐，其实你可以用水、咖啡或茶这类健康的东西来为自己供能。禁食其实自由度很高，而旅游是一个延长禁食的好机会，禁食的时候你再也不用在机场附近闲逛，不用在路边小超市里寻找像样的食物，也不用徒劳地寻找符合你当前饮食计划的食物了。在任何时候，当你觉察到身体有一丁点不舒服（比如喉咙沙哑、鼻塞、头胀、体温升高）时，禁食就是增强免疫反应的最好办法。老一辈的说法是“感冒要饿，发烧要吃”，但更科学有效的方法是“感冒要饿，其他疾病同理”。业内领先的生酮饮食研究人员发表了一项前景光明的研究，他们用生酮饮食策略饿死了癌细胞（比起健康细胞，癌细胞更倾向于以葡萄糖为食）。所有动物都本能地知晓禁食对免疫系统的好处：你可能已经注意到了，你家的狗和猫在生病时会对装了食物的碗视而不见。而且 72 小时甚至更长时间的禁食，已被证实能促进干细胞活性，清理器官中发炎的、功能失调的细胞，并让白细胞再生，实现令人难以置信的“重置”效果，即使是常规的短时间禁食（例如每天禁食 16 小时后接一个 8 小时窗口期，在此窗口期内可以进食）也能带来不错的抗炎、抗病毒、自噬及减肥效果。

> 72 小时甚至更长时间的禁食，已被证实能促进干细胞活性，清理器官中发炎的、功能失调的细胞，并让白细胞再生，实现令人难以置信的“重置”效果。

禁食的一个关键好处就是，它能促进线粒体功能，而许多专家都认为线粒体功能是整体健康和疾病预防的最重要的指标之一。线粒体是人体内大部分细胞中负责产生能量的发电厂。它们会把氧气和食物的热量转化为三磷酸腺苷（ATP），为细胞的新陈代谢活动提供动力。无论你是因为禁食还是高强度锻炼耗尽了能量细胞，都会激发一个叫作“线粒体生物合成”的过程，即制造出新的线粒体，并让现存的线粒体在使用氧气时变得更高效。你会变得像太阳能发电厂一样，一整天都可以产生可靠的清洁燃料（体内储存的脂肪，如有需要的话可能还会生成酮）。相比之下，进餐次数太多，以及把碳水化合物作为主要的能量来源，均会导致炎症、氧化损伤和糖化。这就像是一家冒着烟的燃煤电厂，需要不断地往火里添更多的燃料（比如高碳水化合物零食和餐食）。

从本质上说，禁食是可以刺激细胞更新和再生的古老途径。原始人饮食运动的先驱、《新进化饮食》一书作者亚瑟·德·万尼博士，是一位 80 岁高龄的运动达人，他常常挂在嘴边的一句话是：“我们不吃东西的时候才是最具有人性的。”当然，你需要靠吃来为忙碌而积极的生活提供所需的能量，建立和保持肌肉群，支持身体的其他各种机能，但当你遵循一种饥饱结合的模式来实现代谢灵活性和有效性后，神奇的事情就发生了。我们拥有一种与生俱来的伟大能力，无论摄入哪种类型的热量、摄入的频率有多高，我们的身体都

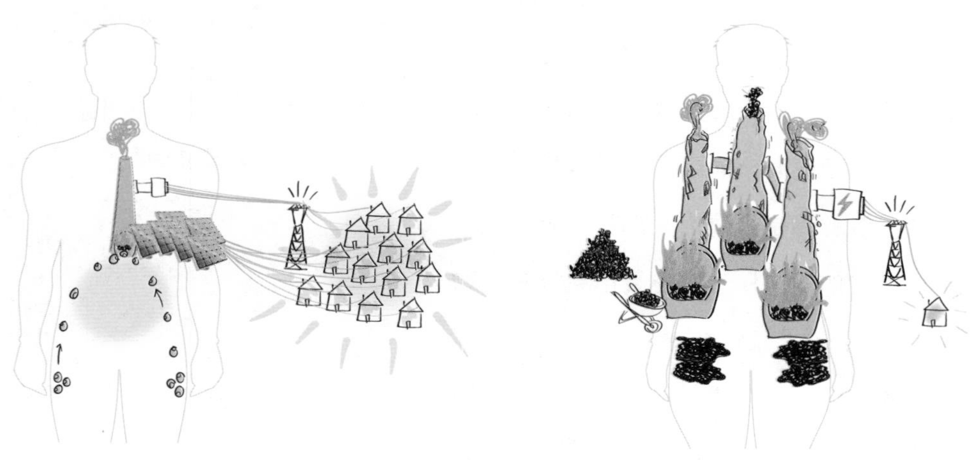

可以储存、制造和燃烧各种形式的能量，以期享受一种积极、高效的生活方式。在“下一顿饭”无法得到保证的原始生活的严酷环境里，人类为了活下来，进化出了闭环功能。

学会欣赏我们从进化中得来的优雅和效率，当然也要承认人类天生就容易吃得过量（尤其是糖）和储存脂肪！一万年前也好，二十万年前也罢，那时的人们可从来没有“一日三餐”的概念。要么是有东西吃，要么没东西可吃，中间的波动可能非常之大。于是人类进化出了一种基于大脑的机制，鼓励我们在食物唾手可得的时候猛吃，以便将这些能量储存在我们人体的中心——髋部、大腿、腹部和臀部，以备未来食物困乏时之需，如此看来这种机制是完全说得通的。例如，我们的祖先通常会在短暂的夏日成熟季里，大量食用新鲜浆果和其他古老的野生水果，以及含淀粉的蔬菜，从而为自己增加一些额外的身体脂肪，这些脂肪将用于抵御未来那漫长、黑暗、寒冷、热量匮乏的冬天。这对我们祖先的生存境遇来说是好消息，进化出的对甜食的嗜好对他们同样也是利好。然而我们祖先在野生、富含膳食纤维的水果上的季节性消费模式，既与“冬天吃大型仓储式商店里买的超大黑莓”不同，也与“以一杯碳水化合物热量超过祖先们一整天摄入量（或冬天一整周的摄入量）的绿色奶昔开启新的一天”大相径庭。再加上得益于气温可控的室内环境和人工照明，全年的白昼都被延长了，这也就意味着今时今日不再有寒冷、黑暗、热量匮乏的冬天。实际上，站在激素的角度来看，我们极度不活跃、气温高、光线充足的现代生活方式，牢牢将我们锁定在渴望碳水化合物外加储存脂肪的夏季模式里，一锁就是一整年（12 个月）。最终，我们变得几乎没有动力去获取和燃烧我们体内储存着的丰富而清洁的能源。恰恰相反的是，这一套激素过程被固化了下来，我们最终变得肥胖、迷茫、疲倦、抑郁，疾病也找上门来了。

当下我们对存在显著问题的“热量摄入－消耗”这一代谢模式的痴迷，其实是忽略了影响着身体燃烧、储存热量的激素机制。通过解决我们在健康的基因期望上存在的脱节问题，最终可以产生不同的激素信号，使我们重新获得作为智人与生俱来的权利——成为苗条、健康、强壮的“脂肪燃烧兽”。本书将涵盖各种各样的生活方式目标（锻炼、睡眠、压力管理、治疗性冷暴露等），但最大的收益将来自禁食，因为现代的高胰岛素血症饮食可以说是所有饮食中与人类健康基因脱节最严重的。虽然我们投入禁食的回报是有保证的，但要消除数十年来根深蒂固的“食物即燃料”的习惯，并对抗社会习俗的强大影响，确实还是需要花费工夫和时间的。

当心“资产清算”

如果你在自己仍处于碳水化合物依赖的阶段时就试图禁食、限制碳水化合物摄入，那么“痛苦挣扎”肯定会比“成功”先找上你。这种令人不安的现象，常常出现在那些追随生酮饮食潮流的人身上，或者绝望地为了减肥而采取习惯性快速节食的人群中。毕竟这几十年来，饮食中的碳水化合物都一直是人类的主要能量来源，人的身体很难像广告宣传所承诺的那样突然重新校准，并开始融化身体脂肪。相反，一顿不吃或者减少碳水化合物摄入很容易就会导致你出现疲劳、饥饿、闷闷不乐。没有了碳水化合物，你的血液会缺乏稳定的葡萄糖供给，你的身体也会不适应燃烧已储存的身体脂肪或制造酮这份“工作”。

如果你是从头开始尝试禁食或限制碳水化合物摄入，你只需要放慢饮食转变的脚步，等待燃烧脂肪的基因功能在适当的时间站稳脚跟的那一天。如果你想用速成减肥模式往前推进，那前景可能不会太光明。由低血糖引起的能量下降会被你的基因视为生死攸关的状况，因此会触发一系列猛烈的激素和代谢战逃反应，包括主要的应激激素（皮质醇）的激增。皮质醇会调节一种叫作糖异生的关键生存机制。这是一个紧急过程，它会从你的肌肉中剥离掉一些氨基酸，将它们送到肝脏转化为葡萄糖，并迅速向你的大脑和肌肉输送能量。当战逃刺激变成一种长期刺激时，你的免疫功能会受到抑制，出现全身系统性炎症，并导致肌肉分解生成葡萄糖。

医学博士、华盛顿大学的儿科研究医师、先祖健康医师组织（Physicians for Ancestral Health）的前任主席汤米·伍德，把这种长期战逃刺激称为“资产清算”。压力过大的锻炼模式，不良的人际关系，不舒心的工作、个人和家庭环境，以及快速节食，都是慢性应激原，虽然你短时间内尚能应付这些压力，但最终它们会让你精疲力竭。相比之下，当你站在比赛的起跑线上、走上讲台做重要演讲、进行冲刺训练或经历任何其他刺激性压力时，剧烈地攀升至峰值的皮质醇是很有用的——它虽然短暂，但却能带来非常纯粹的正面效果。

快速节食的典型后果就是疲劳，对糖产生强烈渴望，最终会回到战逃反应反复折磨之前的身体成分状态。

速成节食者们通常会在一段时间内自我感觉良好。他们能从糖异生过程中获得很多能量，可能还会减掉一些体重。但少吃造成的掉秤主要是因为水分和细胞炎症的减少，脂肪也有可能减少了一点。但这种情况下的战逃机制（它本就只是用来对抗短期的、生死攸关的刺激原的）终有一天会崩塌。其结果就是我们现代人常常看到的状态——倦怠。快速节食的典型后果就是疲劳，对糖产生强烈渴望，最终会回到战逃反应反复折磨之前的身体成分状态。

避开这一常见陷阱的方法，就是释放储存在身体脂肪中那些可以实现清洁燃烧的大量能量。激发有利于脂肪燃烧（而非碳水化合物依赖）遗传机制的最好方法，不仅仅是改变饮食，还得对生活方式做全局的调整。首先从减少胰岛素的产生开始，后续还包括增加各种形式的日常运动、进行简短的高强度锻炼、保证充足睡眠，并避开上述慢性应激原。一旦打好了基础（抛弃有毒的现代食物，着重摄入营养丰富的先祖食物），你就能建立起一种让你感到舒服的日常生活，禁食和一日两餐（甚至更少）都包含在这种生活方式里。如果你是在一种忙碌、压力很大的生活方式中开启你的一日两餐之旅，那么降低吃饭频率和减少碳水化合物摄入可能会给本就不平衡的状况带来更多的压力。

除了快速节食这种不明智的方式外，还有很多方法都可能导致人出现精疲力竭的情况。有一种不太好的趋势是，对于那些追求极端健康的健身爱好者来说，他们的极致动机和目标，是把限制碳水化合物摄入与令人疲惫的锻炼计划相结合。锻炼强度过大，会让你一次又一次消耗糖原，因此需要大量碳水化合物来为下一次精疲力竭的锻炼补充能量。即使你有六块腹肌来证实自己在 CrossFit 课程上的高出勤率，或者完成了很惊人的跑步里程，你仍然有可能陷入一种炎症性的、依赖碳水化合物的生活方式里。如果饮食做了调整，但锻炼还是走了极端，猜猜你得从哪里获取额外的碳水化合物来填补锻炼所需？没错，资产清算！

克雷格·马克博士是亚特兰大摩斯大学的一名心理学教授，也是一位杰出的力量教练，他没有推荐更流行也更难的高强度间歇性训练（HIIT），而是推荐了高强度重复性训练（HIRT），这一建议有助于对长期存在的高强度训练策略做彻底变革，这些策略不仅有缺陷，还很危险。马克博士解释道，强度过大的锻炼——比如锻炼时长太久、练得太多且中间的间歇时间太短，又或者是练得太久、重复的次数太频繁而两者之间的恢复时间不够，可能导致严重的生理上的损伤。他补充说道，当你试图跟着派乐腾[1]的屏幕或在跑道上把 2 分钟 / 次的冲刺跑重复 10 次时，“你的生理机能会通过‘分解’和‘脱氨’的化学反应努力维持下去，这两种化学反应会分解细胞的基本成分——也就是你的‘A 框架’。这样就导致了血液出现氨毒（尤其对脑细胞有害）、线粒体降解、ATP 能量的生产量减少（即使是休息时也是如此），以及有氧代谢（脂肪燃烧）的中断。”

---

1 派乐腾（Peloton）系美国互动健身平台公司，以家用健身单车、跑步机订阅直播课模式异军突起。

意思就是：在完成很有挑战性的锻炼后的 24~48 小时里，你会感觉比较糟糕，而在下一次锻炼前，你又会恢复到稳定的状态——一种 A 框架能够再度承受破坏的稳定状态！比起老手，初学者们更容易遇上这种细胞崩溃。马克博士提到过这个故事里的一个反常转折，那就是训练过度的一个常见副作用是体重减轻——这主要由于瘦体重[1]的分解代谢。尽管如此，健身狂们还是会因为看起来苗条而受到同龄人的称赞，殊不知他们正在从内部损害着自己的身体。对此，马克博士用了“纯粹的病态”一词来描述！

为了有效将饮食调整与升级后的锻炼计划结合起来，首先你应该试着让“第二天肌肉酸痛”这件事成为罕见情况，而不是经常出现。其次，试着逃开肌肉燃烧这一“神圣”概念的桎梏，它已经成了健身流行文化中用来定义有效锻炼的词。尤里 · 维尔科申斯基这位已故的俄罗斯体育科学家曾因发明了增强式训练而受到赞誉，他使用过水槽类比来描述如何在训练中管理乳酸堆积的问题。一旦水槽快要溢出来了，你必须关闭水龙头，让水流出去，意思是降低强度，这样你的身体才能有效地缓冲乳酸，而不至于加速上述细胞破坏的过程。把你的最大爆发力从 98%~100% 的运动强度调整到 93%。把冲刺练习控制在 10~20 秒的最佳时段里做，并采用马克博士所说的豪华休息时间间隔——持续时间应是冲刺时长的 5 倍（见第五章）。

什么是低碳水化合物流感

你可能之前听说过所谓的“低碳水化合物流感”，它被视为从碳水化合物依赖过渡到高效燃烧脂肪的必经之路。症状可能包括嗜睡、头痛、脑雾、喜

---

1 瘦体重亦称去脂体重，是人体非脂肪部分的重量。

怒无常、食欲波动和运动迟缓，这些都与你突然减少的碳水化合物摄入有关。虽然在唤醒脂肪燃烧基因的最初几周里，你会见证能量趋于平稳、食欲登上高峰，但这绝不应该是一趟痛苦旅程。任何不适的症状都应该只是轻微的，可以通过营养丰富的餐食或零食轻松缓解。如果出现了影响情绪或工作效率的情况，那你需要立即调整方法。

低碳水化合物流感最可能的成因是数十年高碳水化合物、高胰岛素饮食造成的代谢损害，尤其是如果你还有过“悠悠球节食史”的话。避开此种“流感”的最佳办法是减缓碳水化合物的限制速度，这样你的身体才能适应。以谷物为基础的高碳水化合物饮食每日会提供250~500克碳水化合物，具体数值取决于你的燃烧速度和你对垃圾食品的嗜好。这些碳水化合物能提供1000~2000卡路里的热量，很容易占到你每日总摄入量的一半以上。相比之下，生酮饮食的模板要求的是每天只能摄入50克甚至更少的碳水化合物。由于大脑每天会燃烧掉120克葡萄糖（将近500大卡！），所以在你还不适应酮态的时候，极端限制碳水化合物的摄入会很容易引起脑雾。

如果你想试图继续你那雄心勃勃的锻炼计划，并且你的肌肉又已经适应了去燃烧碳水化合物，那么你可能会经历来自脑雾和运动迟缓的双重打击。不想忍受痛苦的话，一定要摄入足够多的色彩、营养都丰富的碳水化合物，比如新鲜水果和淀粉块茎，给你的大脑和肌肉提供茁壮成长所需的能量。随着代谢灵活性的增加，你就更容易做到少吃一顿饭，全天能量和食欲可以维持在平稳状态，运动表现良好且锻炼后恢复神速了，而且也不会迫切需要零食或餐点来让自己变活跃了。

低碳水化合物流感的另一成因是体内钠和其他重要矿物质、电解质不足。这是一个很常见的问题，因为不吃加工食品会减少炎症，减少体内水分的保留，因而留存在你细胞内的钠也会减少。再加上你拒绝食用钠含量很高或相当高的加工食品，你的膳食钠摄入量会锐减。少一些浮肿，少一些垃圾食品是极好的，所以你只需要努力平衡你的钠水平。活跃的低碳水化合物和生酮饮食爱好者可以每天额外摄入 5~10 克纯的、未加工的非碘无机盐或古海盐，它们带来的好处很多。当你往低碳水化合物饮食过渡时，钾和镁也很容易被耗尽，所以得重点摄入富含这些电解质的食物或补充剂。如果你是一个经常出汗的运动员的话，这一点对你来说尤其重要。吃牛油果可以补充钾，晚上睡前可以使用镁喷雾。在第七章里我会给你更多专业性建议。

避免低碳水化合物流感的一个策略，是有意识地食用更多营养密度高的食物，因为在过渡时期里，你整体的进食量可能会不够。超级食物会带来高饱腹感、高营养，同时也带来胰岛素生成量、饥饿和食欲的减少，所以你可能不再像碳水化合物依赖模式下摄入那么多热量，就能得到饱足。代谢效率的提高，可能会带来暂时的代谢率的代偿性降低，所以当你试图维持日常锻炼和繁忙的日常生活节奏时，你可能会感到自己变迟钝了。因此汤米·伍德博士建议高热量消耗的运动员们要摆脱对碳水化合物的依赖，尽可能在不增加身体脂肪的前提下多摄入有营养的热量。“我看了一本运动员饮食杂志，上面写着早餐吃两个鸡蛋和半个牛油果，”伍德说，“拜托，吃顿正正经经的早餐吧！来六个鸡蛋和一整颗牛油果！”随着时间的推移，随着你体内闭环系统提质升级，你将适应新的代谢效率，并且在过渡到脂肪适应性运动训练时，不需要那么多热量，就能展现最佳认知水平和身体表现。

如果你是超级积极的类型，希望快速看到很显著的成果，那你得有点耐心和信念，因为这个过程将持续终生，但它不会让你感觉痛苦，也不需要你“清算资产”。你无需担心热量限制或令人疲劳的锻炼，也不必担心下一个沙滩健身计划会不会奏效。你唯一要做的，就是听从自然的饥饿和饱腹信号，这样你就能拥有并维持住自己理想的身体成分。话虽如此，我们得承认，健身行业和社交媒体的大肆宣传过分强调了“审美”，但对“健康与否”和“感觉是否良好”的重视还不够。你得明白一点，“身体成分”的具体情况会因你在脂肪储存方面的遗传倾向、你在几十年高碳水化合物饮食里累积了多少代谢损伤（恢复它需要维持长期的低胰岛素生成量）而有所不同，而且你的健康水平也会稍微对其有一些影响。所以，专注在付诸持续努力、展现最好的自己上吧，不要总想着去跟风对照社交媒体上那些经过美化的晒图。不要把自己的前进速度与他人做比较，也不要迷信任何时间表和基准。

女性与禁食

“清算资产”的概念对女性来说尤为重要，因为减掉身体多余脂肪的行为，会与女性身体最突出的自然又古老的遗传驱动力——保持生殖健康背道而驰。在有经验的低碳水化合物饮食爱好者之中有这样一种普遍观点：总的来说，男性对长时间禁食和严格的生酮饮食模式的反应，要比女性理想。一个体脂个位数的男性，他的适应性激素会出现很大提升，比如睾丸激素和生长激素（除非他存在过度健身的情况）。而为了练出强健的腹肌进行深度禁食或极限健身的女性，则可能会面临健康风险的增加，比如闭经、甲状腺功能减退、失眠、运动表现下降、情绪和饥饿感波动，以及慢性疲劳。对于那些本就苗条健美却还在寻求练出六块腹肌的女性来说，这些风险因素尤其高。相比之下，饮食过量、超重、糖尿病前期或有疾病风险因素的女性更需要采用“一日两餐”的生活方式。对她们来说，这是一件在健康方面一本万利的事儿，下行风险几乎为零。

关键是，你需要用正确的方法实现一日两餐。每个人都能从禁食中获益，特别是在这个容易出现饮食过量和高胰岛素血症的时代。对女性来说，如果想以最小风险博得最大的收益，在开始一日两餐的旅程之前，你需要确保自己处在非常健康的状态——体脂低于 25%，血液检查结果正常，并拥有基本的健身能力。在此过程中，你需要保持警惕，避免出现因转变生活方式而带来痛苦与折磨。也就是说，要时时刻刻格外注意饥饿信号，每天都吃美味、营养丰富的食物来让自己获得完全的满足。不要让自己感觉饥饿，也不要强迫自己在精力不足的情况下忍受忙碌的日程安排。

优化碳水化合物的摄入

如果你想减掉多余的身体脂肪，策略其实很清晰：不要吃现代三大有害食品，解锁你燃烧脂肪的潜力，并且朝着一日两餐的生活方式迈进。在养成了高水平的代谢灵活性后，你就可以开始禁食和限制碳水化合物了，以稳定且舒服的速度减掉身体多余的脂肪，直到你达到自己理想的身体成分。你大可以吃五颜六色的蔬菜，但你要确保一点，那就是必须通过禁食（燃烧体内储存的脂肪）和食用富含天然营养脂肪的食物，让脂肪成为你的主要能量来源。没有必要打着吃宏量营养素均衡的食物的名义，去寻找额外的碳水化合物。事实上，你压根不需要寻找额外的碳水化合物！

你也不需要去寻找额外的蛋白质，它与充满噱头的减肥食谱的中心思想正好相反。因为蛋白质是生存所需的最重要的宏量营养素，人类进化出了可以进行精细调整的遗传机制，去确保我们摄入了足够多的蛋白质来维持基本的健康。如果蛋白质摄入不足，你会感觉很糟糕。你还会变得消瘦，强烈渴望着高蛋白食物来纠正你的基因所认定的“此刻性命攸关”的反应——当然如果你继续挨饿的话，确实会出现性命攸关的情况。另一方面，人们很难出现过量摄入蛋白质的状况，因为蛋白质会让人产生极度的饱腹感。你可能很容易吃太多冰淇淋，但却很难吃太多炒鸡蛋和草饲牛排。

如果你一直哼着歌，断断续续地吃着营养丰富的食物，并试图通过限制碳水化合物来减掉一些脂肪，那么你可能会经历下午精力不足，或对碳水化合物产生强烈渴望。若这种渴望是站得住脚的，也就是说，你不是因为情绪使然或纯粹太无聊了，那就吃吧。体察到真正的渴望，一方面是尊重食欲的表现，一方面也是新陈代谢灵活性提升的表现。我偶尔会在一番高强度锻炼后的 24~36 小时里出现碳水化合物渴望，但其他时候不会。所以，你也得顺其自然。

当你的身体需要碳水化合物的时候，找一些优质的碳水化合物吧，比如新鲜的时令浆果和含淀粉的块茎（红薯、甜菜、南瓜、西葫芦）。藜麦和菰米在受先祖启发的低碳水化合物饮食者群体中，也很受欢迎。严格来说，藜麦并不是一种谷物，而是一种藜科植物——甜菜和菠菜家族的一员。它不含麸质，是一种完全蛋白，含有全部的九种必需氨基酸。菰米严格来说也不是谷物，而是一种水生草。它的营养价值相当亮眼，不含麸质或其他植物毒素，且蛋白质含量很高。补充碳水化合物时的其他优选，有高蛋白和高脂肪食物中附带的碳水化合物，包括坚果、种子和它们的衍生品，以及高可可含量的黑巧克力。

如果你某一天偏离了自己的减肥计划，不用担心。不管你是出于什么原因沉迷于碳水化合物食物，第二天回归正轨就好，相信你自己的身体成分会随着时间的推移而改善，因为你早就咬定了一日两餐这个计划的总体原则不放松。只要多余的身体脂肪被甩掉了，只要你稳定在了自己理想的身体成分状态，你甚至可以放松一下你的标准，享受一些你喜欢的、有营养的碳水化合物，或者偶尔吃一份自制的高碳水化合物甜点。记住：你的身体有一种强大的自我平衡的驱动力，它会基于你的基因和胰岛素生产的历史模式，将你推到设定值。一开始，减掉多余脂肪是很有挑战的：你必须调整自己的饥饿和饱腹信号，测试你禁食能力的极限，有时还要忍受长达 30~60 分钟的饥饿感。如果你目标远大的话，可以采取一些我将在第七章里讨论的高级策略。一旦多余的体重消失后，即使偶尔增加碳水化合物和热量的摄入，或者减少运动量，保持掉秤后的新体重也算不上是一件难事。

若你是一个热量消耗很高的健身人士或劳动者，那么在调整理想的碳水化合物摄入量时还要考虑其他参数。尽管许多备受瞩目的耐力运动员和一些力量运动员俨然已经做出了惊人的转变——成了生酮饮食的追随者，但对许多人来说，现实情况是，限制碳水化合物的摄入可能会影响锻炼表现和身体恢复。对于以下三种类型的人群来说尤其如此：一是那些生活在高压力状态下的人，因为他们还面临着“资产清算”的风险；二是超级健美的女性；三是那些正试图从经年累月的代谢损伤中恢复过来的人，他们需要更长的时间才能建立起代谢的灵活性。请注意，这并不意味着高效的生活方式会影响到你代谢的灵活性。事实上，这意味着你可以通过密切关注你高效的生活方式所需要的能量，来更精准地实现代谢的灵活性。

对于许多低碳水化合物饮食的优秀执行者来说，在一番雄心勃勃的锻炼前后增加额外的碳水化合物摄入，是很有效的。特别是当你已经拥有了代谢灵活性，不再绝望地需要依赖碳水化合物来保证自己的大脑和肌肉全天候运转时，这一点尤其奏效。额外的碳水化合物能给你的肌肉带来助推（特别是在爆发性运动中），帮你在锻炼后迅速补充消耗掉的糖原。除此之外，如果你刚刚完成了一项高强度或长时间消耗葡萄糖的运动，你的食欲激素很可能会向你的大脑发出强烈的信号让你进食，而且通常都会让你过量地吃，以便立即补充糖原储备。就如沙纳汉博士所说："当糖原箱子打开的时候，你的肝脏和肌肉储存库享有优先地位。"当碳水化合物有处可去时，就不会出现胰岛素激增的情况，进而也不会出现能量减退、情绪和食欲紊乱、身体脂肪过量以及各种疾病了。

在人们针对过量摄入碳水化合物和高胰岛素血症的破坏性影响的频繁讨论中，"持有空箱子"（无论是因为禁食还是剧烈锻炼）这件事很重要。碳水化合物和胰岛素只有在你体内平衡被打破时才会出问题，所以如果你这一生所产生的胰岛素能维持在理想的最低状态，刚刚好足够把葡萄糖、氨基酸、脂肪酸及其他营养物质输送进全身的各个组织和器官中，并足以调节酶的活动和严格调节血糖，那你就走对路子了。重点是不要让其触碰微妙的激素机制，进而导致胰岛素抵抗。"胰岛素敏感性"一词描述了当胰岛素为那些空箱子运送营养物质时，细胞高度敏感的理想状态。

遗憾的是，尽管每周训练 10 小时甚至 15 小时，许多高热量燃烧者还是会产生多余身体脂肪。造成这种情况的最主要原因是胰岛素遵循以往的模式分泌的量过多。正如你从有关补偿理论的讨论（见第 4 页）中了解到的，我们无法通过锻炼来摆脱不良的饮食习惯。如果你在致力于运动健身的同时，努力想减去多余脂肪，那你得削减自己的碳水化合物摄入，尤其是缺乏营养的谷物和糖，以及重度运动人士们都爱的运动饮料、能量棒和凝胶。你的首要任务是判断你的运动模式是否强度过大、会加重碳水化合物依赖。如果你的情绪、能量、认知功能、免疫功能以及对生活的整体享受似乎都被锻炼这件事阻碍（而非增强）了，那么你就可以下判断：自己正处于一种压力过大的状态之中。当这种情况发生的时候，你必须立即采取纠正举措，来降低锻炼的难度系数。如果你坚持继续进行着令人疲惫的、耗尽糖原的锻炼，那么减少摄入膳食碳水化合物的尝试最终将带来可怕的"资产清算"。

另一方面，如果你进行了合理的训练健身，那么你的下一个任务就是完全消除糖和谷物的存在，因为它们会导致胰岛素增加，不会给你带来任何营养方面的好处。暂时忘掉减体脂这件事吧，你得搞清楚一点，即使你是一个精瘦的"运动机器"，你也没有任何理由去摄入炎症性的、营养不足的、刺激胰岛素的碳水化合物。与坐在隔间里久坐不动的人相比，专注于运动训练所带来的压力提高了你对营养的需求，但这并不能成为你想吃什么就吃什么的理由。饮食不当可能不会体现在你的腰围上，但当你吃的不是红薯而是思乐冰（Slurpees）时，就会有不好的事情在你体内悄悄酝酿。一方面，糖会加重炎症和氧化应激。如果你正试着从产生了炎症和氧化应激（对于锻炼来说，这是很好的）的锻炼中恢复过来，那么缺乏营养的碳水化合物势必会阻碍你身体的恢复。可以肯定的是，你必须要补充能量，你越远离垃圾食品，越能利用禁食和营养丰富的先祖食物带来的显著的抗炎、抗氧化的好处，你就能越快速地从辛苦的训练中恢复过来。

如果你已经拥有了理想的身体成分，那么你可以尝试汤米·伍德博士的策略，去吃所有你想吃的有营养的碳水化合物。这样可能会增加一些身体脂肪，如果出现这种情况，你可以减少一些碳水化合物的摄入，去掉那多余的一两磅（0.45~0.9 千克），回到你的最佳状态。如果你被酮症的好处所吸引，或者如果你作为一名男性想迈入体脂个位数的行列（拥有超绝的六块腹肌），或者作为一名女性想让自己的体脂低于 15%（紧实且健美，肌肉组织明显，甚至大腿和上腹部亦然），你可以试着遵循最常见的生酮饮食指导方针，每天只摄入 50 克或更少的碳水化合物来降低自己的碳水化合物摄入。但是，你必须确保你的健身锻炼是正确的，没有一丝过度训练的嫌疑，并且与此同时吃大量营养丰富、高饱腹感的食物。

为了达到最佳表现、身体恢复速度更快而禁食？欢迎来到耐力表现的下一阶段

超级马拉松跑者扎克·比特是一位低碳水化合物饮食和肉食性饮食的倡导者，他在 2019 年以 11 小时 19 分钟的成绩打破了 100 英里（约 161 千米）跑的世界纪录。每英里 6 分 48 秒的配速相当惊人——跑完背靠背[1]马拉松只需 3 小时不到的时间！比特说当他改用干净的低碳水化合物饮食模式后，他发现在挑战完长距离训练后的第二天早起后，出现关节僵硬和肿胀的情

1 back to back，背靠背，指连续两次的意思，意即连续两天参加两场比赛。

况明显减少了。

将低碳水化合物饮食发挥到极致的，是德克萨斯州奥斯汀市的业余运动员杜德·斯佩林斯。在他 49 岁的时候，斯佩林斯在 15 小时内完成了史诗般的科罗拉多大峡谷边缘环绕之行——那可是近 50 英里（约 80 千米），1.2 万英尺（约 3658 米）的海拔。他是以禁食状态开始这段旅程的，过程中一直保持在生酮状态，整段旅程中只吃了几百大卡的高脂肪零食。行至终点时，当跟他一起跑步的伙伴享用热腾腾的比萨时，斯佩林斯决定继续禁食一晚，以减轻炎症，促进肌肉恢复。到了早上，他说感觉比他 13 年前环大峡谷那次更好，肌肉也没那么酸痛了，那年的他还是一位依赖高碳水化合物的运动员（而且那次还多花了 2 小时）。另一个人类在耐力与代谢上的历史性成就是在 2020 年 5 月实现的，犹他州超级马拉松跑者迈克尔·麦克奈特以 18 小时 40 分钟的非凡时长完成了 100 英里的单人跑，期间没有摄入任何热量——只喝了水和吃了电解质药片！

虽然对于试图在忙碌的生活中兼顾健康和健身抱负的普通人来说，可能很难理解这些极端突出的表现，但它们让我们瞥见了未来——在不损害健康的前提下，追求极致的健身目标。综合果汁搭配动感单车课的日子已经一去不复返了。是时候把“只要炉子够热，什么东西都能燃烧”的心态，换成追求代谢效率的心态了，即使是长时间的耐力运动，我们也不需要糖。这一举措将对价值数十亿美元的运动营养产业造成沉重打击。即使是最极端的健身爱好者通常也携带身体脂肪，这就是行为与目标之间存在脱节的明显迹象。一份研究显示，南美开普敦马拉松的参赛者里，有 30% 的人都超过了健康的体重指数范围。这个比例与世界总人口的超重比例相同！据我在铁人三项比赛场地和健身俱乐部的这几十年里观察所得，这种现象已经到了令人震惊的程度。我感觉这是健身行业最不为人知的秘密。诚然，变得强壮、做健康有氧运动，远比久坐不动要好，但在身材美感和运动表现上（大多数部位锻炼和健身挑战都会回馈以你低体脂和高比强度）收获最多回报岂不是更好?

帮你摆脱事物迷恋的“一日两餐”

过去 15 年里，我一直在书、博客文章、直播活动和媒体活动中为先祖式饮食法站台。我非常喜欢原始饮食、原始人饮食[1]、生酮饮食，以及最近的“从头吃到尾”式的肉食性饮食法。撇开道德和哲学争论不谈，我是不推荐全植物性（也就是素食主义和纯素主义）饮食的，因为地球上大部分有营养的食物都被它排除在外了。自从大约 20 年前我不再吃谷物、糖和精炼油并重获

1 原始人饮食最初提出时是严格限制乳制品的摄入，而由马克·西森提出的原始饮食则不限制优质乳制品的摄入。

健康后，我一直在尝试各种微调的饮食策略，这些策略都是受到先祖启发的。

如今，我饮食里的主角是肉、鱼、禽、蛋和特定的蔬菜。我也会吃适量坚果、种子（以及衍生黄油制品）、有机高脂乳制品（芝士、茅屋芝士、全脂酸奶、生开菲尔酸奶）、新鲜应季浆果和可可含量 80%~85% 的黑巧克力（我的合著者布拉德给我寄过来的，他坚持要我尝一尝）。我时不时地会沉迷于一些精心挑选的美食（例如在意大利度假时吃的意大利冰淇淋，或者在生日派对上吃的自制芝士蛋糕）。偶尔，我也会吃点谷物——一份用玉米饼包裹着的牛肉塔可，一片浸在橄榄油和香醋里的温热的自制面包，或者一份有白米饭的寿司卷。由于生活太过忙碌，所以我没有时间去追踪这些食物带来的影

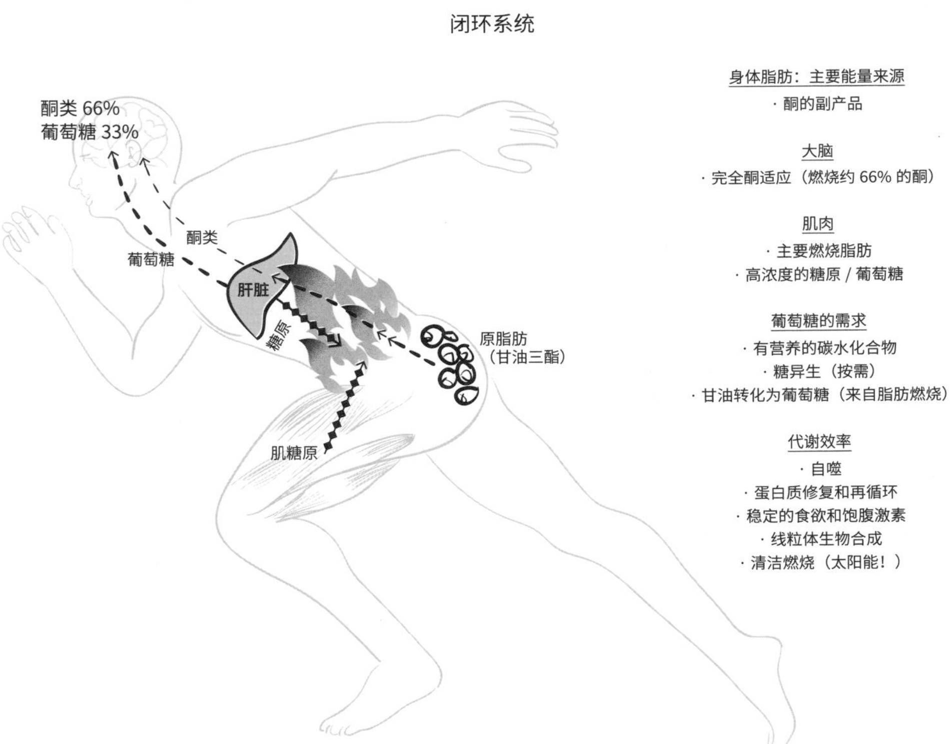

响——除非我必须在一本书或者博客上发表一篇饮食分析报告！正如我之前提到过的，我的饮食是一个闭环系统。由于多年来我养成了出色的代谢灵活性，我基本上可以做到独立于我自身的热量摄入来产生能量。而且由于我不操心“从食物中获取每时每刻所需的热量”这回事，我可以纯粹把它当作一种乐趣，而非一种强制性燃料。当然，要是得经历 7 天禁食的话，我的态度可能会有一点变化，但我相信你已经明白我想表达的意思了。

不管你的饮食风格是什么，一日两餐饮食法的好处是毋庸置疑的。话虽如此，如果你还是坚持全食物、植物基饮食的话，我会给你一些建议。第一，

碳水化合物依赖

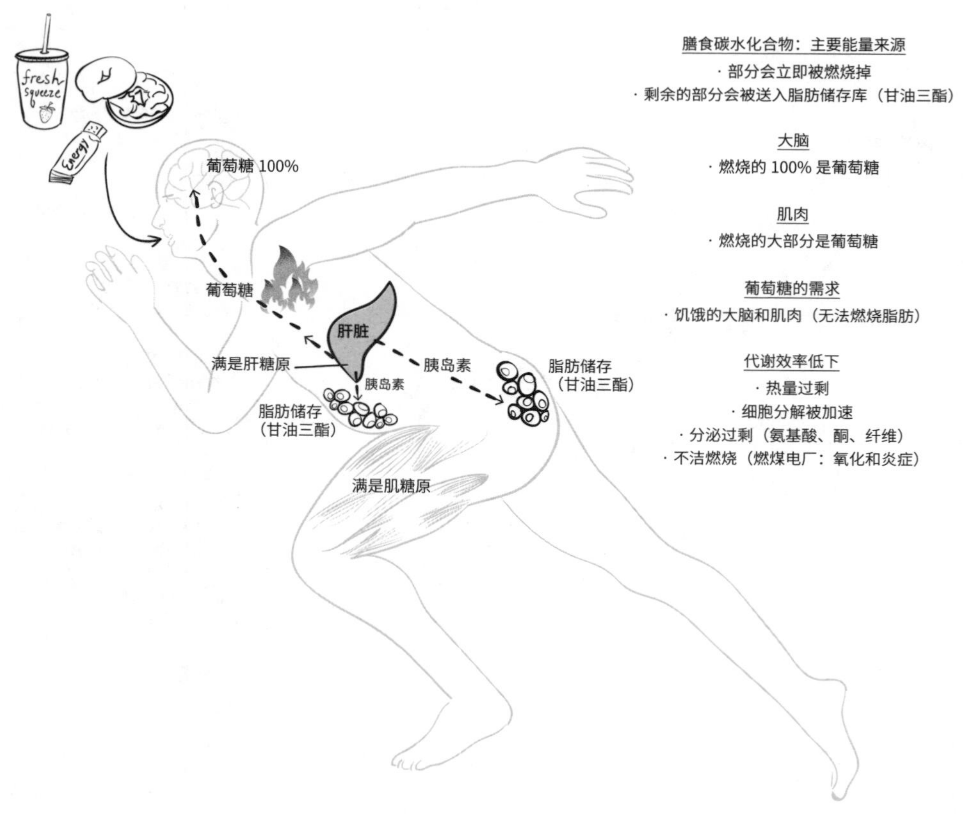

考虑把鱼和动物产品（蛋、芝士）放进你的膳食中，以此增加营养密度，确保你获取了足够多的具有高度生物可利用性的蛋白质及其他重要营养物质，比如维生素 A、维生素 K_2 和胆碱，这些都是植物性食品里没有的。举个例子，一个纯素食主义者必须食用富含 β-胡萝卜素（一种源自植物的维生素 A 的前体）的食物，然后在体内进行复杂的生化反应链，将其转化为维生素 A 的完全形成态——视黄醇。保罗·萨拉迪诺博士引用了一份研究报告并阐述道，21 个单位的 β-胡萝卜素才相当于 1 个单位的视黄醇所带来的生物学价值。要想与一份"维生素 A 之王"牛肝相提并论，得吃多少胡萝卜和红薯啊。第二，作为一个素食主义者或纯素主义者，你每天摄入的热量有很大一部分来自碳水化合物，所以你需要确保从橄榄、椰子、牛油果和它们的衍生油中获取到足够的脂肪。第三，确保精制谷物和糖不会增加你本就已经大量摄入的碳水化合物的量。

除了逻辑方面的原因，科学现已表明，对于采取某种特定的限制性饮食能否让人们实现自如生长的问题，基因有着巨大影响。丹妮斯·明厄是一名生食素食主义者，因其同名博客对流行饮食趋势的深入研究和经常性批判，而受到称赞。明厄描述了许多基因特征，这些特征使得植物性饮食对人而言赫然成了一种挑战（对健康只有 100% 损害的不在讨论范围）。例如，缺乏营养或 *BCMO1* 基因的常见突变，会妨碍植物性食品中维生素 A 的转化，这一转化本就很难。据估计，有 45% 的人是 β-胡萝卜素的"低反应者"。其他研究则发现，*PEMT* 基因的突变会导致胆碱缺乏症。肠道中特定细菌在遗传或生活方式上的相关缺陷，会抑制你在维生素 K_2 上的合成。如果你体内那被热议的淀粉酶编码基因 *AMY1* 的拷贝量相对较少，那么比起别人来说，你所摄入的淀粉更有可能以脂肪的形式被储存起来，而不是被代谢掉。

这场争论的另一方，动物性重度饮食的批评者们引用研究并指出，某些基因型对膳食性饱和脂肪摄入量的增加，会出现不太好的反应。但通过增加单不饱和脂肪的摄入，如椰子制品、橄榄、橄榄油和牛油果，并减少培根和黄油的摄入，就能很轻松地规避掉过多的动物脂肪。

除了你自己特定的饮食方式之外，我们都需要拓宽自己的视野，减少用餐频率。在冯子新医生所著的《肥胖代码》一书中，他着重强调，在减肥、胰岛素控制和疾病预防方面，用餐的频率和选择的食物享有同等重要的地位。在《脂肪燃烧修复》里，沙纳汉博士解释道，主要的饥饿激素“胃饥饿素”的分泌与昼夜节律密切相关。如果你习惯于每天早上吃一顿丰盛的早餐，那么当你早晨醒来时，你就会感觉到饥饿。如果你喜欢下午 2 点离开办公室，去街角市场买根香蕉或能量棒，那么每天下午 2 点胃饥饿素肯定会飙升。你可能在自家宠物身上也注意到过这一现象。每天下午 5 点，我的黄金贵宾犬就会准时走进我的办公室，开始戏精式地呜咽——它对时间的估计真的非常准确！

如果你对远离零食这一文化支柱感到有些不安的话，你得意识到一点：当你依赖于碳水化合物的时候，零食就成了这局棋的一部分，因为当你的血糖下降、饥饿激素激增时，你便需要补充能量。一旦你的注意力减退，胃部因为胃饥饿素而开始咕噜咕噜叫，此时不管你从书中读到了何等严苛的说教，你都还是会去街角市场买上一份你最喜欢的零食。随着代谢灵活性的提升，你可以尝试把热量的摄入控制在用餐时段里。想吃多少就吃多少，让每一餐饭都被满足和幸福填满；不要让自己因热量限制或热量计算而烦忧。

如果你发现自己想吃下午茶了，很有可能是你的大脑想从需要维持注意力的任务中解脱出来一下。不要去喝含糖的咖啡或者吃高碳水化合物“能量棒”，你应该选择做一些让人精力充沛的活动，比如散步、瑜伽，或者一些简单的高强度运动。你很快将会发现，当用餐频率减少以后，你的大脑和身体运转得更好了，并且你可以在一个完全不同的饮食模式下怡然自得，而这个新的饮食模式与你几乎遵守了一辈子的碳水化合物依赖模式截然不同。一旦你不再妨碍自己前行的道路，那么经进化磨砺出的伟大机制就能占据“舞台中央”。也就是说，你要摆脱对“食物即燃料”的迷恋，比起间歇性禁食应该更看重间歇性进食的重要性，并学会享受“饿了才吃第一顿饭”这件事，以此提高新陈代谢的灵活性。

要摆脱对“食物即燃料”的迷恋，比起间歇性禁食应该更看重间歇性进食的重要性。

限时进食法

限时进食法是一个很流行的新概念，它指的是你应该在特定时间段里完成热量的摄入，在此时间段以外必须禁食。在这个领域里有一个名为“16-8”的策略受到了广泛推荐，意即禁食 16 小时，然后在接下来的 8 小时内吃完所有的餐食。例如，晚上 8 点吃完晚餐，直到第二天中午 12 点再吃早餐。一天中的第一顿饭开启了进食窗口，而这个窗口会在晚上 8 点关闭，你可以在接下来的每天、每周、每月重复这一循环。当然，因为社交聚会和一些特殊场合，可能会出现一些例外。不过需要注意的是，在被压缩的时间段内吃完所有的餐食，并不意味着你可以在这些时间里不加选择地吃吃吃。我们的目标是在特定的窗口时间里最多只吃两顿饭，且不吃零食。

一篇发表在 2019 年《新英格兰医学期刊》上的题为“间歇性禁食对健康、衰老和疾病的影响”的研究引用的一处关键性引文，来自该研究作者拉斐尔 · 德 · 卡波博士和马克 · 马特森博士，内容为“越来越多的证据表明，6 小时进食和 18 小时禁食可以触发新陈代谢从葡萄糖基转换到酮基，增加抗压能力，延长寿命，降低癌症和肥胖等疾病的发病率”。

你可能需要花点时间才能适应 16-8 的节奏，建立起一天两顿饭的代谢灵活性，这是一个宏伟的长期目标。一旦你在 8 小时的窗口期里觉得很自如很舒服了，那么在追求进一步的身体成分、抗衰老和疾病预防方面的目标时，你可以试试 18-6、20-4 策略，甚至 24 小时禁食策略。在第七章里我会接着谈论这些。

有一个你可以立马执行的目标，是限制你的消化功能每天工作时长不超过 12 个小时。人们的消化系统是与昼夜节律高度协同的。消化激素和酶最适应于在白天进食，而你的消化系统需要休息，就像你的身体通常也需要睡眠一样。“消化昼夜节律”的概念经由萨钦 · 潘达博士得到了普及推广，他是加利福尼亚州拉荷亚市索尔克生物研究所的研究教授，著有《昼夜节律密码》一书。潘达博士认为，践行限时进食法有助于优化脂肪代谢、提升胰岛素敏感性、线粒体功能、免疫功能、肠道微生物多样性、炎症控制和疾病防护。

除了睡眠和饮食节律，越来越多的研究（包括三位获得 2017 年诺贝尔生理学或医学奖的美国人的研究）揭示了一个惊人的发现：人体的每一个器官和系统都在根据它们自己的那套生物钟运转着。为了让人体每晚都能进行一个全面、系统性的恢复，我们需要在天黑后让所有的认知、身体和器官功能都同步放松下来。也就是说，我们要避免在就寝的前几小时里做激烈的运动、吃大餐，以及其他具有高刺激性的活动。如果你消化系统的工作负荷超过一天 12 小时，或者天黑后你还摄入了大量热量，那你就是在自找麻烦。然而不妙的是，潘达博士用一个智能手机应用做了一项覆盖几千名食客的研究，结果显示普通人每天有 15 个小时的进食窗口时间——几乎是一个人醒着的全部时间！此外，数十项研究表明，天黑后我们的胰岛素抵抗程度会高很多，这意味着在晚上，热量更有可能以脂肪的形式被储存起来。

在潘达博士 2012 年一项备受瞩目的小鼠研究中，两组小鼠摄入的热量数相当，但其中有一组可以持续接触到食物，另一组则只有 8 小时的食物接触窗口期。相比于进食时间有限的对照组，无禁食时间限制的小鼠后来生病的生病，变胖的变胖。美国伯明翰市阿拉巴马大学营养学教授考特尼·彼得森博士在针对前驱糖尿病男性患者的实验中重复了这个实验主题，而且还得到了相似的结果。把每日进食窗口时间从 12 小时缩短到 6 小时，可以降低受试者的血压、胰岛素水平、食欲和氧化应激状态。到了晚上，他们不会那么饿，脂肪燃烧的速度也加快了。

限时进食与其他方式做比较时的一个重要区别是，当你摄入任何外源性物质（需要你的消化系统参与代谢）时，即使它不含热量，你体内的消化时钟也会开始转动。也就是说，黑咖啡、草本茶、维生素片，除了白开水以外的几乎所有东西都会启动消化系统。有趣的是，还有研究表明，早上先打开消化时钟，这有助于让你变得清醒、精力充沛，就像锻炼健身过一样。想要两全其美的话，你可以在醒来后喝些咖啡或茶，然后禁食到饿了的时候再吃。生物同源性激素疗法专家兼《肾上腺素优势》一书的作者迈克尔·普拉特博士说，如果你正处在禁食中，他建议你早上吞一勺中链甘油三酯油（又名 MCT 油，是一种很受欢迎的营养补充剂，在健康食品商店或网上都能买到）。它有助于刺激酮的产生，并为大脑提供能量，从而防止那些易受酮类物质影响的人出现战逃反应，这些人包括热量燃烧水平很高的运动员（特别是 40+ 年龄组的运动员）、有甲状腺或肾上腺问题的人、试图减去更多脂肪的身体成分健康的女性，以及因为禁食而出现压力过大倾向的人。

说实话，我会在早上的咖啡里加一点奶油和一小撮糖，然后禁食到下午 1 点左右，再吃我的西森大沙拉（见 280 页）。嘘，别告诉禁食“纪检委”！当你试图克服时差、适应新时区，或者如果你早晨感到精力不足、难以保持

16-8 进食模式

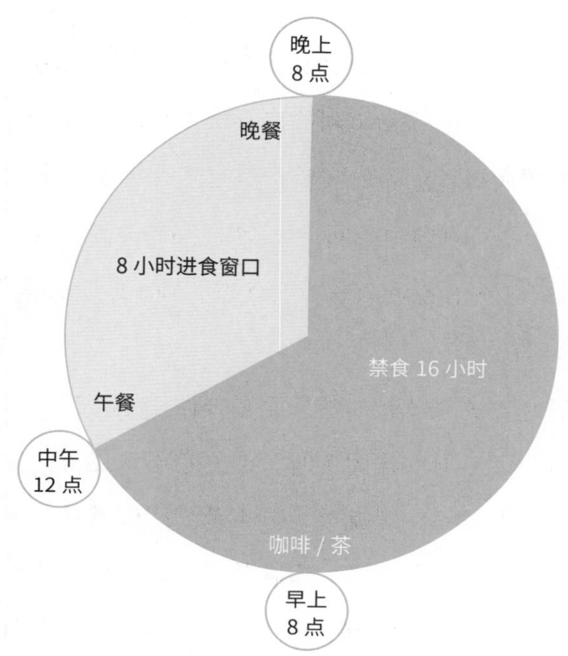

清醒时，那么“醒后即激活消化时钟”就很有用了。在启动消化功能的同时，你可以到户外活动活动身体，让眼睛晒晒阳光。这些合在一起后，可以让你的状态保持在线，度过高效的一天。

当我第一次接触到“限时进食”时，我就被难倒了，因为我之前都是早上 7 点喝咖啡，晚上很晚才吃晚餐，晚上 7 点以后还会边看电视边吃黑巧克力的日子。即使你每天尽职尽责地在 8 小时甚至 6 小时的窗口期内吃完午餐和晚餐，如果你不够警惕的话，还是有可能会超过 12 小时的最大限度。当然，如果你绝大多数热量都是在一个狭窄的窗口期里摄入的，这个问题就没什么大不了的——我用的办法就是调整行动方式（你也可以），但你还是要稍微注意一下它，避免吃饭的时间太过接近于截止时间。

“一日两餐”日志

间歇性进食：通往健康最快的方法

1. 代谢灵活性。对你过去几个月的用餐和吃零食的习惯，以及你目前感知到的代谢灵活性的状态进行描述。形容一下能让你在禁食和限时进食上变得更内行的长期策略。描述影响了你的用餐时间的生活方式和环境，比如锻炼模式、工作和家庭责任。
2. 禁食。在接下来的一周里，记录你每天禁食的时长，和你每天消化功能运转的时间。描述你在早晨时段里做的运动和活动项目。评价你在第一顿饭之前的认知功能、情绪、精力和食欲水平。

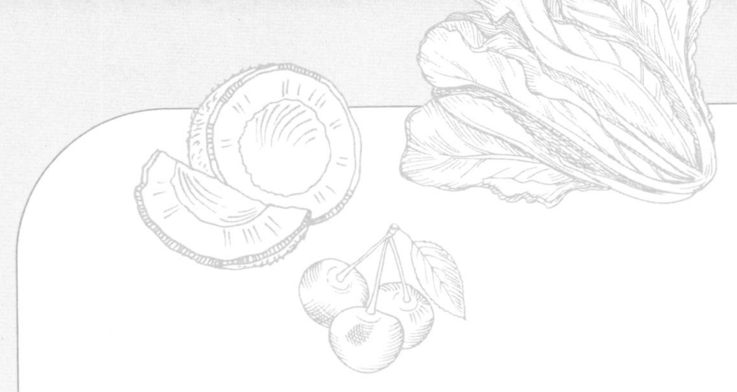

Chapter

Four

理解健康生活是什么，才能活出健康

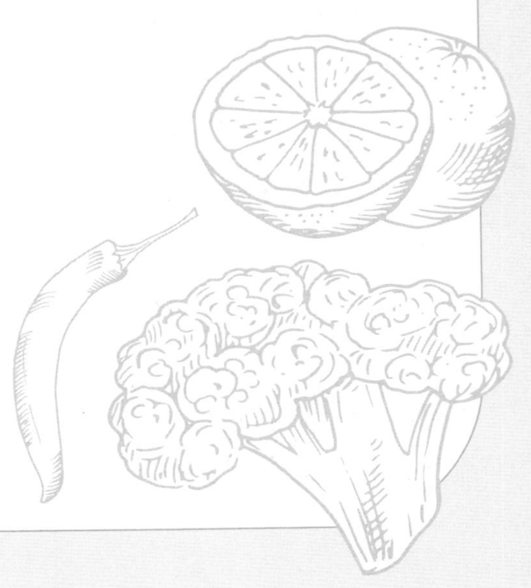

在过去十年里，我与成千上万热心的健康爱好者们进行了网络和面对面交流，我发现了一个显而易见但常被忽略的问题，就是这个问题反复招致痛苦和失败：潜意识层面的童年程序带来的有害性、操纵性营销信息，不健康的文化影响，以及在实施并维持健康饮食和日常锻炼上的接连不断的失败，都会导致有缺漏的心态和行为模式。在第一章里，我就劝你不要吃加工食品。在本章我不仅会继续这个主题，还得清除那些阻碍你前进的自限性想法和行为模式。是时候摆脱困境了！这一章将帮助你理解健康饮食和生活的“是什么”“为什么”“怎么样”；帮助你按照既定目标行事，并且在充分负责任的情况下做出有控制权的、有意识的选择。

形成自我认知

为了真正实现新陈代谢的灵活性，你必须对以下几方面形成深刻的理解，即健康饮食的实践层面、有缺漏的潜意识程序、自限性思想和行为模式，这些都是阻碍你前进的因素。在阅读过饮食转变期内最佳食物选择的相关信息后，我希望你现在已经能高度适应这些最应该出现在你家食品储藏室和餐盘里的食物了。“一日两餐”能够直接体现这一策略的精髓。我经常开玩笑说我可以用一页纸告诉你成功实现健康饮食所需要的一切。另外，我的书和网站上有额外的信息可以启发、娱乐并加深你对特定主题的认知。我的电梯广告词会是：“放弃精制糖、精制谷物和精炼种子油；少吃正餐和零食；多动、多睡，活出精彩！”然而，坚持健康生活的大原则说起来容易做起来难。若这个原则在你脑中植根太深，还可能深到切断你与内心和直觉之间的关联。所以，在你探索饮食优化的个中细微差别、制作个性化饮食计划之前，很重要的一件事是要做出一个简单、可持续的承诺，承诺放弃加工食品，注重健康，享用营养丰富的先祖食物，尊重你体内自然的食欲和饱腹信号。

许下承诺是第一步，接下来就是调配资源来支持这个目标了。仔细审视你的信念和态度是很有用的，就像清理食物储存柜，为新买的健康食物腾地方一样。这不仅关乎食物和饮食习惯，也关乎你是否有能力专注于长期目标、抗住舒适放纵的现代生活所带来的潜在干扰和消遣，这些都会让你偏离正轨。

找出你在预设程序、信念和行为上存在的缺漏是一项很难的任务，因为大多数人的自我形象都存在消极的倾向。我们经常会因为社交媒体或者不健康的关系动态而屈服于错失恐惧心理（FOMO）；吃东西成了获得情绪慰藉的一种方式，或者无所事事就开始吃零食。养成这些习惯或者感知出现问题，就是因为它们是从潜意识里生发的。许多大规模膳食研究发现，受试者很难想起来自己都吃了些什么，还会严重少报热量摄入量（平均少报 30%！），夸大自己在健康食品上的消费量，而且还平均多报 50% 的运动量！你可以诚实地对自己存在的“问题”做一个统计梳理，这样才能在意识层面注意到它们，对其做一些宏大且持续的程序重调。这一过程可能涉及培养一种识别自我批判式思想的能力，并用肯定的态度取代它；也有可能涉及识别自己是否存在一些不好的行为习惯，比如吃东西速度太快，那你就需要在那餐饭剩下的每一口里刻意每口嚼 20 下。

当你学会了控制自己思想和生理上的各种技巧时，你的进阶之路就能加速。这些技巧都在第四章里了。譬如，学会通过有意识的呼吸技巧，来克服面对冷水时的战逃反应，这能帮你变得更有弹性，以应对忙碌的日子里所有其他形式的压力、分心、情绪引爆和自限性想法。随着你在生活各个方面的掌控感和自我意识的增强，你最终会具备一种回击能力，去回击造成了这些情绪反应和自我破坏的原因，这些原因有意识层面的（比如吃太多冰淇淋是因为你的饮食法不管用），也有潜意识层面的（比如吃东西不是因为饿了而是为了情感慰藉）。

也许在面对饮食和减肥失败时，你首先应该做出的调整，是认清遵守传统的“热量摄入－消耗”方法来减肥，是会对心理造成有害影响的。可能你会因为反复失利就给自己贴上令人失望的标签。你以为“卡路里的摄入和消耗”只是一个简单的数学问题，但实际上，这是一个与激素有关的问题。减肥尝试以失败告终后，数以百万计的人都经历了泄气、懒惰和散漫，对于这部分人来说，有一点需要达成共识：这并不是你们的错。《好热量，坏热量》《我们为什么会发胖？》《不吃糖的理由》三本畅销书的作者、全球顶尖饮食研究者之一的加里·陶布斯是这样解释的：“暴饮暴食和懒惰不是肥胖的原因，而是症状。”

他的意思是，高碳水化合物饮食会让人的能量水平快速激增，接着胰岛素会涌入血液之中，以清除多余的葡萄糖。由此造成的葡萄糖的突然下降，则会导致你的身体缺乏能量——一场糖分崩溃开始了。诚然，你的脂肪里储存着丰富的能量，但由于胰岛素水平的升高，你无法从脂肪中获取能量。血液里没有了充足的能量参与循环，你就没有足够的精力进行锻炼。此时，因为你的身体急需能量，你体内的食欲激素就会上升，然后这一整天里，你体内的葡萄糖和胰岛素含量都会像不断坐着过山车一样。

高胰岛素血症还会阻碍“瘦素”这种关键性饱腹感和脂肪储存激素的信号的传导能力。瘦素会告诉你什么时候吃饱了，以及你在燃烧脂肪还是储存脂肪。控制之所以成为最深层次人类基因驱动力的最重要因素，是因为要“适于生殖”。瘦素信号传导被破坏以后，人们会更容易出现吃得过量、将多余热量储存为脂肪的情况。再跟我重复一遍：多余的身体脂肪是高胰岛素血症导致的激素功能障碍的结果，而不是因为缺少毅力或自制力。当你尝试用摆脱加工碳水化合物、减少用餐次数的方式来降低胰岛素水平时，你的身体会自然而然地优化食欲和饱腹激素状况，这样你就不会吃得太多或发胖。

多余的身体脂肪是高胰岛素血症导致的激素功能障碍的结果，而不是因为缺少毅力或自制力。

虽然这件事不是通过限制热量或燃烧掉额外热量来平衡那个算式，而是由胰岛素左右，但最终责任仍然在你自己。了解胰岛素机制能让你对“什么支撑了健康和理想的身体成分”和“什么阻碍了它们的达成”形成全面的理解。你得躲避有缺漏的科学和营销炒作的持续攻击，因为二者正试图把你推回到错误的“热量摄入－消耗”概念里，从而推销它们那套非常严苛的饮食和健身计划。但这些计划最终会走向失败，让你自觉懒惰、无纪律，每每当你用上存在漏洞的新计划，你就会再次跌入这个循环。相反，你可以在任何你想要的时间里用禁食代替进食，并吃一系列低胰岛素分泌的食物来获得亮眼的进步。你大可以放心一点——重回健康不需要经历痛苦、折磨和牺牲，只需要与你的人类健康遗传倾向做出一致的选择。放轻松，你可以尽情地吃（是吃真正的食物），挖掘出你塑造崭新身体的潜力吧！

不要过分苛责自己，并对生活保持感恩之心

明白了错不在你之后，你就能全然原谅自己过去的错误和失败了，无论

这些错误和失败，是出现在饮食、减肥还是健身上，抑或其他你个人的成长抱负上。无论你现在所处的位置在哪，这都是你向着成长和转变进发的一个完全可行的起点。“自我关怀”需要你从自己的意识中，清除掉哪怕最微小的内疚和自怜的痕迹。很快你会读到关于转变的知识，而且有一点——在日记中记录对自己同情和宽恕是很有效的。如果你无法从纠缠不休的负罪感中逃离出来，那么你应该清醒地意识到，负罪感给你提供了一个借口，让你可以陷在负罪感中，并让产生内疚感的行为永久化。你的负罪感其实是一种自我的保护机制，让你可以不用面对“破坏行为目标的是你自己”的现实。想象一下正处于严格节食状态的你，极度虚弱的身体让你不得不脱离了节食的轨道，吃下一块新鲜出炉的饼干。事后，内疚、羞愧和自责轮番侵袭。这些情绪实际上可以保护你脆弱的自我，你就不会觉得自己是个又懒惰又散漫的废柴了——废柴到节食时连块饼干都拒绝不了。内疚的感觉“证明”你是一个有决心、自律的成功人士，所以根据你的那套高标准，你这次犯的是一个非常不寻常的错误，需要使劲自责自己。

你觉察到其中功能失调的部分了吗？如果你怀着消极的、自我挫败的心态，那么你更有可能掉入深渊，吃完饼干还需要吃下整整一大杯冰淇淋才能得到安慰。冰淇淋让你产生的内疚、羞愧和懊悔，证明了你并不懒惰，也并不是缺乏意志力的人。你只是一个再次违背了你光辉声誉和崇高意图的人而已。每当闻到新口味饼干的味道时，这一循环就会重复出现——导致愧疚和内疚，而非同情和感恩。

当你犯拖延症的时候，内疚也可以发挥作用。打个比方，你奶奶住在养老院，她可能很期待收到你的手写信。你明明知道她每天都怀着期待去检查自己的信箱，但你最近实在太忙，没时间写，因此你感到非常内疚。正是因为你对自己的拖延感到内疚，所以很明显你并不是一个自私的、不关心长辈的小辈。你的内疚保护了你脆弱的自我，让你得以继续把奶奶晾在一边。诚然，内疚也可以转化为动力，但这里的例子表明，通过补偿性心理训练，人们很容易就会重蹈覆辙，赖在那里不动了。

我倒不是建议你必须压抑自己的情绪反应，或者在每次搞砸事情的时候给自己发一张免死金牌。畅销书《深夜加油站遇见苏格拉底》的作者丹·米尔曼建议说，我们对待情绪应该像我们对待天气那样。当你经历情绪的倾盆大雨时，你应该积极采取一切形式来应对，因为倾盆大雨不该被忽视或合理化。然而，你知道这场雨总会过去，你的生活也会继续。诚实地接纳你的负面情绪，对自己的错误保有同情心，并把所有生活经历都当作个人成长的机会吧。当你陷入悲观主义当中挣扎时，培养感恩之心是成功的一条途径。要知道，不管你感觉多糟糕，它本来还可能更糟糕！通过磨炼在需要时唤醒感激之情（不是随叫随到的内疚之情哦）的技能，你可以打开一扇通往健康之地的门，这样的话，万一生活没有按计划进行，你也不必觉得自己是个受害者。正如我妻子卡丽喜欢说和写在厨房信息板上的一句话：我们的想法才是痛苦的根源，而非发生在我们身上的事。若你觉得这听起来有点老套，那我要告诉你，有可信的研究表明，仅仅是形成一种感恩的想法，就能启动遗传信号，影响全身上下的细胞功能，继而降低应激激素，让人放松。

心怀感激是一种美妙的体验，而写日记更能将你的大脑重新导向幸福和满足感的方向。和感恩相关的记录条目里，可能海纳百川什么都有。某天，你可能会充满诗意地描述活着、呼吸着，是件多么快乐的事情；第二天你可能又会感激你拥有了一台新的家庭健身器材。即使你只能抽出 10 秒钟来写一段简短的话，你也要坚持每天写一篇感恩日记。

当你把感恩作为一种日常练习时，你获得幸福的能力增加了；还能更好地控制愤怒、嫉妒、沮丧、后悔等情绪；减少攻击性；提高同理心；甚至还能让自己睡得更香。加州大学戴维斯分校心理学教授罗伯特·埃蒙斯博士，著有《感恩真的有用！》，同时也被公认为全球领先的感恩领域的科学家，他提供了各种各样的建议，帮助人们培养有益的感恩实践。第一，如我在介绍部分提到的，手写日志可以让效果最大化。第二，不管现在发生了什么，你可以试着回忆一下情况更糟糕的时刻，并为现在的好生活感恩。第三，在你的周围放置一些视觉提示，比如一张写有励志短句的便利贴，或者摆在桌上提醒你退休还有一年的沙漏。第四，不断“装”，“装”到成功为止。如果你度过了艰难的一天，不妨走出门，微笑着说谢谢，做一些善举。这些行为会激发感恩激素，照亮你一整天。最后，让生活保持新鲜和刺激感，这样你就能培养出对新冒险和新环境的感恩之情了。

潜意识会影响你的生理机能

布鲁斯·利普顿博士是《信念的力量》的作者，因其在干细胞生物学方面的突破性研究而闻名，他揭示了心理和精神对日常细胞功能的影响。虽然食物、运动、药物等环境因素对细胞功能的影响显而易见，但量子生物学证明了我们的思想也可以影响细胞功能。回想一下当你接到一个带来好消息的电话时，你有什么感觉，你肯定立马变得快乐、精力充沛。一旦传来的是坏消息，你马上会由晴转阴，变得沮丧、疲惫。利普顿是这样描述你的身体内部对这些经历的反应的：位于细胞膜上的感知开关会解读你或积极或消极的想法，并且触发情绪提升激素（如血清素）或应激激素（如皮质醇）的产生。

> 我们的思想也可以影响细胞功能。

巅峰表现大师托尼 · 罗宾斯倡导一种名为“启动”的练习，包含呼吸、想象、感激和放松训练，旨在把潜意识重新编程为“爱、激情和成功”。这种性质的冥想练习已经得到科学强有力的验证，并被证明是非常有效的。想想有“冰人”之称的荷兰极限运动员维姆 · 霍夫的惊人壮举。通过有意识的过度通气，来进行特殊的呼吸练习，他因此超越程序化的人体生理学限制，展现了超人的耐寒和耐力。他目前已经创造了二十多项吉尼斯世界纪录，包括脖子及以下浸没在冰里长达 1 小时 53 分钟，以及只穿短裤和鞋子爬上珠穆朗玛峰 23 600 英尺（约 7193 米）的高度。

或许最值得注意的是，霍夫能够快速训练新手使用他的那套呼吸法，来完成类似的壮举。2016 年，他带领着 26 名普通登山者在 48 小时内登顶了乞力马扎罗山（5895 米）。这个耗时比起一般登顶用时来说非常短，当然这是得益于霍夫的呼吸训练，整个团队得以省去通常属于强制性的适应海拔上升的时间。在攀爬时，这支队伍里有近一半的人只身着短裤，抗住了零下 4 华氏度（零下 20 摄氏度）的气温。霍夫的成功向我们证明了，当我们遇到冷水、冷空气或高海拔等压力因素时，有意识的思维能够压倒由基因决定的战逃反应。

“有意识的行为诸如‘启动’和‘有意识的呼吸’可以影响你的生理”，这是一个很深刻的认知，可以将它运用到你生活中的所有领域。当你掌握了用冥想、呼吸，或者仅仅通过思考就能进入爱与感恩的默认状态时，你就成了自己情绪的主人，这样有利于健康和长寿。实际上，你可以让你的细胞按照更新与再生的方向做程序设置。相比之下，如果你不努力控制自己的思想、呼吸或情绪反应，你的细胞就会反复进入“战斗或逃跑”模式来熬过这一天。

利普顿博士证实了这一概念，他解释道，我们的细胞有三种感知类型：生长反应、中性反应和保护反应。他认为，爱是最强有力的成长反应的触发点，它能带来健康和长寿；而恐惧是保护反应的最有力触发点，“战斗或逃跑”生存模式的本质就是保护反应。有趣的是，下丘脑－脑垂体－肾上腺轴（HPA 轴）在体内负责执行生长和保护反应。细胞无法处理多重任务，它们要么处于生长模式，要么处于保护模式，要么处于“聆听电梯音乐”的模式——这是利普顿博士对于中性刺激的描述。当一个具有威胁性的环境刺激击中下丘脑（大脑中负责各种激素和代谢功能的控制塔）时，它会向脑垂体（协调数亿万细胞活动的主腺体）发出信号，以启动保护性的战逃反应。脑垂体再向肾上腺发出信号，让应激激素冲入血液中。这样才得以进入以消耗免疫保护和寿命为直接代价的战斗模式。

这种保护反应可能发生在交通堵塞时，与所爱之人争吵时，或者在工作中收到老板的批评意见时。当你把这种事说给朋友或知己听时，你可能会在他们的认可中，进一步强化保护反应。然而利普顿博士和其他学者（包括身心畅销书作者、医学博士迪帕克·乔布拉）的研究传递出的核心信息就是，你具备一种向自己的感知开关发送不同信息的能力。交通堵塞也可以是一个放松呼吸，开免提跟远方爱人聊聊天的好机会。和你的伴侣吵架又如何呢？作家大卫·戴达在他的书《高级男人手册》给出了一些建议。激烈的情感交流是“融入女人辐射出的女性能量”的大好机会，同时也是让她沐浴在爱和幽默中的好机会。戴达的观点可以让我们得出结论：只有一个没那么强大的人才会用保护反应作为自己的回应。

利普顿博士认为，即使一个人活到 35 岁，他的思想和行动中，有 95% 都来源于婴儿期到 7 岁这段时期的潜意识里的习惯性程序，是记忆行为、情绪反应、思想和感知的结合。作为孩子的我们，就像是海绵，以开放和接纳的态度吸收着环境影响，而这些最终会塑造出我们终生的思想和行为模式。不幸的是，对许多人来说，有些或者说大部分儿童时期的潜意识的编程过程都不是积极或有益的。比方说一名老师批评了一个孩子戏弄玩伴的行为，那么这段经历就会根植在他的潜意识里，并在接下来的几十年里表露为消极的自我对话和自我破坏。对大脑的研究表明，我们潜意识里的想法是极度重复的（今天的想法里有 98% 与昨天一致），而且大部分是负面的（80%）。

这意味着生活中任何方面的改变，包括从改掉坏习惯到形成新的自我形象，都需要与潜意识脱钩，然后进入到一种自觉意识的状态。打个比方，如果你吃饭速度太快，那么你可以尝试调整这个习惯，每吃一口食物都有意识地嚼 20 下。利普顿博士描述了两种主要的对潜意识进行重新编程的方法，一个是习惯化（重复期望的行为，直到它们成为习惯），一个是催眠（在有经验的治疗师的指导下，出于修改程序的目的，进入孩提时代的海绵思维模式）。“一日两餐 12 天挑战计划”（见第 212 页）留下的任务，就是要帮你识别出有缺漏的思维和行为，并培养你控制自己的心理和生理的能力。

寻求健康的行动计划

本章的核心是识别出特定的自限性想法和信念，以及你需要加以纠正的有缺漏的行为模式。如果你愿意，可以立即启动这方面的工作，在 12 天挑战计划期间，你将被给到这方面的具体任务。你可能很快就会产生各种各样的疑问。下面我列出了一些人们在寻求健康和饮食改变时，最常遇到的困难作为参考和启发。

- **彻底根除“三巨头”。**在你试图改变不好的行为时，市场营销的势力和文化传统总会跟你作对。虽然糖果、点心和治愈系食物的诱惑力的确有一部分来自它们强烈的味道，但铺天盖地的广告和文化影响，将这些放纵性的食物与庆祝活动、美好回忆联系了起来，对你造成了冲击。对抗这股力量的最好办法，就是彻底根除它们，这样你就不必再浪费任何精力去决定要不要吃或用意志力去抵抗这些“旧爱”的诱惑。飞机上，当有人拿着一袋花生在花生严重过敏的人面前晃来晃去时，他会礼貌地拒绝吃。无需思考、不存在诱惑或 FOMO 心理，因为痛苦的确定性，远远超过了吃零食所能带来的乐趣。所以说，从一开始就采取“这些食物都是我的禁区”的心态，是通往成功最简单的方法。

- **自我形象。**我们受到了来自广告和社交媒体评论的狂轰滥炸，它们的目的就是挑起恐惧、不安和绝望，以此来吸引我们的注意力提高产品的销量。所以，重要的是我们要逃离那个被模特、健身偶像和推销商粉饰过的世界，转而把注意力放在同情和感恩上。虽然关于身体正向运动还有一些争议和误解，但我们达成了共识，即处在感恩状态下的你，能够追求目标和梦想，通过改善整体的健康状态，让自己看起来更好、感觉更舒适。
- **进食环境。**自主神经系统的两个分支是交感神经（主导“战斗或逃跑”）和副交感神经（主导“休息和消化”）。所以，给你吃下去的每一口食物创造一个平静、安静、放松、愉悦的环境，是非常重要的。还有就是以舒服的速度进食，每口至少咀嚼 20 次，好让唾液酶在消化过程中发挥它们的重要作用。如果你是在一个高度刺激性的环境中进食，比如一边开着车一边吃，或者在办公桌前工作时，甚至是看电视时进食，都会损害健康的消化功能，还有可能会让你回归暴饮暴食和无目的地吃零食的坏习惯。当你成功提高了代谢灵活性，进入到一日两餐的状态后，你自然会更加珍惜“吃”这件事，还会把它视为人生最大的乐趣之一。进餐时的那一点点饿的感觉，将推着你去优化进食环境和进食节奏。
- **正念。**除了在放松、愉悦的环境下吃饭，除了避免吃零食对胰岛素产生影响外，我们还需要努力把全部注意力和意识都集中在吃下去的每一口食物上。一边吃饭一边看电视固然很放松，但至少请你在短期内努努力，把吃饭变成一种冥想练习，把吃饭作为一种社交联系，但是你需要排除所有其他的潜在干扰，这样你才能集中精力享受食物。

你之前可能读到过各种各样关于养成一个新习惯需要多久的说法，最普遍的说法是需要 21 天、30 天、6 周。但事实是，尽管我们对人类行为进行了一个多世纪的广泛研究，目前还是没有得到一个确切的答案。压力水平、目标难度，以及自身的个性类型和态度，让你不可能精确地找到一个理论上的终点线，好让你到了那条线就能一身轻松地切换到自动驾驶模式。譬如说，如果你仅因为某些你不喜欢的事情对你有好处，而去试着养成新的习惯，那么长远来看你可能会失败。同样的道理也适用于当你试图养成一些你其实并不认为重要的习惯的时候。我们可能会因某些行为而与伴侣发生冲突，像是牙膏从中间部分开始挤、把脏碟子留在水槽里不洗、离开房间不关灯，因为这些行为对你来说可能不重要，但对你的伴侣可能很重要，它们在你的潜意识里根深蒂固以至于你根本没意识到你这样做了，而你的伴侣可能会因此而被惹恼。

因此，成功养成习惯的要素包括以下几点。

- **重要性。**你越是重视某种习惯的培养，培养成功的概率就越大。如果你不擅长清理自己留在厨房的垃圾，但对你的伴侣来说这又是很重要的一件事，那么是时候改变你的做事方式了，你得重视它。畅销书作家兼婚姻专家约翰·戈特曼博士描述了关系发展的三个层次：首先是满足自己的需求，然后满足伴侣的需求，最后是让伴侣的需求成为你自己的需求。加把劲，把伴侣希望厨房保持清洁的愿望当成自己的事情来做！
- **意识。**根据定义，习惯的形成是有意识地、反复地以某种方式行事，直到它变成一种习惯。这意味着每当你做一件事情，都必须集中注意力，想想你在做什么。一张关于牙膏管的提醒便利贴，或者清扫厨房时哼唱的一首关于洗盘子的歌，都能帮助你进步，让你从 95% 的自动驾驶模式进入正念模式。

- **重复和忍耐。** 如果某天晚上你清洁完厨房水槽后就扬言自己已经完全不一样了的话，那么随着时间的推移，你最终可能还是会让自己和他人都失望。从事技术依赖型运动的运动员们比大多数人都了解的一点是，通过对潜意识进行重新编程来纠正技术缺陷、提高运动成绩是非常难的。头一天你可能还觉得自己进入状态了，一切尽在掌握，而下一次却又回到原地了。所以重要的是要明白，养成一种习惯需要我们一直认清重要性、有意识地去做，并且要重复和忍耐。潜意识的强大牵引力总是潜伏着，伺机阻拦你的进步。每天，我们都应该把这三个要素重申一遍，不要把行为上的任何进步视为理所当然。如果出现了退步，那么你应该拿起名为“同情”和“感恩”的美妙武器，争取下一次回到正轨上来。

禅宗有句话说：一事之行，即你一世之道。你越能把自己的指针从 95% 的潜意识行为模式拨动到有意识地觉察，你就越有可能实现长久的健康、幸福和满足。你在改变饮食上所做出的努力，将成为改变生活里其他方面的催化剂。正如我们从维姆 · 霍夫那学到的，仅仅是掌握呼吸法就能让初学者在短时间内完成超人般的壮举。

相信自己，发挥你的无限潜力

信念就是想象一个光明的未来，在那里你的身体和思想都得到转变。当你知道成功尽在掌握的时候，你会觉得自己充满力量：这其实就是做出与最佳基因表达相一致的选择、避开做出会损害健康的选择的问题。当你能够清晰识别出阻碍你前进的潜意识程序里的缺漏，在你培养出的同情与感恩的鼓舞下，那些之前阻碍你进步的否认、借口和责备都将烟消云散。随着意识的提高，你将能捕捉到一天中反射性出现的自毁式想法、陈述和行为，并将其重构成新的信念。最终你将拥抱有益的主张和行为，将其变为你的习惯。

领导力和绩效培训师、《势在必行的习惯》一书的作者戴夫·罗西建议，当你经历生活转型中不可避免的恐惧和焦虑时，你应该主动将自己的注意力导向你的价值观和愿景。举例来说，如果你因为减脂没有进展而感到沮丧，你应该不加评判地冷静承认这种沮丧。接下来，你应该把注意力放在选择健康的食物让你每天感觉变得有多好（价值观）上，并坚信长期下来会有好的结果（愿景）。

与那些忙碌的生活中满是挑战、局限和干扰，却做出了显著转变的真实生活中的人多多交流，从他们身上汲取灵感。接触社交圈中那些令你钦佩的致力于健康生活的人，寻求他们的支持和指导。也可以考虑聘请一位教练或培训师来获取一些个性化的关注。找一位朋友让他成为你的责任伙伴，即使你们不能经常在一起吃饭。翻阅 MarksDailyApple.com 上的“成功故事”专区，看看成千上万的令人惊叹的前后对比照片，了解这些恢复了健康、改变了身体之人的激昂故事。还记得我第一次见到《隐秘的瘟疫》的作者塔拉·格兰特时，她的体重高达 268 磅（约 122 千克），并患有一种严重的皮肤病，叫化脓性汗腺炎。除了化脓性汗腺炎外，她还患有各种需要处方药治疗的炎症和自身免疫性疾病，这些使得这位忙碌的母亲每天都很难捱。她在书里详细描述了一段令人惊叹的康复之旅，她总共减掉了 125 磅（约 57 千克），主要是通过转变饮食和树立充满希望的态度来实现。塔拉已经坚持了十年，而且现在仍在继续。至于她那被传统医学权威认定为“无法治愈”的需要用强效抗生素、消炎药和手术治疗的汗腺炎，目前处于长期缓解的状态。

想实现“相信自己并发挥无限潜力”的目标，需要在“同情和感恩你现在所处的情况”和“利用持续性的专注、纪律和动力来走得更远”之间，实现微妙的平衡。许多人都被一厢情愿的想法绊住，同时仍然抱着消极和自限性想法。而真正的信徒总能保有同情和感恩之心，不会被厌恶、怨恨和羞愧拖累，因为这些都会阻碍进步。

打破自限性想法需要努力，不仅是因为潜意识程序是嵌入式的，还因为我们早已被社会影响，相信负能量是一种有用的激励工具了。体育教练们因其为了胜利不惜一切代价而受人们赞誉；“直升机父母”[1]用有条件的赞扬和含蓄的批评，只能换回不真实的结果；精力充沛的教练缠着他们的会员，让他们训练更努力一点；社交媒体利用我们的不安全感，制造了 FOMO 心态。耻感和内疚会催促着你离开沙发，走进健身房，也可以让你连续几晚都远离冰箱。但与坚定的信念相比，耻感和内疚仅仅只能算是一种微不足道的动力。通常，在取得了暂时的成功之后，人们往往会出现以反叛和倒退为表现的反弹效应。如果你接纳自己本来的样子，接纳自我提升的这个过程，那么相应的，长期生活方式转变的成功概率就增加了。

我希望这些文本材料能让你的注意力集中，能激发你的灵感，能鼓舞你，但说实话，这确实是一个巨大的挑战，而且风险很高。程序、信念和行为模式上的缺漏已经成为你身体的一部分，以至于你自己都很难意识到你的思想在多大程度上控制了你的行为。正如写有《心灵鸡汤》系列的超级畅销书作家杰克·坎菲尔所建议的，“如果你正在找寻生活中的幸福感，……你需要控

1 译者注：指时刻掌控孩子一举一动，像直升机一样盘旋在孩子上空的父母。

制住你内心的批评家，把它变成一个充满鼓励、爱心和积极心态的教练”。住在内心里的批评家具有难以置信的破坏力；坎菲尔引用了一项研究并得出结论，我们每天与自己对话大概 5 万次，而其中 80% 的自言自语都是消极的。

在精神心理学中有一个普遍观念是，我们在生活中获得的财富与爱等同于我们的自我价值。心理学家盖伊·亨德里克斯在他的《大飞跃》一书中提出了一个令人信服的观点：我们生活的上限是“一个内在恒温设定，它决定了我们能享受多少爱、成功和创造力……。不幸的是，恒温器通常在孩童时代的早期就已经被设定好了，……一旦完成编程，我们的恒温设置就会阻拦我们享受本该属于我们的爱、财富和创造力。”

杰克·坎菲尔建议，若想把限制性想法转变为积极的，就要认清你想要改变的信念，认清它是如何限制你的，确定你想要成为什么样的人、做什么样的事、有什么样的感觉。然后准备一份“转变宣言”，肯定自己或允许自己以新的方式去存在、去行动、去感受。将这句话植入你的潜意识，每天重复几次，每次两三分钟，最少坚持 30 天。如果你认为这听起来很傻，而且行不通的话，那你是对的！因为你这种态度是绝对行不通的。如果你深信这肯定能行，深信你应该改变，深信你应该全身心投入到这个过程的话，那么你就会想办法证明自己是正确的。放手去做吧！

“一日两餐”日志

践行赢者心态和行为模式

1. **感恩日记。**先从振奋人心的部分开始，花 10~20 分钟描述一些当下让你觉得很感恩的生活环境。承诺你在一日两餐体验期间（包括最后的 12 天挑战计划）每天都写一条。
2. **自我认知。**描述一下本书是如何帮助你开悟，或如何让你产生挑战健康饮食和健康食物选择上的固有观念的。描述一下你获取的新知识会以何种方式影响你长期的饮食习惯。
3. **同情与感恩。**列出一些过去曾折磨你一段时间的错误或失败。下定决心翻篇，给自己一个全新的开始，换一种全新的心态。
4. **新的想法和行动。**列出过去曾对你的健康产生负面影响的所有自限性想法、信念或行为模式。描述你将如何从意识层面辨别出它们并当即采取纠正措施（例如，吃饭时咀嚼得更慢一些），以及你将如何通过重复和坚持将新的想法和行动维系下去。
5. **信念！**为你正在应对的挑战写下转变宣言。将它们写在索引卡或便利贴上，放置在显眼的地方以便日常反思。

Chapter

Five

帮你燃烧脂肪的生活方式

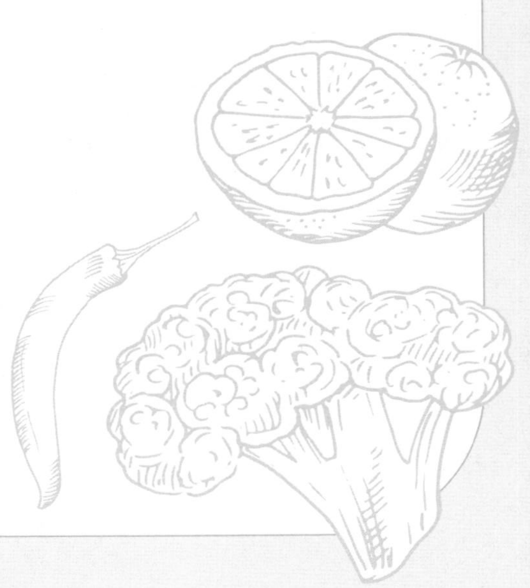

互补的生活方式练习，对于磨炼你在禁食和脂肪燃烧上的技能来说，是至关重要的。这一章将讨论你的夜间睡眠习惯，以及如何在运动压力、疲劳的工作日和面临潜在健康挑战的情况下，获得充足休息、恢复和全面“停机”的时间。你还将学习如何通过增加各种日常活动来达成关键性的燃脂目标，以及如何将简短、高强度的训练融入日常生活中去，加速全天候燃脂。

睡个好觉

良好的睡眠能让你的大脑和身体从紧张的现代生活中恢复活力。睡眠是健康生活方式的核心，也是其他所有健康实践的“发源地”。如果你存在睡眠不足的情况，那么你都不用费心去调整饮食习惯或微调锻炼计划了，因为不值得。现在健康睡眠所面临的最大挑战是，在太阳落山后的好几个小时里，我们会用人造光源和数字化刺激填满夜晚。这些严重破坏了我们最重要的昼夜节律和极其微妙的激素功能，毕竟数百万年来，这些功能都是根据日出日落而校准的。从人类历史层面来看，移动设备和数字化刺激对人类睡眠的影响都是最严重的。上一代人可能偶尔会熬夜看看深夜电视节目，但如今我们能享受全天候的点播节目，可以不停地操作移动设备，这些诱使我们为了进一步的刺激而牺牲睡眠。

睡眠是健康
生活方式的核心。

我们口口声声强调睡眠的重要性，却

默许了让“自动播放下集”这一狡诈的功能把我们都变成没有感情的刷剧人。我们把手机放在床边，这样我们就可以在宝贵的放松时间里，对来自社交媒体的新消息和短信提醒做出反应，而这种时段本该是褪黑激素涌入我们的血液、降低血压和体温，让我们感觉困倦的时段。冯子新博士在《肥胖代码》一书中引用的研究显示，1910 年美国人每晚平均睡眠时长 9 小时，到 1960 年是 8~9 小时，到了 1995 年变成每晚 7 小时。如今，30% 的成年人每晚睡眠时间不足 6 小时。这会对一般健康和疾病风险带来灾难性影响，尤其是会破坏我们减去身体多余脂肪、建立代谢灵活性的能力。冯博士解释道，一晚上的睡眠不足会使皮质醇飙升 100%，由此导致你第二天对碳水化合物产生渴望，出现暴饮暴食，免疫功能被抑制。大量针对庞大群体的纵向研究，证实了睡眠不足与胰岛素抵抗、肥胖和疾病风险升高直接相关的观点。优化睡眠需要我们在天黑后减少人工光源和数字化刺激，为自己创造一个理想的睡眠环境，并且养成与昼夜节律一致的习惯。练习以下内容可以帮助你在晚上变得昏昏欲睡，以最佳的循环方式度过睡眠的各个阶段，并且当你在日出醒来时，会感觉精神焕发、精力充沛，度过快乐高效的一天。

打造一个理想的睡眠环境

1. 让你的卧室成为温柔乡。除了与你的昼夜节律保持一致，创造一个最佳睡眠环境也很重要。卧室是休息和放松的地方，保持卧室的简单、干净、整洁，而且只能用来睡觉。可以试着在网上搜索“极简主义卧室”的图片来获取灵感。我们的目标是在“热闹的家”和“休憩之所”之间实现一种心理上的过渡。绝对不允许卧室中有电视机、电脑、工作台或杂物。研究显示，仅仅是看着一堆杂乱的东西或一个未完成的家庭装修项目，都会在潜意识层面激发应激激素反应。

2. 实现全黑环境。关灯的时候确保你的房间陷入完全的黑暗。即使是轻微的光线干扰也会扰乱睡眠，这种扰乱不仅仅会通过眼睛，还会通过全身皮肤细胞上的光感受器。T.S. 威利和班特 · 弗姆拜（T. S. Wiley with Bent Formby）博士在《熄灯》一书中引用的一项研究结果表明，在膝盖的后面闪烁一束光都足以破坏褪黑激素的产生。极端生物黑客杰克 · 克鲁斯博士（Dr. Jack Kruse）引用了大量研究并表示，睾酮和人类生长激素等恢复性激素，会在午夜时分至凌晨 3 点之间激增，但只有完全黑暗才能发挥出最大功效。

购买你能找到的最好的遮光窗帘或使房间变暗的百叶窗吧，记得确保它们完全贴合窗户。用电工胶带盖住插入式设备那些发出微弱光源的指示灯，或者把它们拿出卧室。如果你必须在黑暗的房间里起身，可以在床边放一个红色的小 LED 手电筒，不要打开顶灯或使用明亮的手机屏幕来照明。

3. 保持凉爽。较低的环境温度和低于白天的体温，是最佳的睡眠触发器。当我们迫近就寝时间的时候，在昼夜节律的影响下体温和产热会逐渐下降，散热则会逐渐增加。随着夜间睡眠的进行，下丘脑中的热敏细胞也会帮助协调睡眠各个阶段的有效循环。因此，重要的是不要破坏这一微妙的过程，不要在睡前打开恒温器或蜷缩在过多的被子下，它们都会导致你体温升高。保持卧室温度全年维持在 60~68 华氏度（16~20 摄氏度）。最理想的情况是平衡凉爽的核心温度（通过呼吸凉爽的空气，并躺在凉爽的床垫上）与舒服温暖的皮肤（穿上适量厚度的睡衣，覆盖适量厚度的毯子）。你的大脑需要降 2~3 摄氏度才能入睡。你也可以考虑投资一个在你经济范围内最好的床垫（睡眠时间占到了你人生时长的三分之一哦！），找那种采用透气性材料，可以消散多余热量的产品。如果你还想进一步优化温度，或者你遇到过热、盗汗或失眠，可以考虑花钱买一个 chiliPAD 智能床垫（ChiliTechnology.com）。它是一种水冷床垫罩，可以通过程序在特定时间达到特定的温度。躺在预冷好的床垫上有助于降低你的核心温度，促进睡眠，防止出现夜间经常发生的床单下温度过高从而影响睡眠的情况。我摊牌了：因为我在初代 chiliPAD 上睡得很好，后来我成了这家公司的投资人。

一般说来，在上床睡觉前的最后几小时里，你应该尽量让自己的衣服和室温保持凉爽。令人吃惊的是，如果你在睡前洗了个热水澡，皮肤表面的血管扩张，会让热量在你离开温暖浴缸的那一刻时消散，最终的结果是将你的核心温度降下去。当时间接近早上的时候，你的体温会自然上升，为醒来做准备。

4. 保持安静。你的睡眠“庇护所”必须是安静的，确保你的大脑在恢复期间处在离线状态，不受任何干扰。如果你住在彻夜安静的农村地区的话，那就太好了。居住在城市地区的人可以使用降噪技术或产生白噪音的设备。白噪音的原理是，你的大脑会快速习惯于一种一致、舒缓的音调，这种音调会淹没所有可能出现在夜间的尖锐、突然的声音，比如伴侣的鼾声、狗狗的呜咽声、城市交通或工业噪音。最好的选择是高效的空气过滤器和离子发生器的组合，它们可以净化室内空气，还能像风扇一样吹风。一台桌面风扇、加湿器或除湿器（取决于你想根据气候如何优化自己的房间），或专业的白噪音机器也很不错。外出旅行的时候，我喜欢智能手机应用程序的便利性，它可以发出海浪或降雨等自然的声音。

夜间行为和睡眠准备

1. 庆祝日落。我知道晚上是享受社交聚会、庆祝晚宴和数码娱乐的时间，所以我不想过多限制你的生活方式。但是，我希望你余生的每一个晚上都能做一件事：庆祝日落！当你外出徒步或钓鱼的时候，你会发现这种日常现象是相当奇妙、壮观的，而且它对重要的生物过程其实也有深远的影响。

数十亿年来，太阳的起落校准了地球上所有生物的细胞功能。我们的激素分泌、认知过程、细胞修复功能和免疫系统反应都和昼夜节律有关。

当太阳落山的时候，你的身心开始自然而优雅地转换到柔和的夜间模式，最终进入睡眠状态。尽你所能不去干扰这一生理驱动力：尽可能早一点完成锻炼、用餐和娱乐；切勿在晚上观看令你情绪紧张的节目，不要卷入争论，不要讨论一些会带来很大压力的个人财务或家庭问题。让日落成为一个值得尊敬的时刻，并把所有可以被认为具有高度刺激性的东西都挪到第二天去。

2. 尽量减少蓝光照射。天黑后，健康层面最紧迫的优先事项，是要最大限度地减少接触屏幕和室内照明发出的人造蓝光。蓝光是可见光中能量最高的光；天空和海洋之所以呈现出蓝色，是因为高能、短波长的蓝光在遇到大气中的空气或水时，比其他可见光更容易形成散射。白天，人类长时间暴露在阳光下的蓝光中，并以此获益。但研究表明，全天使用明亮的室内灯光和屏幕带来的辐射，会刺激我们的眼球，增加黄斑变性的可能。

我们的昼夜节律依赖于天黑后的零蓝光，因此，室内照明和电子屏幕会对各种激素功能带来高度破坏性的影响。它们对暗光褪黑素初始释放（DLMO）会造成极其负面的影响，而 DLMO 是一个重要的节律过程，它能帮助你放松认知和减缓代谢活动，降低心率、血压和体温，最终让你感觉到迟钝和困倦，好让你进入到不同的睡眠阶段的循环中（从快速眼动期到深度睡眠）去。研究表明，晚上使用屏幕会使得褪黑激素水平下降 50%。褪黑激素是一种诱发困倦的激素，但它也具有强大的抗氧化、抗炎、细胞修复和遗传调节的作用。天黑后数小时的强光和数字化刺激，会覆盖许多其他极其微妙但对健康至关重要的昼夜节律功能。与天黑后自然发生的、基因带来的放松程序不同，持续的光照会导致皮质醇和胃饥饿素激增，带来胰岛素抵抗的增加，阻碍瘦素信号的传导。从本质上说，夜间暴露在蓝光下会导致对糖的渴望和脂肪储存。

幸运的是，你可以采用各种策略来减少夜间的光照。发出橙色、黄色或红色调的光源不至于像蓝光那样干扰褪黑激素的产生。所以，我们在基因上适应了火光是有道理的！把你的常用灯泡换成橙色灯泡，或者尝试最近流行的老式钨丝灯泡，这种灯泡的玻璃内部有一条橙色的灯丝。喜马拉雅盐灯的橙色光芒可以唤起自然和宁静。盐灯也被认为可以吸引、捕获经空气传播的病原体，并将带有能量的空气分子（也就是负离子）释放至停滞的室内空气中。你还可以在夜间佩戴带有紫外线防护功能的玫瑰色、橙色或黄色镜片，尤其是在你看电视或使用手机、电脑时。浅色镜片能让你在室内看得更清楚，紫外线防护功能可以阻挡大部分或全部的有害蓝光。记得确认你的眼镜是带有防紫外线等级的。如果你天黑后必须使用屏幕，请下载免费程序 f.lux（JustGetFlux.com）或购买便宜且更高级的 IrisTech（IrisTech.co）软件。记得始终在 iOS 设备上启用夜览功能，或者安卓设备上的夜间模式。这些技术可以柔化屏幕发出的光线强度，使其更好地与你所处环境的光线性质同步。

如果你恰好在日落时分使用着一台运行了 f.lux 软件的机器，你将注意到屏幕“色温”的优雅变化，“色温”一词是对光源暖调（橙色 / 黄色调）或冷调（蓝色调）的描述。色温以开尔文（“K”）为计量单位。作为参考，烛光是 1900 K，晴朗的蓝天是 10 000 K，而一台典型的 LCD 电脑显示屏是 6500 K。因此，在日落时分，起作用的 f.lux 会让你的计算机发出的光更暖，或者说在开尔文标度上更低。

到了该睡觉的时候，如果你难以入眠，或者伴侣需要熬夜，或者因为工作安排需要在白天睡觉的话，请使用高品质眼罩。

3. 远离你的移动设备。移动设备易于使用，而且总是很靠近你的眼睛，因此在就寝时间段使用它们尤其有害。哈佛大学一份研究显示，习惯性地在夜间使用屏幕（与夜间阅读印刷品相比）会导致你第二天早上感到昏昏沉沉，因此你需要花更多时间来为自己充能。孩子会对夜间电子设备发出的光尤其敏感。睡前暴露在明亮的灯光下 1 小时的学龄前儿童，他们的褪黑激素几乎受到了完全的抑制，抑制时间长达 1 小时。

如果你在夜间醒来，举起手机查看时间，那暂时的光线会抑制褪黑激素，并刺激应激激素，使你清醒。查看时间的举动则会让你对“闹钟很快就响起”这件事感到焦虑。如果你半夜被一条短信或新闻通知所吸引，你的大脑会迅速退出休息模式，“涡轮机”也会开始旋转。这是有害的，因为大脑需要持续的停机时间来解毒。在连续睡眠时段内，神经元的放电速率降低，神经元之间的细胞外空间体积会增加 60% 之多。这使得类淋巴系统能够清除白天大脑因剧烈活动而积累的神经毒素废物。所以如果可能的话，请在卧室外给自己的手机充电，以免受到诱惑或打扰。

4. 举行睡前仪式。尽你最大的努力制造一个柔和的夜间环境，而且至少你要在睡前的最后一小时里专注于做一些让人平静的行为和仪式。企业家阿里安娜·赫芬顿在她的畅销书《睡眠革命》中解释说，就寝仪式会让大脑和身体平静下来，为睡觉做准备。她最喜欢的是在休息时间到来的时候“将所有设备客气地赶出卧室”。如果你在入睡或保持睡眠状态上有困难，你可以有意识地做一系列放松行为。或许是简短的泡沫轴课程，带着狗狗在街区转转，或者做一次烛光浴。然后她换上睡衣，在床上用捆绑式头灯或阅读灯读一会儿书，在每晚同一时间关上灯光。著有《重塑幸福》和《一本关于希望的书》的纽约时报畅销书作家马克·曼森将仪式描述为“我们认为重要的事物的视觉性和经验表征”。通过每晚完成一项贴合你喜好的睡前仪式，你就用行动建立起了一个积极的反馈循环。你向自己证明了一点，那就是你很重视休息，你把休息放在优先的位置。

要知道，与夏天相比，在冬天天黑后尽量减少人造光源和数字化刺激，会更加重要。这与我们从进化中得到的经验一致：我们的祖先冬天睡得更多，运动得更少，吃得也更少（尤其是碳水化合物，如前所述）。给自己一个原原本本的冬天，而不是在天黑后一个小时接一个小时地“点亮”你的生活。夏天的时候，你可以多活动少睡觉。在《熄灯》一书中，作者威利和弗姆拜建议夏天的时候把 8 小时作为睡眠目标，但我们人类冬季的睡眠时长可能每晚需要高达 9 个半小时！

最后一点，当你从一夜好眠中苏醒时……

5. 庆祝日出。优化夜间睡眠实际上是从早上第一件事情开始的——到户外，让眼球暴露在阳光下。当自然光线照射到你的视网膜上时，信号会沿着视神经向下传播到下丘脑的视交叉上核（SCN）。视交叉上核被认为是我们昼夜节律的“主时钟”。它能通过启动和同步各种各样理想的认知、激素和内分泌功能，来对光照做出反应。例如，视交叉上核会在早上触发一个充满活力的激素高峰，释放诸如血清素、皮质醇和腺苷，让你在警觉和活力中度过高效的一天。夜晚的黑暗则会促使血清素转化为褪黑激素，这是一种让你感觉困倦的激素，它还能在夜间影响数十种修复和恢复功能。视交叉上核的晨间机制在日出后最为强效，因此你应该在恰当的时间睡觉，尽可能在接近黎明时苏醒，然后立即外出，这样下来将有助于你利用好自己的基因潜力，度过充满能量的一天。

休息比你想的更重要

睡个好觉后起床，全力以赴直到再次睡下，这种行为是不符合健康定义的。我们一天中必须有“停机”时间，小睡、休息、放松、做白日梦、思考大自然、从超连接的状态中抽离出来都是“停机”时间。我们的大脑无法在没有休息的情况下，处理整日需要面对的大量刺激。

我们的大脑无法在没有休息的情况下，处理整日需要面对的大量刺激。

为了在每个繁忙的日子里完成的事情多一点、再多一点，人们很容易就会忽略掉停机时间，但重要的是要认识到，现代生活的忙碌节奏与我们祖先狩猎采集的经验之间，存在巨大的脱节。毫无疑问，人类已经适应了短暂的身体和认知表现大爆发，我们祖先曾有着令人难以置信的休息、放松和闲暇时间，来平衡原始生活中常常出现的严酷的生死存亡挑战带来的影响。对生活在非洲南部卡拉哈里沙漠的现代狩猎采集者昆人的研究发现，他们一天需要花 3 小时处理基本生活和栖息地事物，花 5 小时狩猎和采集食物。另一方面，他们每天花整整 6 小时在休闲活动（玩耍、家庭活动、群体社交）上，花 10 小时睡觉或打盹。甚至我们父母和祖父母那两代人的模式也与我们今天的模式大不相同。他们也会努力工作、高度专注，但他们有更多时间用于娱乐、放松和恢复活力。

当今，随着移动设备和其他电子设备的使用，我们把一切安静、沉思和更新认知的时间都挤占掉了。超连接是一种具有吸引力且令人上瘾的东西，因为短信和社交媒体上新消息、提醒所带来的刺激，向人们传递了心理学家所说的“间歇性变量奖励”。间歇性变量奖励的典型例子是让人高度上瘾的老虎机。从移动技术中获得的即时满足，会向大脑释放出一种令人感觉良好的神经递质多巴胺。在罗伯特·鲁斯提格博士的著作《美国人心智的黑客》中，他解释道，多巴胺不断注入大脑会抑制大脑中的血清素受体，而它是负责长期快乐和满足的神经递质。历史上的伟大哲学家们都意识到了，想过上美好的人生，就需要坚持不懈地面对艰难的挑战和挫折，解决这些问题，做出超出本我的贡献。然而不幸的是，过量多巴胺会让我们无法将注意力集中在那些不怎么令人兴奋但其实更有意义、更有回报的任务上。

除了超连接之外，鲁斯提格博士还提到了许多其他的多巴胺触发因素，包括糖、咖啡因、非法药物、抗抑郁处方药、过度运动，以及令人不安的视频游戏与网络色情的结合物，还包括诱使我们沉浸其中的“阴险”的营销势力。约翰·格雷博士是有史以来最畅销的两性关系图书作家，也是《男人来自火星，女人来自金星》的作者，他认为后两者给社会造成了特别可怕的后果。它们劫持并满足了年轻男性最突出的生理冲动，致使他们在追求现实生活中的职业目标和人际关系上的动机都被削弱了。以下列出的建议，会教你如何获取休息、恢复和停机时间，这是我们在对抗现代生活中无休止的刺激时，所必需的东西。

1. **约束你对科技产品的使用。**移动连接技术是有史以来最伟大的技术突破之一，但伴随惊人进步而来的是严重的负面影响。超连接正在损害我们的生活、人际关系，并使孤独、孤立、焦虑和抑郁的发生率创下历史新高。多巴胺的过量，不仅抑制了促血清素分泌的行为所产生的幸福和满足感，还抑制了社会连接激素催产素所传递的爱与连接感。因为刺激催产素的相对单调的社交互动，比不上推特信息流带来的多巴胺刺激，所以我们在不知不觉中陷入了社交孤立。

你的健康和幸福取决于你在恰当时间远离科技产品的极端自律的能力。就像罗杰斯先生一到家就脱掉工作服，穿上他标志性的毛衣一样，或许你也可以做一些具有明显过渡和界限意味的事情，好让个人、社交和家庭时间不会受到数字化干扰。法国政府也赞同这种想法，并于 2017 年制定了《库姆里法案》。有“断网权”之称的措施促进了工作与生活的平衡，这与法国政府规定的每周 35 小时工作制和每年休假 5 周是一致的。

在繁忙的工作日结束后，选择在家庭时间和其他生活、人际社交场合中断开电源，是一个非常明智的选择。当然，在早晨重新打开电源时保持必要的克制也是很重要的。一家著名的全球市场调研公司做的一项研究表明，79% 的美国人会在起床后的 15 分钟内查看手机，46% 的人会在起床前查看。如果你一醒来就使用电子设备，你的大脑就会被锁定在一种反应式的、注意力持续时间短的、渴望多巴胺的模式。这样做的话，会不利于你在早上的时段做一些更理想的、更具执行力的事情，譬如对当天做战略性的规划。精神病学家妮可 · 本德斯哈迪认为，当你立即伸手去拿手机时，信息过载会先于“完全清醒”找上门来，干扰你确定任务优先级的能力，更会增加你的压力，让你不知所措。

你可以考虑制定一套经过深思熟虑的、量身定制的晨间例行活动，来快速提升能量和情绪水平，这些活动可以包括轻度瑜伽伸展、柔韧性和灵活性练习、冥想课、写感恩日志，或拴着狗狗快速出门溜溜。这套例行活动必须是具体的、可重复的计划，你只需要习惯性地遵循它就好，而不需额外调动积极性、意志力或创造力。每天都坚持做，这样就没有分心的可能。其他的事情可以等等再做。当你养成了积极主动完成晨间例行公事的习惯，而非被动地获得间歇性变量奖励的习惯时，你就能变得更加专注、更有弹性，更能在忙碌的一天中抵御所有其他形式的潜在干扰。

2. **欣赏大自然。**户外的新鲜空气、阳光和开放的空间都能为你的身心带来直接而深远的作用，让你获得宁静。日本研究人员提供的大量证据表明，即使只在自然环境中待了一会儿，也可以降低应激激素的分泌、心率和血压，促进交感神经功能向副交感神经功能转变。一份研究表明，在森林里待三天，期间每天散步，就能使免疫系统中的自然杀伤细胞（NK）活动增加 50%，并且这一有益效果可以维持足足一个月之久！日本有一个名为“森林浴”的国家公共卫生项目。日本全国有上百个指定的治疗基地，参与者可以在专家指导下享受自然漫步，参与健康课程，甚至还能接受健康检查。英格兰、挪威、荷兰、苏格兰和美国耗资搭建的自然沉浸式项目都纳入了传统医保的范围。加利福尼亚大学旧金山分校的达芙妮·米勒博士创造了“公园处方”一词，意思是“大自然有可能成为一种医疗保健干预、一份处方，就像药一样。在许多研究中都存在量效关系。你得到的越多，结果就越好……。所以如果下次你去看病的时候，与检查结果一并给到你的是一张路线图和行程单的话，你也不要觉得惊讶。”

密歇根大学心理学家卡普兰夫妇宣传了他们的“注意力恢复理论”，他们认为这是人们从计算机屏幕强烈且不断变化的刺激轰炸带来的“定向注意力疲劳”中恢复过来的一种方法；要知道，围绕电子邮件的上班族们平均每小时切换浏览窗口 37 次！相比之下，看到壮丽的森林、山景或大片水域会让你的感官处于被动状态，从而引起皮质醇、血压和心率的显著下降。退休的神经学家迈克尔·梅策尼希教授说：“平静的海面很少会让人感到惊讶，这一点本身已经能让人感觉到舒缓了。当海面没有明显地标的时候，我们自然而然就会感觉到平静，就像闭上眼睛一样。”

与观赏海上日落恰恰相反，城市生活和数字技术带来的非自然、无休止的刺激，迫使我们进入了一种高度警戒、高度敏感、高度紧张的海量信息处理模式。这种刺激会点亮大脑里原始的反应区域——杏仁核，还会稳固交感神经系统的支配地位。如果是需要你拿出最佳表现的场合或情况，这种刺激就是好的。我们可不希望篮球裁判、计算机程序员和急诊室工作人员都心不在焉的！然而，人类并不是为了无休止的“战逃”刺激而生的。定向注意力疲劳容易使我们冲动、分心、易怒。移动设备带来的新奇刺激和导致的注意力分散，带来了一种前所未有的严重的健康问题。

神经元功能不仅能通过夜间睡眠和小憩得到补充，当你以一种不同于定向注意力的认知模式与大自然互动时，神经元功能也得到补充，卡普兰夫妇将这个称为“魅力”。魅力值越高，收益就越大。这就是为什么游览尼亚加拉大瀑布、科罗拉多大峡谷或优胜美地等经常会被形容为“惊心动魄”的原因。没有如此强烈的自然体验依旧可以带来很多好处。如果只有城市公园、游乐场或后院对你来说比较方便的话，那就试着将它们体验到极致吧。让我们放下手机，沉醉在花园里的花朵、停在喂食器上的蜂鸟，以及在匆匆忙忙的生活中容易遗漏的其他细微差别中吧。每天花点时间让自己沉浸在自然环境中，让你人性的那一面得到充分表达，从已成为新常态的非天然、高刺激性的环境中得到解压。让人惊讶的是，研究显示，模拟的自然环境也可以让我们获得恢复效果，比方说屏幕保护程序、海报，或者桌上的迷你喷泉。

3. 在需要的时候小憩一下。在醒来后的 6~8 小时里，你的身体会经历昼夜节律功能的自然下降，以及恒定睡眠驱动力的增加。对有些人来说，这种下降是轻微的，甚至是不明显的。对于那些更敏感的人，或者那些晚上睡眠受到干扰的人，或者因为午餐引起了胰岛素反应的人来说，午后倦怠足以让精力、情绪和工作效率显著降低。大卫 · 丁格斯博士是宾夕法尼亚大学医学院的睡眠专家，他的实验室研究了睡眠是如何影响神经性行为、认知、免疫、炎症、内分泌、代谢和基因功能的，经他估算，有 15%~20% 的人是高度敏感人群，他称他们为“壁橱里的午睡者”。萨拉 · 米德尼克博士是一位曾在哈佛大学受训的心理学家，她在加利福尼亚大学河滨分校研究睡眠问题，同时也是《小睡一下！改变你的生活》一书的作者，她估计有高达 50% 的人口带有午睡的遗传倾向。根据米德尼克博士的说法，当我们寻找其他方法来保持清醒时（比如含咖啡因的饮品），我们这群“行尸走肉”的工作效率会出现大幅降低。

此外，许多人类学家和历史学家观察到，人类早已习惯了双相睡眠（指晚上睡一个长阶段，下午睡第二个短阶段），并且可能存在一些与之相关的遗传倾向。学者们认为这也是史前时期的常态，在那时，夜间睡眠很可能因需要生火、照顾婴儿或留意危险而经常被打断。在工业革命之前，双相睡眠也是一种常态。《一日将尽：黑夜史》的作者 A. 罗杰 · 埃克奇解释说，天黑后，中世纪的工人阶级很快就会入睡，他们会在半夜自然醒来，开始享受唯一的休闲时光。埃克奇对数百年前的数百份日记、法庭文件、医学书籍和文学作品做了详细的历史分析，他发现夜晚是性爱、祈祷、写作、解梦、访邻，甚至小偷小摸的时间。针对连续几周被剥夺了光线的受试者进行的现代研究表明，人类的睡眠模式似乎自然而然地趋向了与埃克奇所描述的睡眠模式。

这一证据证明，与其说如今单一持续的单相夜间睡眠模式是一种遗传使然，不如说是工业时代的产物。延长了的工作时间不允许我们打盹，人工照明的夜晚又让我们在日落后保持长时间的清醒，二者的共同作用使我们疲惫不堪，一直睡到第二天早上。虽然现在不太可能让多相睡眠再次成为社会的常态，但你可以通过以下两种方法，尽自己所能的朝健康迈进：一是把自己交付给黑暗、柔和的夜晚；二是当你在下午出现情绪、精力或注意力轻微下降的情况时睡个觉。广泛的研究（特别是针对宇航员和精英运动员等顶尖人才的）证实，小睡可以全面改善警觉性、工作效率、注意力、记忆力、情绪、代谢功能和身体表现。

在经历一整天忙碌的超连接和多任务处理后，你是否会觉得“累到不会再爱了”？这种恰如其名的感受会出现在钠钾泵因过度使用而耗尽的时候，钠钾泵能让你的大脑神经元发出电脉冲。维持最理想的离子平衡状态，对于所有细胞的高效能量处理功能来说至关重要。在大脑中，钠钾泵的运作占到总能量输出的70%。20分钟小睡其实对所有人来说都不算太长，而且它足以补充和重启那些被累惨的电路了。而你重返工作岗位后将获得的，是敏捷度的显著和快速提高。也就是说，即使是10分钟的小睡，也能让你在小睡结束后的两个半小时里实现精力和认知表现上的提升。另一项研究表明，仅仅是期待一场小睡就能降低血压！如果你真的感觉很糟糕（比如由时差造成的），正在跟小病小痛做斗争，或者还没从剧烈的体力活动中恢复过来，那么90分钟的小睡可以让你完整度过一个睡眠周期，就如同你每晚都会重复历经的那样。

每当你觉得需要小睡的时候，试着找一个远离工作区域的安静场所，用一些仪式性的行为告诉你的大脑和身体：是时候小睡一会儿了。第一步是打开智能手机应用程序，播放海浪或下雨的声音，然后戴上遮光的优质眼罩。就算你无法立即入睡也没事，反正只要从认知功能的巅峰状态脱离出来，进行短暂的休息，就能带来实质性的恢复。随着时间的推移，你在“打盹”这件事情上会成为熟手，并享受到它带来的细胞、激素和生理层面的巨大收益。如果你没有一个很方便的午睡地点，那你至少要给自己一点不被打扰的时间段，确保你能将头靠在办公桌、飞机小桌板或其他固定物体上休息（用手和手臂支撑也是可以的）。

但有许多人对小睡持反对意见：许多人声称他们不需要小睡，或者坚称他们即使尝试了也睡不着。我认为我们有时候可能是太累了，以至于意识不到什么时候我们需要小睡（或者至少离开电脑屏幕休息一下也好）。睡眠不足会阻碍许多功能的执行，比如自我意识、冲动控制，以及抵抗分心的能力。20分钟的小睡本可以让你一下午都充满活力，你却把这个时间浪费在了点击网络上引诱人的内容和刷微博上，随着时间一点点接近工作时间的终点线，你的认知敏锐度也会在这个时段里出现略微或严重下降。

如果你主动在自己的日程安排里加入一个午睡，来顶替原本在咖啡店买拿铁的停驻时间，事情会怎么样发展呢？研究显示，养成小睡的习惯可以让你变成一个更快乐的人。在畅销育儿书《教养大震撼》里，作者波·布朗森和阿什利·梅丽曼提到，睡眠不足抑制了我们储存和回忆愉快记忆的能力：“杏仁核处理负面刺激，海马体负责处理积极或中性的回忆。睡眠剥夺对海马体的影响，比对杏仁核要大。睡眠不足造成的结果就是人们无法回忆起愉快的记忆，却总能想起忧郁的回忆。”因为你的夜间睡眠质量不可能永远处在很理想的状态，所以小睡是一个很好的机会，来弥补最佳睡眠中任何的暂时性不足。这样你就成了一个更专注、更有纪律、更有活力、更快乐的人。

增加日常运动量

为了在适者生存的狩猎采集式的环境中存活下来，我们的祖先几乎一整天都在不停地活动。以各种方式活动自己的肢体，能对全身器官和系统之间复杂且同步的相互作用起到支持作用，从而让认知和身体表现攀上顶峰。当我们现代人类因为“生产力”连续好几个小时坐在椅子上之后，人类有机体的活力就会受到严重损害。这些损害包括认知、代谢和肌肉骨骼功能的快速显著下降。

静止不动还会阻碍你减肥目标的实现。研究表明，仅仅只是20分钟坐着不动，就会导致葡萄糖耐量的显著降低和胰岛素抵抗的增加。久坐会引发一系列代谢问题。在办公桌前待上一整天，会导致酶的活性降低50%，这种酶是负责将甘油三酯（脂肪的储存形式）转化为游离脂肪酸，用以燃烧获取能量的。正如补偿理论的讨论中了解到的，减去多余的身体脂肪不是少吃多锻炼的问题，而是激素优化的问题。这与你锻炼过程中燃烧了多少热量无关，而是与保持积极的生活方式、向你的基因发送正确的信号有关。为了消耗掉一片面包的热量，你必须爬20层楼梯，但如果你养成了终生运动而不是终生不动的习惯，养成了走楼梯而不是坐电梯的习惯，那么你发送给基因的信号就是“燃烧脂肪”，而不是“我需要糖分”。

> 久坐会引发一系列代谢问题。

如果你拿“我工作时间太忙了”为由，认为自己没办法完成有规律的日常运动，那你得明确这一点：长时间久坐不动会导致认知表现的急剧下降，还会使得注意力分散和疲劳的情况加重。研究证实，繁忙的早晨在办公桌前待上几小时，就会导致大脑的血流和氧气输送减少、神经递质信号中断，进而导致情绪波动和抑郁。更令人不安的事实是，静止型生活方式可能会对负责记忆的大脑颞叶造成长期损害。研究也已证实，休止状态与大脑功能减退以及痴呆风险的增加之间，存在直接关联。加利福尼亚大学洛杉矶分校2017年的一项研究显示，与活跃、爱动的同龄人相比，那些未达到最低适度活动水平（也就是每日4000步）的老年人的海马体更薄，处理速度更慢，负责做快速决策的工作记忆更差，记忆巩固的能力也较差。你可以通过经常散步和其他的活动方式，来抵抗脑力的流失。人们发现，这可比连续几小时不停工作然后进行长时间休息要有效率得多。即使是一次中等强度的散步，也可以促进脑源性神经营养因子（BDNF）的产生，它可是一种广受赞誉的蛋白质。BDNF被哈佛精神病学教授约翰·瑞迪戏称为“喂给大脑的肥料”，它能帮助我们构建新的神经元，改善现有神经元的放电状况，增加全身的血液循环和氧气输送，减少抑郁和焦虑风险，增强神经可塑性。这指向的就是大脑在人的一生中搭建新连接和通路的能力，这样你才能更加适应每天的压力和不可避免的变化。

久坐还会造成各种肌肉骨骼和心血管问题：髋屈肌和腘绳肌缩短和收紧；臀肌失活，使得你在运动中出现平衡和步态不稳；缺乏腹部核心肌肉（人们在站立、行走和进行各种体力劳动时，都需要激活它）的参与，则会导致各种姿势失衡，并给脊柱和背部肌肉造成过度的压力。

著有《让基因动起来》《别光坐着不动》和其他多本健康运动书籍的生物力学家凯迪·伯曼说：“细胞总会通过一种叫作‘机械力转导’的过程，对机械性输入做出反应。若单个细胞未移动或者移动不足，它们会改变细胞结构，使其变得黏稠、僵硬，来适应重复定位。即使是那些超级健美的人的某些肌肉和关节，也有可能出现运动范围收窄的情况，某些区域的动脉壁也会出现实质性的硬化。比方说他们一整天都弯曲着膝盖坐在椅子上。”事实上确实存在拥有心肺适能（一种能进行艰苦的耐力训练的能力），但心血管健康状况却不佳的情况，无法向所有器官和组织有效输送氧气就是一大佐证。伯曼提倡“营养运动”的概念，即我们都应该拓宽自己的视野，而不应狭隘地通过在跑道上或健身房里跑跑步来追求健身目标的实现。变健康有很多好处，我们智人的基因也渴望一种不断运动和变化的生活。因为我们大多数人都得坐在键盘和屏幕前来完成工作，所以我们的目标应该是尽量减少通勤、办公室工作及在闲暇时间沉迷屏幕娱乐，避免这些带来的负面影响。你可以通过各种方法来增加日常运动模式的频率和多样性。健身狂要特别注意了。通常，对那些严格遵循健身方案并怀揣着远大运动目标的人来说，在锻炼时间之外偷懒会让他们有罪恶感，但没完成适度的日常锻炼却不会让他们内疚。

走就完事儿了！

“走就完事儿了”是我用来形容“日常运动目标的核心是什么”的表述方式。步行是人类运动的典型形式，却在现代生活中被严重忽视。作为生存中不可或缺的一部分，我们的祖先每天都会步行数英里。罗伦 · 科登博士引用的研究显示，现代的狩猎采集者们每天都会步行 3.7~9 英里（6~14.5 千米）来寻找食物、水和木材。母亲们在孩子出生后的头四年里都要一直带着他们，长途跋涉 3000 英里（约 4828 千米）。我想你可能之前也听说过每天走一万步（大约 8 千米）的建议吧？但美国人的平均水平只有这个数字的一半，相当于每天只走区区 4 千米。这样的水平是甩不掉“久坐不动”这个标签的。美国人已经落后于澳大利亚和瑞士等国，这些国家的公民每天的步行距离几乎是我们的两倍。我们肯定是不如我们的父母辈和祖父母辈活跃的；毕竟，传统阿米什农民走路的时间，几乎是现今高科技农民们的四倍之多。

尽管久坐不动的健康风险人尽皆知，但我们在现代生活将步行边缘化的行为，也会产生无形的成本。诚然，要想跟上亨利·戴维·梭罗的脚步是很困难的，他曾有句名言是这样说的："如果我每天不花至少 4 小时散步，抛开一切俗务，漫步于山林田野，而且通常还比这更久，我就无法保持健康和精神。"丽贝卡·索尔尼特在她的著作《浪游之歌》中的尖锐观察给我们带来了反思："行走，作为一种文化活动、一种乐趣、一种旅行、一种出行方式，正在消失，随之而去的是身体、世界和想象之间古老而深刻的关系。"

行走是我内心深处的一个话题，从马里布搬到迈阿密海滩后，我有了很深刻的体会。你可能听过一个说法，那就是洛杉矶没有人会走路。马里布尤其如此，那条繁忙的太平洋海岸公路是往返所有地方的必经之路，但完全不适合行人。住在迈阿密海岸高密度高层住宅反倒给了我另一种体验。卡丽和我总是四处走，每天至少 5 英里（约 8 千米），这还不包括锻炼的量。除了要出城，或者步行到超市后打车回家，我一般很少坐车。我感觉自己与社区的连接感，比之前几十年居住在以汽车为中心的马里布要紧密得多。我留意到一个现象，当我处在移动状态时，我可以更好地处理情绪和复杂的工作挑战。而且我在做其他锻炼项目的时候，心肺适能的基础提高了，姿势更标准了，灵活性更好了，核心稳定性也更强了，这都得归功于我日常的步行习惯。

工作日里的休息时间

大脑专注于一个峰值认知性任务的时间大约是 20 分钟，其后认知处理能力就会开始下降。因此，你应该试着从屏幕前短暂离开，每 20 分钟动一动身体。即使只是短暂单脚站立保持平衡或者做一些凯迪·伯曼说的"墙上天使"动作（身体贴着墙面，推动手臂），你的能量水平也能获得提升，这个动作可以抵消你弯腰驼背敲键盘带来的坏处。想对抗眼疲劳的话，可以试试验光师

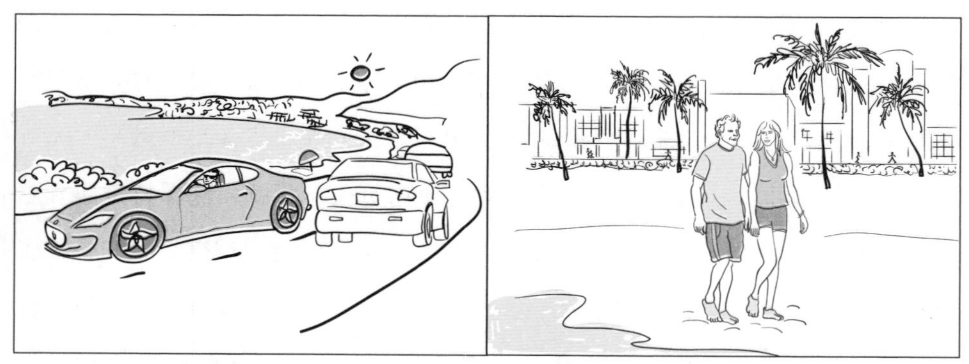

在加利福尼亚州马里布的太平洋海岸公路（PCH）上，不可能有行人！

佛罗里达州迈阿密的南海滩，是散步天堂！

推荐的20-20-20策略：每隔20分钟休息一次，凝视20英尺（约6米）外的物体20秒。在你完成一组20个的深蹲后也可以做这套动作——这就是我的20-20-20-20法！

合计合计

每隔1小时，站起身来离开屏幕，休息5分钟，最好是出去快速散个步，或者做一些简短但强度大的运动（比如爬几层楼梯，或者做20个深蹲）。我喜欢去户外，在我的低空扁带（一种又宽又松的绳索）上走几个来回，来"平衡"我在办公室里的时间。只要条件允许，我就在户外一边接听电话一边在附近散步，或者一边听电话，一边在家做一些轻柔的伸展运动或力量训练。另外，还请留出30分钟或更长的时间进行正式的午休，完全脱离现代科技和工作环境，来进行急需的身心恢复。可以是小睡，可以是锻炼，或者在公园散散步看看鸟。如果你在屏幕前度过了晚上的大部分闲暇时间，请在每集电视剧之间休息一下，可以做微运动，比如5分钟泡沫轴课程，或者一组瑜伽（触发副交感神经功能的好方法），或者带着狗在附近街区逛一圈。

工作场所的变化

越来越流行的站立式办公是一种很好的方式，能让坐着时放松的肌肉群得到运用，让新陈代谢率提高10%。但是凯迪·伯曼给我们提了个醒，仅仅是从坐姿换到站姿并不是真正的办法，因为这样你还是会长时间保持某个固定的姿势。那些符合人体工学的椅子和定制安装的工作站位也是同样的道理。根据伯曼的说法，“正因为它们让你觉得很舒适，所以在你注意到负面影响前，会坐更长时间！”因此，我们应该在工作日努力让身体的姿态和动作最大化地变化。伯曼建议，除了坐在椅子上，我们还可以让自己坐在地板上、跪在地板上、坐在健身球上，或站起身来，来度过工作时间。你可以安一个门框引体向上器，或者至少在每次经过门框的时候，多伸手去摸一下高处或者将身体挂在上面一下。如果你太矮，够不到门框，那么你可以弯腰向前，伸手抓住桌子、柜台或其他稳定的物体。伯曼解释说：“动态的工作环境能让你的身体在一天中呈现出许多不同的几何形状，从而以不同的方式实现细胞的加载，并让你的全身以及组成它的数万亿个细胞体活动得更多，活动得更好。”

可调节的液压办公桌，在你需要经常在坐姿和站姿间切换的时候很有用。当然你也可以就用一个普通的脚凳，或一摞盒子来快速抬升键盘和显示器。我用的是一家公司推出的办公桌，我可以选择站在一个稍微倾斜的桌子前（看起来像一张绘画桌）工作，也可以选择向后靠在一个小小的弹簧杆式座椅上，并把脚放在一个被抬升的斜板上。站立的时候，你可以用凳子或椅子来抬高任何一条腿，通过改变负重来锻炼到不同的肌肉。你也可以在任何一把椅子上完成这些动作，第一步挺直脊柱坐在椅子前面部分边缘，然后一直滑到后面，让脊柱靠在椅背上，交替重复这套动作。

评估你所在工作场所的限制，看是否可以坐在地板上，或者坐在波速球

（一种底部平坦的半圆形充气塑料球）上。把你的笔记本电脑、键盘或显示器放在咖啡桌、长凳或椅子上，再开工打字！如果办公室不能这样，至少在家里弄一张矮矮的桌子。当身体与地板接触会产生“地面反作用力”，利用这种奇妙的地面阻力，你就能实现对全身肌肉和结缔组织的交叉压缩和拉伸了。尽量蹲低，到限制血液沿着胫骨前部（腿前部）流动的程度，直至你感觉灼热后再复位，就能实现“回弹”效应，这样能加快组织的愈合速度，改善组织的完整性。

由于我对这个主题非常着迷，我便与康复训练科学家马特·瓦尔登合著了几篇论文，讨论原型式人类休息姿势对健康的好处。在油管搜索“马克·西森原型休息姿势”（Mark Sisson archetypal rest postures）就能找到如何用伸展坐式、上身直立式跪姿、坐式跪姿、侧坐式和盘腿式，让人们在矮桌上工作时达到被动拉伸的效果。你可以把这些理念作为基准，但你也要意识到任何事情都是为了追求变化。当你能将创造性的工作，与一天中频繁的活动式休息相结合时，你很快就能看到注意力以及新陈代谢、肌肉骨骼功能的改善。而且你也不那么容易分神了，一天工作结束的时候也不会觉得那么累了。我 2010 年左右开始使用直立式办公桌后，困扰了我十多年的慢性髋屈肌僵硬症立马就得到了改善，之前我怎么做伸展运动都没用。如果你每天都要在屏幕前待很多个小时，请尽可能让自己以破坏性最小的体验，维持最有活力的状态。

瑜伽、普拉提、太极

如果你能从正规的有教练指导的课程（比如瑜伽、普拉提或太极）里收获舒畅的心情，那当然好。如果你忙到连一小时的课程都参加不了，可以试着挑选一些你最喜欢的动作，把它们拼在一起变成你在家里也能做的一套小课程。油管是一个很好的资源，它可以带你学习运动课程的基础知识。在油管上搜索“瑜伽拜日式”（yoga sun salutation），可以学到一系列优雅的全身动作，即使是新手也能很快掌握。瑜伽整套流畅的动作，连同它在伸展时的有意识吸气，以及在收紧时的呼气，都能为身心带来冥想的益处。你可以完成一次完全放松的副交感神经训练，或进行一次绝妙的心血管和肌肉骨骼训练，具体看你使用何种方法。热衷于高温瑜伽的人还能额外享受到排毒、增强免疫力、改善情绪的好处，这种额外的好处来自于身体对高温运动压力的适应性所做出的反应。

每天，世界各地都有数百万人在练太极，而且太极已经被科学证实了具有健康益处。《哈佛医学院太极拳指南》的作者彼得·韦恩博士将太极称作“轮子上的冥想”。他解释说，“你从中可以获得冥想带来的认知层面所有的好处——清晰的头脑、集中的注意力、积极的想法、压力的减轻，与此同时你还得到了体育锻炼。”加利福尼亚大学洛杉矶分校精神病学教授迈克尔·欧文博士发表了许多关于太极的健康益处的研究。一组患有失眠症的乳腺癌幸存者在打起太极后，他们的抑郁、疲劳和炎症程度都有所改善——这些对于降低癌症复发的风险来说很重要。欧文博士解释道，太极有助于调节副交感神经系统的活动，在改善心血管功能方面与散步或慢跑有相似的作用。太极能帮助老年人改善平衡和活动能力，这二者是长寿的重要因素。需要引起警觉的是，美国疾病控制中心将“跌倒”列为了美国 65 岁以上人群受伤和死亡的第一大原因。太极还显示出了缓解关节炎症状、改善心肾功能的能力。在油管上搜索“初学者练太极”就能找到一些很好的入门之法。

滚动泡沫轴

使用泡沫轴（圆柱形泡沫或橡胶管）来按摩你的肌肉，这有助于实现你的运动目标。滚动泡沫轴是锻炼完之后，或在紧张的一天后放松自己的好办法。从技术层面说，这叫“自我筋膜放松”，即滚动身体的大肌肉群以增加氧气输送和血液循环，并增强淋巴系统的功能。即使只是用泡沫轴或橡胶球进行5~10分钟的简短训练，也能在此后长达30分钟的时间里，促进被滚动过的肌肉群的血液循环。激活淋巴功能对于增强免疫系统来说具有重要的作用，因为淋巴系统能加速人体全身肌肉和组织中的毒素和废物的清除过程。滚动泡沫轴还有一个额外的好处是可以通过快速刺激副交感神经活动，从而获得美妙的放松体验。这是因为，对紧绷的部位施加压力带来的不舒适感，会让止痛的内啡肽涌入血液。你可以立即从疼痛的肌肉酸痛中解脱出来，让中枢神经系统重获平静。

想要有效进行泡沫轴训练的话，你需要沿着上半身和下半身的大肌肉群滚动，从骨盆开始以向上或向下的方向，注意避开你的身体核心区域。如果你发现了一个特别紧绷的点，也就是所谓的“触点”时，你可以用更大的力单独再压它一会儿。搞定触点可以缓解牵涉性疼痛，即身体某个部位因为其他部位受伤或失衡，而感觉到的疼痛。例如，沿着侧股四头肌（股外侧肌）滚动可以治疗髂胫束综合征，这种病的痛出现在膝关节附近。不要在关节和结缔组织上滚动，专注于大肌肉群就好。你甚至可以滚动你的腹部，给你的器官一次有效的按摩，促进循环和增加氧气。虽然可能有点难以想象，但你应该可以在不感到疼痛的情况下，沿着全身肌肉群进行深压，你也可以试着这样告诉自己的小腿肌肉！只要全身心投入，你就能在承受深压方面取得不小的长进，在日后的运动中，你的活动能力提高了，受伤的情况也会减少。

积极的休闲活动（跳舞、园艺、住房改善工程、打高尔夫、其他低耗能运动，以及性爱）

你可能已经注意到那些图标上显示的了：做园艺一小时可以燃烧 300 大卡的热量，而一杯果汁和一根能量棒就能带来 600 大卡的热量。你应该有了一种想要冲进汗流浃背、异常艰苦的新兵训练所上课的冲动，因为它能消耗 700 大卡的热量。但正如你在前文学到的，当我们想要着手改善健康时，重点不应该放在计算热量，而应该在优化激素上。在此种语境下，我们可以看到有许多运动都为激素优化的最终目标做出了卓越贡献。在户外和开放空间活动还有许多附加的好处，包括呼吸新鲜空气，晒晒阳光。走路及除此之外你所能做的任何事情，都将帮助你改善你的平衡和空间意识——这对于各种健身活动、日常家务以及防止跌倒来说，都很重要。

即使是在室内做一些积极的休闲活动，你仍然可以享受许多好处，这与超连接状态之间，形成了强烈对比。一些小事，诸如整理车库或者在院子里给小狗扔球，都有助于提升平衡感、空间意识、机动性和灵活性。我发现日常的家务活可以产生冥想的效果，大脑可以在重复的身心行为里得到放松，又不需要执行高强度认知任务时那样高的强度。当你意识到一种近乎持续性运动的生活对你来说是必不可少的时候，当你意识到代谢灵活性、最佳身体和认知表现、幸福和长寿都是其必要的组成部分时，“让自己动起来”这件事就没有那么难了。

保持恰当的心血管训练

由于我们久坐不动又主要在室内生活，许多自然而然进行心血管锻炼的机会就这样溜走了，所以每周进行 2~5 小时有组织的心血管锻炼是很重要的：散步、慢跑（如果你已经很健美了的话）、骑车、游泳、参加水上运动（比如，站立划水板我个人的最爱），以及使用健身房里的有氧运动器械。

这些训练中最重要的部分就是在你的有氧心率区间进行锻炼。这需要有一个非常舒适的锻炼节奏，好让脂肪可以燃烧，健康和免疫功能可以提升，并且结束锻炼时你会感觉精神焕发、精力充沛，而不是疲倦。《耐力：无伤、燃脂、轻松的 MAF 训练法》的作者菲尔 · 马费通博士被认为是脂肪适应耐力训练的先驱，他曾指导过许多世界耐力冠军运动员。他的“180 减去年龄”公式确定了与你的最大有氧能力（MAF）相对应的心率是多少。譬如说，一个 50 岁的人的 MAF 心率为 180 减去 50，即 130。在这种心率下，你每分钟燃烧的脂肪量在达到巅峰的同时，无氧刺激或葡萄糖燃烧量维持在最低水平。

在上述例子中，人是以每分钟 130 次的心率燃烧掉了脂肪的最大值。提升心率和加快速度显然能让每分钟燃烧更多热量，但这样就会导致迅速增加的热量中有很多都来自葡萄糖，而非脂肪。达到你的 MAF 心率后，一切运动都变得简单了。所以大多数不同运动水平的人在运动中，都能超过 MAF 心率 10、20，甚至 30。如果你参加的是健身房里有教练指导的团体课，或者室外的跑步和骑行小组，这一点会尤其明显。在较高心率下，你能见识到熟悉的自觉运动强度等级，它们一般可以划分为中等到困难。这些训练课程会让你精力充沛，并给你一种完成工作的满足感，但同时它们也会带来更多的应激激素和细胞废物，身体也需要更长的时间才能恢复。在如此之高的心率下工作也会阻滞你的代谢灵活性目标，因为它会促成葡萄糖的燃烧——锻炼期间如此，其他时间亦然。所以说，并不是跑得更快就能燃烧更多热量；而是锻炼的时候将大部分脂肪燃烧掉，以便提高休息时的脂肪代谢。

超过 MAF 心率的个人训练并不难完成，偶尔进行稍重或重很多的训练，

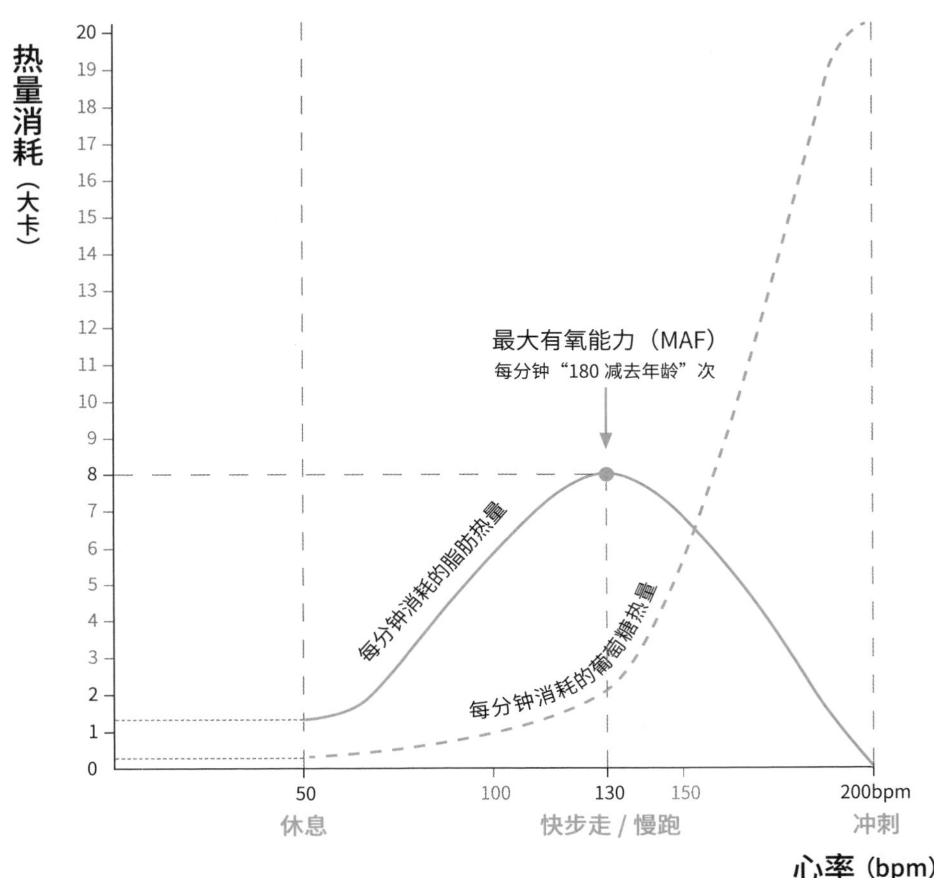

可以让你的身体更适应理想中的健身状态。但是当超越 MAF 心率成为一种常态时，问题就来了：它几乎带来的都是崩溃、倦怠、疾病和伤痛。通过放慢速度，在锻炼时让心率维持在 MAF 心率或稍低的水平，就能提升你全天的能量水平和警觉性，增强免疫功能，优化激素功能（尤其是雄激素和雌激素，这二者对过度压力模式非常敏感），并促进神经递质平衡，让你收获更好的情绪稳定性、注意力和快乐的感受。记住，每天的各种日常运动都能为心血管和脂肪燃烧带来很有价值的好处。相比之下，你可能根据个人经验得知，过于“有野心”的锻炼会让你在运动结束后的几小时里产生内啡肽，变得兴奋，继而导致接下来几天出现午后忧郁、糖分渴望、夜晚疲倦，以及前面提到过的细胞破坏和氨中毒。

“训练自己在MAF心率下进行几乎所有有氧运动项目”对每个人都适用，无论是新手，还是有着远大运动目标的优秀运动员。一个总是把“锻炼”和“痛苦”联系到一起的新手会很高兴地发现一个现象，节奏适当的锻炼也可以是让人愉快和活力满满的。竞技型选手应该注意到一点，过去60年来，所有耐力运动中精英运动员的训练模式和运动表现，都证明了慢下来才能让你在赛场上跑得更快。这是因为有氧训练可以不断提高人的有氧能力，而不是像高压力训练那样，让人被细胞破坏、免疫功能受抑制、激素失衡和恢复时间延长干扰。

用于测量有氧改善，防止过度训练，让你保持专注和动力的MAF测试

对于难以放慢速度的积极型人来说，需要拿到可以证实健身能力有了进展的证据，来帮助他们走上正轨。量化有氧状况改善的最好办法，就是定期进行最大有氧能力（MAF）测试。（注意：你将在12天挑战计划的第二天进行这项测试。）虽然测试并不费力，但一个舒适的有氧配速，显然可以提升你在任何

需要较小耐力的运动中的竞争潜力——也就是几乎所有运动项目！如果你在 MAF 测试里表现得较差，这说明你要么处于承受过度压力的状态，要么处于过度训练模式下，你需要更多的休息和恢复才行。

MAF 测试要求你在一个固定的课程中，以固定的心率计时，每六周重复一次完全相同的程序，以此来跟踪你的进步或退步。选择你最擅长和最喜欢的活动，无论是慢跑、上坡骑行，还是能测算速度或距离输出的有氧器械锻炼都可以。你可以用动感单车、划船机、椭圆机，或者我个人最爱的攀爬机 。为获取最精准的结果，请选择至少需要 10 分钟才能完成的距离或路线。可以是在跑道上慢跑 4~6 圈，从山脚下骑自行车到一个特定地标，或者使用有氧运动器械来完成特定的测量目标。新手只用 10 分钟就足够了，有经验的运动员可以选择更长的时长。在整个测试期间，尝试让心率尽可能维持在接近 MAF 心率。你的心率会在那个数值上下波动，尽你所能地去调节全程的节奏。温馨提醒：在接近尾声的时候，你可能需要放慢一点速度，确保你的心率（并非你的配速）与前面是保持一致的。

定期进行 MAF 测试可以让你保持住努力的状态，让你稳步实现“树立有氧能力”的大局目标，且不受高强度训练（需要延长身体恢复的时间）的干扰。建立有氧能力需要极大的耐心和克制：你必须抵制诱惑，不要为了追求健身突破而走捷径去加快速度。我们有可量化的证据来证明你的速度越来越快，有氧效率越来越高了，这些能帮助你看到隧道尽头的光。

你可以用带有胸部发射器的无线心率监测仪来确保你可以获取最准确的读数。这项技术比一些品牌的智能手表和其他设备上的心跳脉搏计要好，也优于跑步机或其他有氧运动器械上内置的脉搏跟踪器。尽快买到属于你自己的装备，熟悉它的使用吧，这样才能为挑战计划做好准备哦。请你在方便的时候，尽早进行 MAF 测试，因为它可以提供挑战计划测试之外的又一项对比数据。

不要被许多运动员在训练期间展示出的误导性的竞争势头吓倒了，他们也会因此把自己推向崩溃的边缘。以来自肯尼亚的奥运会马拉松项目冠军埃鲁德 · 基普乔格为例，他曾在 2019 年不可思议地跑进了两小时大关。基普乔格在网上发布了他的训练日志供所有人看，其中的信息令人震惊。经验丰富的观察人士惊讶地发现，基普乔格几乎在每次训练中都能在自己能力范围内跑得很出色。他大部分训练都是按最大努力程度的 80% 左右来完成的（非常类似于 MAF 的计算），周与周之间变化极小。即使在挑战人类耐力的绝对极限，基普乔格也做到了避免出现其他耐力跑者常常经历的“溃败模式”（包括疲劳、过度训练、疾病和受伤）。

我的一位年轻朋友是一个很有成就的美国大学赛跑运动员，他的成绩是每英里不到 4 分钟，但仍远低于国际顶尖水平，他惊讶地发现自己的训练比有史以来全球最伟大的耐力跑者更刻苦！下一次当你在进行慢跑散步而觉得自己根本没有得到锻炼而沮丧时，你的心脏监测仪会用蜂鸣声告诉你，此刻你正处在有氧最大值，相对而言，你对身体施加的压力比一个精英运动员还大。请记住，总把自己逼得太紧不仅没有必要，还会对你的脂肪燃烧目标和激素健康施加适得其反的作用。你应该慢下来，燃烧脂肪，享受快乐，活得精彩。

把自己逼得太紧不仅没有必要，还会对你的脂肪燃烧目标和激素健康施加适得其反的作用。

做简短、高强度的锻炼

我们有一种基因规则，要定期通过激烈的肌肉力量爆发和全力冲刺，来对自己的身体提出挑战。这种短时间内高爆发性的尝试，会引起全身器官和系统的全面适应性反应。你的身体会变得更强壮，更能弹性面对各种形式的压力，使全天候的脂肪代谢得到加速，肌肉得到锻炼或保持，骨密度增加，激素和神经递质功能被优化，生长出更多脑神经元，刺激线粒体生物发生，增加器官功能的能力使其运行在基线之上（也就是你的器官储备，它是长寿的一个关键属性），增强心血管系统，增强免疫功能，并从根本上避免加速衰老、进入虚弱的老年时期，毕竟它已经成了现在的常态。

不幸的是，现代生活的舒适、便捷和奢侈让我们比以往任何时候都更加忽视了健康、活力、疾病预防和长寿的这一关键组成部分。因为现代人类不再需要面对推动人类进化的主要环境选择压力，没有饥饿和来自捕食者的威胁，进化已经正式停止了，现代人类也从字面意义上变得软弱了。虽然我们谁也不想为了晚餐与一只强大的长毛野兽搏斗，但我们必须找到一种方法，来接近那些让我们的祖先变得苗条、强壮、迅捷和有弹性的挑战，以避免我们错误地将萎缩与变老联系在一起。我们无法抵挡时间带来的衰老过程，衰老让我们从多年来的巅峰状态滑落，但尊重“用进废退”的自然法则可以帮你极大地抵消年纪渐长这个事实的影响，让你这一生都保持强壮和强大。

虽然许多健身爱好者在有氧运动方面做得很好（前提是他们能放慢速度让自己进入 MAF 心率区间），但很少有人会做简短的、爆发性的运动，它可能才是那个你为促进健康投资中最快带来回报的一笔。好消息是，你可以通过每周进行的几次有意识的力量训练，每次持续 10~15 分钟，来改变你的体质和生理机能；每周一次简短的冲刺练习（全速冲刺时间总共 1~2 分钟）和少量的微运动，这正迅速成为健身领域最令人兴奋的新兴趋势。

现在是时候打消你对努力投入的疑虑了，爆发性的努力不仅对于穿紧身衣的兄弟（指身材很健美的人）来说很有必要，而且对于任何人来说都是必不可少的。研究表明，老年人也有能力比任何其他年龄组的人以更快的速度实现力量的增长，并且可以在血液测试中达到与年轻几十岁的不健康人群相似的力量标准和性激素水平。大量针对大型人群的研究揭示了寿命与握力、深蹲能力和俯卧撑能力等属性之间的直接相关性。可以说，年龄越大，我们能从高强度运动中获得的好处就越多，因为高强度运动可以延缓最显著的衰老破坏——肌肉减少症（肌肉丧失）、平衡能力和运动控制能力下降，而这些是引起跌倒的主要原因。

将高强度运动融入你的生活方式可以很简单，而且最重要的是，它是可持续的。首先，可以根据你目前的健身水平调整高强度运动。可以利用你自己的体重及没啥科技含量的弹力带和弹力管来进行力量训练。虽然负重短跑的益处最大，但你也可以换成无压力或低压力的练习。选择一个你觉得舒服的切入点，随着时间的推移慢慢建立信心，尝试新事物。

最重要的是，你所做的运动必须以正确的结构安排妥当。持续时间少于30分钟的锻炼能给我们带来最多的益处，所以你要记得在简短、爆发性的锻炼间隙，辅以足够的休息时间。触发短暂的“战逃”激素激增是我们想要的，因为它可以换回全面适应性和抗衰老两大好处。这种模式是大多数团体锻炼课程、耐力跑俱乐部、经教练指导的视频训练（比如动感单车和其他居家锻炼项目），而且具有团队运动实践的特点，与流行的高强度间歇训练（HIIT）模式形成了鲜明的对比。HIIT训练通常需要你付出过长时间的身体投入，其间又没有足够的休息。正如你从资产清算的讨论（见第84页）中了解到的那样，间歇性锻炼和长时间锻炼带来的疲劳的累积，通常会导致细胞破坏、慢性糖原消耗、对糖分的渴望和疲惫。以下是一些关于力量训练和冲刺训练的有效建议。

力量训练的选择

如果你能遵守一些大局观建议的话，其实力量训练中有许多种方法都能带来不错的效果。最好的运动是全面的、全身的功能性运动，它们会用到大量大肌肉群——那些与现实生活中的身体活动相对应的肌肉群，像深蹲、硬拉、压腿、跳箱、俯卧撑、引体向上、过顶推举、绳索攀爬、壶铃摆动，以及用绳索、带子或拉伸绳完成的横扫动作等。虽然使用哑铃或机器在有限的运动范围内锻炼孤立的肌肉群肯定要比坐在家里好，但是做复合训练能享受到不同运动特有的健身、抗衰老和预防损伤的好处。无论你选择哪种类型的运动，记得始终以出色形式完成爆发性的动作。如果你留意到累积的疲劳影响了你的技术或爆发力，那就是时候结束那组动作，结束那次锻炼了。

选择你喜欢的、方便的、可持续的训练。家庭健身系统和健身房的器材为初学者们提供了安全且易于使用的衡量尺度。杠铃举重需要精准的技术才能做，并且受伤风险较高，因此很多人都会避免用到它。然而认真对待举重这项锻炼的人，会被它带来的多方面好处所吸引，举重能让人们体会到一种强大、自信、有弹性的生活所赋予的身心好处。可以从一些基础的双手壶铃摆动动作开始，很快你就会对举更多重物产生兴趣。如果你想尝试流行的CrossFit课程或其他健身项目，除了能练出好身材以外，说不定你还能建立起社群的纽带。

然而，需要注意的是，一般由教练指导的团体锻炼持续时间会有点久，这一点我不喜欢，因为这样会带来受伤、倦怠和损耗。我知道在完成三分之二训练的时候从高能量团体中退出会让人不舒服，但我建议你对自己在锻炼中的决断负全责，并有勇气听从自己的直觉下判断。如果你在团体锻炼的最后阶段，注意到自己的动作不标准了、肌肉群专注度下降了，或者自觉运动强度激增了，你得意识到，很有可能你已经到达了锻炼效果的最佳点位。当我还是一个优秀的马拉松运动员和铁人三项运动员时，我和我的同龄人们都试图恪守这样一句格言："训练上有10%的不足，总好过训练出现2%的过度。"

阻力带、阻力管和阻力绳是一种简单、便捷且经济实惠的辅助训练方式，每一种的价格都不到一个月健身房的会员费。这些物品让你在家或在旅途中也能开展力量训练课程。与举重物相比，你可以用它们进行各种形式的阻力练习，同时肌肉酸痛和受伤的风险更小。平时，你可以把所有东西都装进一个小篮子里，旅行时放在背包里。一些产品是用不同厚度的橡胶管制成的，中间有一条固定带，两端是把手。迷你腕带可以系在脚踝上，是一种激活你久违的臀部肌肉的好方法，让你的世界在一分钟的时间内动起来。厚厚的阻力带，可以帮你完成各种各样的全身运动，模拟举起沉重杠铃的过程：深蹲、硬拉、卧推、过顶推举等，与此同时受伤和肌肉酸痛的风险较小。上面提到的运动可以选用不同厚度（即阻力程度）的产品，你可以根据自己的经验水平进行选择。

我本人是健身房器械和举重的超级爱好者，我家附近的健身房几十年来一直是我最爱的社交中心。我每周会有几天时间练得特别努力，每次 30 分钟，主要做一些复合运动，比如深蹲和硬拉再加多组引体向上。其他几天我会去健身房参加社交活动，踩踩动感单车，做一些并不会特别费力的锻炼，来锻炼柔韧性、灵活性和预防伤痛。即使我的日程安排总是被旅行或其他活动打乱，60 岁的我，想要保持自己的力量、能量输出和理想的身体组成（包括个位数的体脂率和足够多的肌肉量），竟然出乎意料地容易。我敢肯定这是因为我正确地规划了自己的训练计划，调节了训练强度，不再像年轻时当运动员那样一激动就让自己累得筋疲力尽。

原始基本动作

举重训练最简单的切入点就是“负担起你自己的体重”，我把它称之为“原始基本动作”，俯卧撑、引体向上、深蹲和平板支撑都属于这种。这些是人类几百万年来一直在做的一些典型的运动。总的来说，它们是可以应用于日常生活的全身功能性运动，能锻炼到所有主要肌肉群。别担心，如果目前你还做不了引体向上或深蹲，我的训练体系可以给你提供更简单的渐进练习。对于真正的初学者，这个方法可以按比例缩小难度，健身专家也可以主动增加难度。你可以用椅子辅助做引体向上，用撑杆辅助做深蹲，或膝盖俯卧撑，等你能完成标准的引体向上或深蹲的时候，你的能力就增加了。可以在油管上搜索“马克 · 西森原始基本动作”（Mark Sisson primal essential movements），查看如何正确地进行每一种基本运动以及渐进练习。

微运动

我认为微运动是 21 世纪最令人激动的健身突破之一。我知道 21 世纪刚开始没多久，但是微运动是一种解决久坐日常所带来的危害的“绝佳良药”。这些运动需要的是短暂的、爆发性的努力，你可以优雅地将其融入你在家或在办公室的日常中去。它们很容易就能融入日常生活，不需要专业的健身水平。当前主流健身的趋势是我们需要做一些长时间的令人消耗且疲惫的锻炼才行，而微运动可以缓解这种趋势给人带来的不安。

> 微运动是一种解决久坐日常所带来的危害的“绝佳良药”。

微运动的规则很灵活，可以通过任何能让你站起身来、动起来的东西来完成。例如，在办公桌前做 20 次深蹲，用悬挂在壁橱里的杆子做一组引体向上，在你的脚踝上系上阻力带然后在大厅里来回走动，或者在你每次出去扔垃圾的时候在院子里荡几次壶铃。你也可以做一些锻炼柔韧性、灵活性和平衡性的微运动，比如一系列动态伸展、空手道踢腿、腿部摆动和弓箭步。首先，抓住你的办公桌或停车场里的灯柱，试着做一些你可以在开阔空间里做到的最难的单腿动作。如果这个工作日非常忙碌，你可以从办公桌前离开，爬几层楼梯，在庭院的长凳上做一组屈伸，然后迅速跑回楼上的办公室。通过增加血液流量和向大脑输送氧气，你将立即见证认知功能的提升，而且还可以刺激到神经递质，从而在数小时内提升情绪、改善注意力并加速脂肪燃烧。随着时间的推移，一点点努力就能累积出巨大的差异。与电视名人迈哈迈特 · 奥兹博士一起写了《You ：身体使用手册》的迈克尔·罗伊森博士是克利夫兰诊所健康研究所的负责人，他说每天早晚简单地上下跳跃 20 次已被证实对脊柱和下肢骨密度有好处。

与其感受到时间压力、把“每周去健身房 3 次”塞进日程表，不如下决心每天都让自己从长时间的静止状态中脱离出来、休息一下，每天安排一些微运动。可以整合一些经深思熟虑的激励、奖励和基准进去，好让你时刻保持责任意识。还可以制作一些视觉提示，比如在通往厕所的途中放置壶铃，门道里安装拉杆，或者把阻力带放在显眼的位置，而非抽屉里。采取一些激励措施，比如只有在完成楼梯冲刺或一些用到了带子或绳子的运动后，才能休息吃午饭（或者说是早餐）。在你的办公室里放一张便利贴，提醒你在未做完 50 次深蹲前不能下班。另一方面，我还喜欢把微运动作为完成高强度认知任务里程碑式的奖励。写完演示文档了，奖励自己出去做几个壶铃摆动！如果你想要疯狂刷你最爱的网飞剧，可以给自己定一个规则：每集之间必须进行一次微运动。

使用视觉提示或放置道具可能看上去很简单，但是这些东西可以产生非常有益的心理影响。林赛·泰勒博士跟我一起合著了《原始蓝图》《生酮复位饮食食谱》《生酮复位速食锅食谱》，他也是一位经过培训的社会心理学家，她解释道：

> 无论我们是否意识到了这一点，我们所有的行为其实都是由某些东西触发的。我们可以通过优化自己所处的环境，以及让行为触发变得更明显一点，来提高我们的目标设定和决策能力。譬如将你的健身器材放置在室外，就可以向你的大脑暗示锻炼很重要、很方便而且马上就能进行。开始的时候需要自律，但一旦真的开始了，很快就能完成。即使一个很小的阻碍，比如必须打开包装或安装健

身器材，也会让你没那么想要操练起来。同样的道理，如果在桌子上放了一盘饼干，你拿起就吃的可能性就大大地提高了！

微运动带来了许多独特且令人惊叹的好处：第一，若长久坚持，就可以获得难以置信的累积起来的训练收益，你能量消耗相之和非常可观。一天做一组 12 个的引体向上，每周做四天，就相当于一年下来把自己举起了 2500 次！第二，你的努力提高了基线，基于这个基础，你可以开启雄心勃勃的全面锻炼或运动竞赛，而不会影响你为这些运动锻炼做的准备。如果微运动里加入了柔韧性和灵活性动作，那么在进行有挑战性的训练时，你还可以收获降低受伤风险的额外收益。在油管上搜索“布拉德·卡恩斯晨练”（Brad Kearns morning routine），查看他为冲刺跑和跳高训练所设计的一系列腿部柔韧性、灵活性和核心力量增强的动作。第三，微运动可以让你身体健康、超级健康，且不要求你在健身房进行长时间、令人精疲力竭的锻炼，后者会导致应激激素和细胞消耗的产生。第四，微运动可以帮助你实现健康目标，即增加日常活动，并且在认知高峰任务中获得频繁休息的机会。几组深蹲或引体向上，是中午在办公室庭院里散步或在街区遛狗的有益补充。养成在忙碌的一天里抽空休息一分钟，或偶尔休息个六分钟的习惯。即使你总是宣称自己太忙了，你也必须承认，微运动对认知功能的改善效果是值得投入时间的。

如果你已经很健康，并且一直坚持着不错的力量训练计划，那么你应该可以在没有正式热身的情况下，抓起较重的壶铃做一些摆动或做一组硬拉。如果你在力量训练上还处于基本能力水平，或者白天大部分时间都在坐着，那么你需要花一两分钟四处走走，做一些热身动作，比如用窄一些的阻力带做一些动作，或者在能做真正的深蹲前做一些半蹲动作。只有在日常生活中我们久坐不动的情境下，健身前准备一段精心且长时间的热身才有意义。正如亚瑟·德·万尼博士喜欢说的那样，“狮子在追逐猎物前不需要伸展身体，你也不需要。”

原本我的身体会在早晨时段发出咯吱咯吱声，日常生活中有僵硬感，但近几年来，我注意到这些问题都有了明显的改善，极限飞盘比赛前的准备活动也不需要那么长了。这对于我这个年龄段的人来说是一个惊喜，似乎几十年来身体柔韧度和灵活性的稳步下降被我阻止了。我将自己的进步归功于几件事：工作中换成了可调节液压办公桌；在阅读、看电视或打电话时多使用我的原休息姿势；全心全意地将微运动融入我的工作日（包括在我心爱的走扁带上做动态拉伸和平衡动作）；连续几年每天服用 30 克胶原蛋白肽补充剂；连续二十年从我的饮食中根除精炼种子油的身影。我不能说我可以像体操运动员一样在家里蹦蹦跳跳，也不能说我可以优雅地完成一个很难的瑜伽动作（我的跑步里程就能说明，跑很多步对瑜伽训练也没用）。然而，因为这些练习，我感觉自己更加灵活、更精力充沛、更有柔韧性、更健美了，但这些都与我长期致力于运动训练无关。

是时候重新定义健康、健美的生活方式的概念了。与其说它指的是达到什么里程目标，或者在健身房保持出色的出勤纪律，不如说它与一天的运动频率和变化有关。以下是凯迪·伯曼对于这件事情的见解。

让你的身体适应更多的运动其实很简单。但是想把你的生活调整得更加适应更多的运动是具有挑战性的，因为我们活在一种压倒性的久坐文化中。但就像你可以为下蹲、走路或悬吊去锻炼肌肉一样，你也可以腾出时间去锻炼自己的肌肉。由于回报是如此的直接和丰富，所以会让人觉得付出的努力是值得的。你能邀请到越多的家人、朋友和你一起，这一整天的运动就越容易开展。我们生来就

需要频繁移动，以许多不同的方式移动，和他人一起移动。

我们有“动作频率”“动作变化”和“动作准确性”的概念，后者是我从前美国奥林匹克1500米长跑运动员迈克尔·斯坦伯那里听来的，当时他正在教授业余爱好者如何运用正确的技术来跑步。无论做任何事情，不管是在街上走路或者表演精彩的运动技巧，都需要注意展示良好的姿势，保持重心的平衡。在站立、坐下、躺倒和进行各种运动时，要注意培养一个挺直的、细长的脊柱。注意始终调动你的核心力量，为四肢提供稳定的基础——站立时只需要调动一点就好，举重物或进行运动时要调动更多。如果你有持续性的背痛、肌肉无力、平衡感不好或者柔韧性很差劲，可以从艾斯特·戈卡莱的书《脊柱健康书》、凯利·斯塔雷特博士的《豹式健身》以及凯迪·伯曼的《让基因动起来》和《动态老去》中，了解更多关于动作准确性的信息。

冲刺跑

冲刺跑是一种终极的原始锻炼，是对祖先的致敬，为了纪念他们偶尔需要爆发出全力的过去，因为那生死攸关。冲刺跑可以在平地做高冲击力跑，在山地或楼梯做低冲击力跑。其他低冲击力或无冲击力活动，包括动感单车、有氧健身、划船或游泳。即使是短时间的冲刺跑，也能给你带来激素、神经内分泌、新陈代谢和抗衰老等方面极大的益处。精通冲刺跑能提高你的运动表现，降低你对所有速度低于冲刺的运动所感知到的自觉运动强度。与其他运动相比，冲刺能帮你更有效甩掉多余身体脂肪，因为全力以赴的爆发力所触发的遗传信号，会在锻炼后持续数小时。尽管短期内你不会燃烧大量热量，但激素的优化会让你在身体成分方面实现突破。在第七章里，我会把冲刺跑作为一种进阶减肥策略再进行讨论。

为了避免强度过大的 HIIT 训练所带来的疲劳风险，正确地进行冲刺训练就显得尤为重要了。冲刺的难度较高，所以每次在开始锻炼前，你都需要确保自己 100% 休息好了、动力足了、精力充沛了，才能使出最大的力。对于大多数人来说，一周做一次冲刺练习就够了。如果你出现了任何免疫力低下的迹象（喉咙痛、头闷）、肌肉酸痛或僵硬（即使只是很轻微的程度）、动力减弱或休息时出现轻微疲劳，你都应该将冲刺练习推迟到你可以“大踩油门”时才开始。

一个经过深思熟虑的准备顺序，也是衡量你是否准备好要以接近最大努力值的状态，来完成这一组冲刺练习的标准。由慢跑、动态伸展、准备技术练习和全速冲刺组成的热身，对于降低受伤风险、达成最佳表现是很有必要的。动态拉伸意味着拉伸过程中的阻力来自你扩大自己运动范围的举动。例如弓步走、手臂绕环和高抬腿慢跑。准备技术练习则把重点放在了正确的冲刺形式的某个要素上，用以提高你的技术。举例来说，可以增强膝盖驱动力的跳跃练习，可以纠正大踏步恢复阶段足部背屈的高跟、高趾练习等。在油管上搜索“布拉德·卡恩斯初学者跑步技巧练习”（Brad Kearns running technique drills, beginner）和“布拉德·卡恩斯进阶跑步技巧练习”（Brad Kearns running technique drills, advanced）来获得更多信息。

全速冲刺是指以最大速度进行的短暂加速，接着逐渐减速到慢跑，或者用骑自行车或使用有氧器械来完成相似的运动量。你需要专注在发挥良好的技术上，让所有相关的肌肉群都顺畅地参与进来。热身期间，你需要有机敏的自我感觉和爆发力，才能确保这是一次安全、有效的冲刺运动。如果你的协调性不好，或者感觉腿部非常沉重，那就把困难的东西留到以后再做。相信我，只要能完成一些技术训练和全速冲刺，这就已经是一次出色的高强度训练了。

一组基本的训练将包括 4~10 组时长 10~20 秒的冲刺。如果你想做高冲击力跑步或者你是一名短跑新手，请减少重复次数和持续时间。如果你想做低冲击力冲刺，或者你的竞争目标与耐力项目有关，那么你可以重复做多组，时间也可以延长。每次冲刺过后，有件非常重要的事就是要做到克雷格·马克博士所说的“豪华”休息时间间隔。你的呼吸需要恢复到接近正常的状态，应该能感觉到全然精神焕发和专注，并做好再次拿出同等质量的努力程度的准备，接下来的训练期间都要继续保持这种节奏。通常每次冲刺练习之间需要 60~90 秒休息时间，训练与休息的比例大概是 5 比 1。

时长 10~20 秒的冲刺似乎是一个最佳的适应点，因为当你尝试把冲刺时间延长到 20 秒以上时，细胞破坏的速度是指数级增长的。更重要的是，任何超过 20 秒的冲刺都已经不算真正的冲刺了，因为人类的最大功率输出无法维持在 7 秒以上。事实上，当你看到博尔特在奥运会 100 米决赛的最后阶段领先时，实际发生的情况是，他只不过比他的竞争对手们减速减得慢一些而已！无论你是新手还是高水平运动员，这些参数构成了一个最佳模板，告诉你真正的冲刺训练可以培养爆发力，而不会像长期、令人疲累的训练那样带来疲劳的积累和细胞的破坏。随着你健康状况的提高，你就能跑得更快，而不用去试着冲刺更长的距离、完成更多次循环或需要更短的休息间隔。

拿出“同等质量的努力”意思是说在每一次冲刺中，以一致的自觉运动强度，达到统一的运动表现标准。比如，如果你完成 80 米冲刺耗时 15 秒，你觉得达到这个成绩已经用了 93% 的力量。如果你第六次的 80 米冲刺需要 17 或 18 秒才能完成，或者如果你必须把自觉运动强度提升到主观的 97% 才能在 15 或 16 秒内完成的话，那么这意味着是时候结束锻炼了。如果出现任何新的肌肉僵硬或疼痛，疲劳导致的技巧“故障”，恢复期出现任何类型的头晕、恶心或呼吸困难，或中枢神经疲劳，导致你的注意力或动机下降，你也应该立即停下。对于许多抱着“一分耕耘，一分收获”心态的健身爱好者们来说，正确地执行冲刺训练需要一定的纪律和自我克制。你可以从精英级别的短跑运动员那里汲取灵感，如果他们注意到自己的腿筋有刺痛感的话，他们通常会减少训练，甚至在大赛开赛前的最后一分钟退出比赛。

出色的冲刺训练的最后一个元素是适当的冷却时间，你可以慢跑或以其他只需要付出很小很小努力的方式，持续 7~10 分钟，直到你停止出汗，心率、呼吸和代谢功能逐渐平静下来。在冷却期结束的时候，你需要恢复到能够正常呼吸和说话的状态。你会因为锻炼带来的压力水平而感到满足和一点愉悦，这种疲劳感是令你感到愉快的，而不是觉得自己快“废了”。届时你应该可以走着离开跑道，步伐轻快，而且希望能尽快重回跑道。

在平地上做冲刺练习可以带来极大好处，包括：强化结缔组织、增加骨密度，以及最大程度促进与“减少脂肪”有关的遗传信号。它涉及高冲击性创伤，受伤风险很高。如果你是新手、体重超标，或者对受伤风险有疑虑的话，可以用低冲击力或零冲击力的冲刺运动（例如，在有氧器械、动感单车上进行，或者在划船或游泳时进行）来建立自己的驱动力。完成这个类型锻炼后，你可以进阶到冲刺上坡，或冲刺上楼梯。经过几次零疼痛、零受伤的出色训练后，你可以试着在平地上做一些全速冲刺，也许还可以结合楼梯或上坡冲刺练习。在对全速冲刺进行一些适应后，你就能轻松进入高冲击力冲刺的世界了，并且可以继续自我进步到能够完成一次完整训练的高度。

重视恢复

健身爱好者们因为对抗“沙发土豆”[1]文化而值得我们点个赞，但在耐力、团体锻炼和CrossFit社区中，那些态度高度积极、目标导向明确的一小部分人，也确实存在过度健身的倾向。过度紧张的运动模式被证实可以抑制免疫功能，抑制重要的适应性激素（如睾酮和人类生长激素），并增加患心脏病的风险（这是由于剧烈运动和运动期间休息不足，导致心肌反复出现瘢痕和炎症）。在健身上的追求是否真的会加速衰老的过程，是否真的无法带来预期的好处，这取决于你在锻炼期间如何调整自己的节奏，以及如何在压力和休息之间实现微妙的平衡。我的书《原始耐力》的中心思想是，在没有压力的情况下磨炼你的有氧运动能力，并延长困难运动的恢复时间，你就能在赛道上跑得更快。

我可以肯定的是，“一分耕耘，一分收获”的锻炼心态正在从突出的位置渐渐隐去，如果不是因为那些推送给你的社交媒体信息流，那它可能只留下一些残余的东西在你的心灵深处。你得知道这一点：你不必为了追求有效，而把自己搞得精疲力竭；你也不必为了实现健康上的突破或为了比赛，而在大型训练中“毁”了自己。在我作为一名精英运动员和指导精英专业人士的数十年里，我一次次注意到，最听从直觉的、乐于即时调整计划，并且能够在训练中适时调整强度的运动员，就是那些能把金牌捧回家的人。他们之所以能够在重要的比赛中尽力而为，正是因为他们没有在训练中反复滥用自己储备的能量和意志力。

我建议你把锻炼分成三个类别：收支平衡、突破、恢复。收支平衡的锻

---

1 指将大部分业余时间用来在沙发上看电视十来个小时的人。

炼是指以舒适的速度和适度的努力，来维持你的健康状态。突破式锻炼则是指足够困难且有挑战性的锻炼，它们能刺激你健康状况的改善。当然，这些都只能偶尔为之，你必须觉得100%得到休息和精力充沛了，才能拿出最大程度的努力。恢复训练的持续时间更短，而且比收支平衡锻炼需要投入的努力更少，因此它们可以真正地帮你恢复。

令人惊讶的是，超级简单的恢复锻炼对你的健康有重大贡献，因为它们能让你在困难的锻炼中展现出更多的弹性。它们还会通过强化关节和结缔组织来降低你受伤的风险，将正确的技术植入你的中枢神经系统，帮助你提升情绪、运动乐趣和整体的幸福感。我们经常会对最困难的训练进行美化，但如果不在简单训练课程的准备工作里投入努力，我们就不可能跑20英里（约32千米）、骑行100英里（约161千米），或者在CrossFit基准训练中创造新的个人最佳成绩。

乔尔·杰米森是著名的力量和体能教练，也是综合格斗（MMA）世界冠军拳击手的教练，他因为把“恢复”放在有效训练计划的核心位置而受到赞扬。他提倡一项经特别设计的“回弹训练”，说这项训练能帮助人们更有效地恢复身体。杰米森已经通过心率变异性（HRV）测试证明了这一激进的观点。回弹训练的内容包括动态拉伸、机动性及柔韧性训练、滚泡沫轴和深呼吸练习，这些练习可以促进血液循环和氧气输送，且不会给身体带来压力。你也可以在其中加入一些需要短暂爆发力的运动（低冲击力），然后再接长时间的休息时间——比如，踩着动感单车冲刺10秒（低于你的最大输出水平），然后缓下来踩踏板1分钟，在此期间让你的心率尽快慢下来。冲刺会引起短暂的战逃反应，而恢复期则会产生一种补偿性的“回弹”反应，这种回弹会刺激副交感神经功能。在健身房里用这些训练动作来磨炼降低心率的技巧，之后你就能把它用在面对其他形式的压力（交通堵塞、工作冲突，以及繁忙日子中出现的其他压力）上了。

低强度运动是从辛苦的锻炼中恢复过来的最好方法，而走路这项运动值得你优先考虑。花一些额外的时间，把柔韧性和灵活性训练与你的日常锻炼以及微运动结合起来。从一开始就不要把自己“逼”得太过，这样才能更好地恢复。如果你自感疼痛、僵硬，休息时感觉到迟钝，或者有免疫力下降的迹象，那么就不要做高强度运动。在你输出最大努力的时候，保持控制，始终专注于保持爆发力，确保任何时候都能执行精准的形式。在锻炼的过程中，要监测自己的疲劳状况，如果出现了肌肉紧绷、身体不适或出现负面情绪，就停止锻炼。在有氧运动期间，要保持极度克制和自律，每次训练都把自己的心率维持在 MAF 心率水平，或低于这个水平。即使只是短暂地进入葡萄糖燃烧区，就算你放慢速度也很难恢复到脂肪的燃烧，这也就破坏了锻炼所能带来的预期代谢益处。你可以试着做一些回弹式训练，看看自己是否能比刚开始时更好地完成训练。

“一日两餐”日志

遵循燃烧脂肪的生活方式

1. **睡眠环境。**描述你目前的睡眠环境，以及你可以通过哪些方式来改善它，让它成为一个真正的睡眠庇护所。谈谈你对减少光线（比如盐灯、橙色灯泡、使房间变暗的百叶窗）、消除杂音、优化房间和调节身体温度的想法。

2. **晚间活动。**描绘你目前的晚间活动，以及你在天黑尽量减少人工照明和数字化刺激的方法。写出你对用平静、柔和的活动（社交、遛狗、阅读、滚泡沫轴等）取代屏幕互动的具体想法。
3. **休息、恢复和“停机”。**描述目前你与科技之间的关系，包括会增加压力、降低效率、妨碍身体恢复的薄弱环节。列出一些更具自律性和条理性的具体想法，来减少分心和超连接的情况——比如，分批处理电子邮件以更好地专注在需要最佳状态的任务上，划定严格的脱离科技的时间段，并规划出包含锻炼和沉浸于自然的常规日程，这样才能确保成功。
4. **一般的日常活动。**描述你目前的运动习惯，并为增加各种形式的一般日常活动明确具体的想法。可以从多多步行入手，还可以将其他一些既有吸引力又可行的运动囊括进来——比如，参加正式的运动练习（瑜伽、普拉提），频繁地在长时间的静止中安排休息时间，在工作日和悠闲的晚上做一些微运动。
5. **舒适配速的心血管锻炼。**描述目前你在心血管锻炼方面的安排，以及如何提升你在舒适有氧运动上的投入的想法。请留意你是否遵守了 MAF 心率指导方针，以及如有必要，你是否需要提高这一标准。

⑥ **简短、高强度锻炼。**描述你当前的高强度训练模式，并阐述你对如何提高自己在正确执行冲刺和力量训练上的投入的想法。说说你认为当前的锻炼，以及需要添加到日常训练中的锻炼类型和频率，有无修改的必要。通过思考如何将微运动融入你的生活方式，来阐述微运动的概念。

⑦ **恢复。**写下你特别关注的领域，即那些压力与休息不平衡的领域。就如何把更多的休息、恢复、“停机”融入到你生活中去，列一些具体的想法。

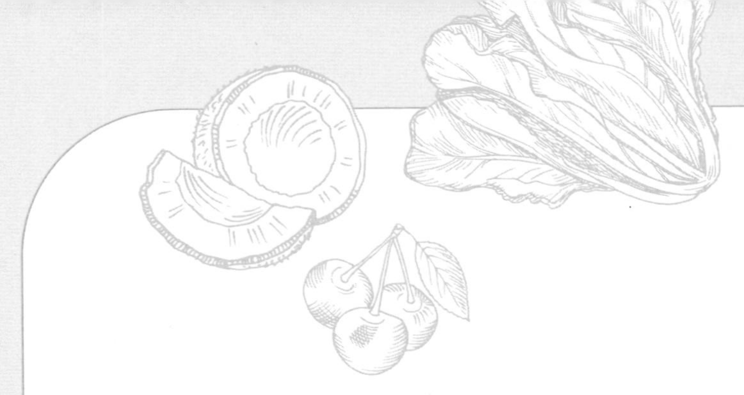

Chapter

Six

开始实践一日两餐吧

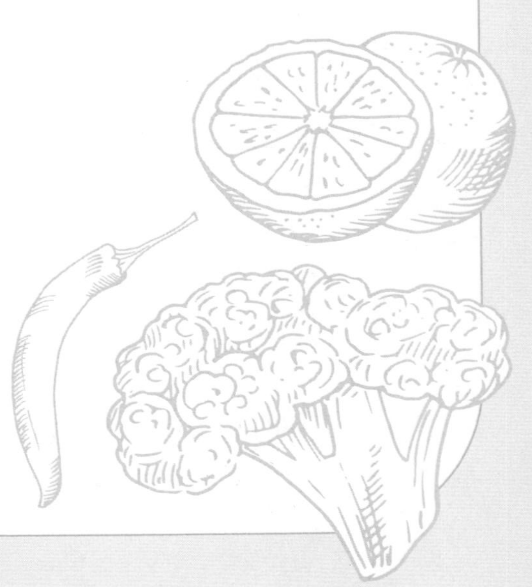

在大多数情况下，你可以保持现有的饮食理念、享受最喜欢的餐食（当然我已经假设你不再吃有毒食品，只看重健康食物了），与此同时去追求“减少用餐次数”的总体目标——这个星期如此，这个月如此，这一生皆是如此。每天那两顿饭的时间可以根据你的每日日程和个人喜好进行调整。譬如说，你可以固定在早晨禁食，然后吃一顿营养的午餐，晚上和家人们享用一顿美味的晚餐。每天工作都很忙碌的人工作日的时候可能更喜欢吃一顿丰盛的早餐，然后早一点吃晚餐。当你形成了一天最多吃两顿且不吃零食的良好节奏后，你可以在某些日子里延长禁食时间。它可能是由一顿大餐和早晨的一些零食或高脂饮料组成的。以下是我建议的一些“一日两餐”模式，供你测试测试，因为你需要找到一种最适合你和你生活方式的长期策略才行。

循序渐进

如果你有因“悠悠球”节食史造成的代谢损伤，很难减掉多余身体脂肪，或者经血液检测显示有疾病风险因素，或者你目前一天吃两餐以上，或经常吃零食并经常在 12 小时窗口期之外用餐，那么你最好是循序渐进地达到一日两餐的基线位置，中间不吃任何零食。不要一下子被太多目标所淹没，试着按以下顺序解决它们。

1. **注意你的 12 小时消化窗口。**做到这一点之后，会让根除零食这件事变得更容易。当吃完晚饭需要放松和欣赏演出或社交时，请先刷牙，这样你就不会受到诱惑，想继续吃东西了。

2. **舍弃三巨头。**正如你在第二章里学到的，这样的饮食法并不一定会与极度缩减碳水化合物摄入相一致，且也并不一定意味着热量限制。享受足量的色彩缤纷、营养丰富的碳水化合物，来降低或消除出现低碳水化合物流感症状的风险。
3. **重视零食。**首先，尽你所能让三巨头从你的生活里消失，避免退回到碳水狂欢之中。如果两顿饭之间你出现了精力不足，那就继续吃零食吧，但你得确保你吃的都是营养丰富的高脂肪零食（比如，澳洲坚果、坚果酱、黑巧克力、煮熟的鸡蛋、吃剩的牛排）。随着时间推移，你需要努力减少直至最终将零食“消灭”掉。你得意识到，对零食的欲望通常是由饥饿以外的其他因素驱动的，比如无聊，或者想要休息一下。那不如用微运动来替代零食吧！当然，当你在代谢灵活性的道路上走到更远的阶段的时候，还可以用零食来代替一顿饭。
4. **尊重自然的饥饿和饱腹信号。**在平和、安静的环境里享用所有的餐食。消除诸如电视、电脑屏幕甚至阅读带来的干扰。细细嚼每一口饭，享受用餐的体验。留意那个你觉得饱足了的点（它通常会出现在你“吃饱”之前很久），然后把剩下的食物留在盘子里。
5. **测试那个“何时”的点。**把一天中的第一顿饭推迟到你真正饿了的时候再吃，这样可以减轻你的压力，因为你知道你随时都能开吃。相比之下，在你真的做好了准备之前就想实现 16-8 的进食窗口期，可能会导致你过分在意时间，进而让你与食物之间的关系变得不健康。你所有的进步都应该是自然的、舒适的，以及容易维持的。如果你能轻松将第一顿饭推迟到中午左右，那么想进入一日两餐的状态就容易得多。

“何时”吃早餐——当饥饿自然发生时

提高新陈代谢最简单、可持续和可量化的策略，是推迟你每天吃第一顿饭的时间，直到你真正感觉到饥饿再吃。虽然这对于某些中午时间有限或接触食物的机会有限、需要在出门之前在家里补充好能量的特定人群来说，可能并不是最佳选择，但这似乎是最受欢迎的和最方便的长期策略。坚持一夜8小时不吃东西后，你会在燃烧脂肪的最佳状态中醒过来。你会出现轻微的糖原消耗，这通常可以促使肝脏产生酮类物质。如果你不适应生酮态，那么这种情况会出现得较轻微；如果你特别遵循生酮饮食，那么这种情况会比较显著。随着早上燃烧脂肪的加剧，你已经做好了度过接下来几小时高效率时间的准备，而不用受到准备和消化一顿饭的潜在打扰。早晨是利用一夜禁食期来建立更好的代谢灵活性的好时机。除非你花上几小时燃烧了储存的能量、激起了食欲，否则肯定不需要立即摄入大量热量。

若你一觉醒来，摄入一顿堪称“最重要”的美式高碳水早餐（果汁、烤面包、燕麦片、谷物和其他富含碳水化合物的食物），你会立即推翻所有因一夜禁食而带来的快速燃烧脂肪的动力，切换到碳水化合物依赖模式。到了上午10点左右，当你消耗完早餐的热量，并产生了应对热量负荷所需的胰岛素后，你可能会觉得肚子饿了，需要来点零食，或者注意到自己的思绪转到了思考午餐吃什么这个问题上。这意味着你已经登上了葡萄糖–胰岛素过山车，并且在这一天余下的时间里一直待在这辆过山车上面，有可能你余生也一直待在上面，除非你能摆脱美国标准饮食模式。如果你吃了一顿营养丰富、脂肪和蛋白质充足、不含精制碳水化合物的早餐，虽然不会出现胰岛素崩溃，但仍然会停止燃烧身体脂肪和酮体的生成，因为这样才能燃烧掉这一顿饭。也就是说，享受一顿营养的早餐不一定是一件坏事，它可能是你根据自己的日程安排所考虑出的有效策略。

如果你在“循序渐进”部分（见第 178 页）中的五个步骤做得不错，那么你应该能做到在醒来的至少几小时后，才感觉自己需要进食。通过不断的努力，几乎任何人都能进展到中午才吃早餐的程度。很显然，这五个步骤会让你在一日两餐的策略下获得巨大的成功。如果你想要在早上激活自己的消化昼夜节律，让自己的身体运转起来，那就喝点咖啡、茶或其他低热量的饮品吧。我认为，早晨咖啡里的奶油和糖对我“压缩进食时间”的目标无关紧要，因为我能够在短时间里燃烧掉它们给咖啡增加的至少 60 大卡的热量。

当你实施“饿了才吃”策略时，你需要在早上保持活跃，将高强度锻炼留到当你的新陈代谢灵活性变得异常高的时候。步行或做一些低强度的有氧运动不足以刺激食欲，但能进一步优化你的脂肪燃烧状态。如果你已经吃了几十年的早餐，那么你胃饥饿素的含量可能会在早上达到巅峰，这是受昼夜节律影响的结果。试试看自己是否能忽略高胃饥饿素带来的症状，因为这些症状其实会在 20 分钟内消退。你可以试着用散步、微运动或一项需要专注的认知任务来让自己充满活力。随着中午的临近，你将在某个特定的时刻，意识到自己真的很想吃点东西来维持身体。进食是为了真正消除饥饿，而不是因为这是一天中某个特定的时段，或者只是你需要从工作中解放出来休息一下。

如果你想尝试减掉多余的身体脂肪，那么在你真正享受一顿饭之前，你应该偶尔努努力让自己挺过那个饥饿点 30~60 分钟的时间。请谨慎使用这一进阶策略，它很容易适得其反，导致你在狭窄的进食窗口里暴饮暴食。下定决心真正适应 16-8 的基线吧，然后你可以以追求身体成分的改善为目的，偶尔尝试超越这个标准线。记住要专注于用禁食和消灭精制碳水化合物，来降低胰岛素。不要试图将长期禁食与少摄入热量结合来做，因为那样可能会降低你的代谢率，让你变得迟钝。

早晚模式

早晚模式适用于那些从事体力劳动，难以抽出时间吃午餐或中午很难获取健康食物的人，比如，寻求优化进餐和锻炼时间的运动员，以及在快节奏、高强度工作环境中工作的人。如果你没办法让自己从精神到肉体脱离工作环境 30 分钟以上，没办法把自己置于一个安静、放松的环境中，就算吃一顿营养丰富的餐食也没用。记住：交感神经系统的战逃机制与被称为“休息和消化”的副交感神经系统功能之间，存在直接的矛盾。当你采用早晚模式时，你可以设定自己的消化昼夜节律，在离家前为自己补充一天的能量，然后不被打扰地专注在自己的核心日常事务上。当你忙碌了一天的身体和心灵回到家中，切换到休闲模式后，可以享受一顿庆祝晚餐，并与一日两餐模式保持一致。

虽然早晚模式可能与前文说的“早上第一件事就是吃东西会影响脂肪的燃烧”的观点相悖，但如果你完全遵守早晚模式的话，是完全没有问题的。在不吃午餐的情况下度过白天高效的工作时间（可能还包括斗志满满的锻炼），你也可以做到加速燃烧脂肪、消耗糖原，生成高辛烷值酮作为大脑的超级燃料。这与你在早晨禁食到“饿了再吃”时所获得的益处是一样的。尽管完成 16 小时的夜间禁食绝对算得上代谢灵活性的一项壮举，但在醒着的时段里完成 10 小时禁食同样也很厉害。为了进一步巩固早晚模式，你早上的胰岛素敏感性需要比一天中其他时间都更突出。也就是说你的细胞需要更易接收胰岛素信号才行，这样才能一点一点完成任务。如果你在早上和晚上吃一模一样的饭，你可能会经历更大的血糖波动，产生更多的胰岛素，更有可能将摄入的热量储存为脂肪，而不是把它们与你晚上吃进去的食物一同燃烧掉。相反，早上无论你吃什么，都会随着你变得越来越忙碌而快速燃烧殆尽！

运动员们认为早晚模式很成功，它可以在早上锻炼开始前为他们提供热量，然后在晚餐时促进他们的身体恢复。有了跟我长期一起工作的同事布莱恩·麦克安德鲁的衬托，我在博客里和油管视频里都显得特别优秀，他其实是一个严格的生酮和肉食性饮食爱好者（他与布拉德合著了《酷盖的生酮烹饪书》和《酷盖的荤食烹饪书》。其实布莱恩也是一名举重运动员，他每周有几天时间都要在健身房里努力锻炼 2 小时。布莱恩的锻炼通常安排在中午，在他充分消化掉早餐之后才进行。他的高蛋白早餐（他的书中有一些非常适合运动员的绝佳创意想法）为他提供了稳定的氨基酸的摄入，让他无须在锻炼后使用蛋白补充剂。傍晚时分，他会享用另一顿丰盛的晚餐，确保为他巨大的运动量提供补充，并给予他足够多的时间去消化，不影响就寝时间。

亚瑟·德·万尼博士也喜欢把中午锻炼夹在早晚模式中。他喜欢在禁食前锻炼，借此向他体内的细胞发送“更新信号”，然后在剧烈的锻炼后禁食至少 4 小时，以最大限度发挥自噬和线粒体生物生成的作用。德·万尼博士解释说，两餐之间长长的间隔时间可以促进蛋白质稳态（蛋白质内环境稳定），即稳定整个身体细胞中蛋白质制造和（理想的）蛋白质降解的关键性操作。相比之下，吃得太多、太频繁则会导致蛋白质生产和降解的失调，这是加速衰老、认知下降和增加癌症风险的本质。通过禁食或剧烈运动来消耗细胞能量，就像让一名质检员参观装配线，以确保所有东西都能高效运转并保持正常的工作秩序。

让我进一步拆解一下：当你通过禁食或进行剧烈或长时间锻炼，使你的细胞缺乏能量时，或者当你将这两种方法结合在一起执行时（我几乎每天都这样做），你会收获巨大的修复和更新效应，这是抗衰老的最好体现。此外，德·万尼博士将这种禁食、锻炼和控制营养的模式视作治疗抑郁症的方法，这就是他说的：“饥饿和运动！”他解释道，饥饿通过前述被称自噬的细胞解毒过程（见 78 页），吞噬掉了大脑中一些功能失调的突触。他说，“每一个受损的分子都会有一个受损的思想。一个抑郁的大脑或一个有创伤后应激的大脑——这些都是大脑中受损的神经元，你只需要清除那些导致神经元功能失调的分子就好。第一步先治愈大脑。用神经营养因子治疗它。外部也有策略，用新思想、新行为模式等，这些外部因素是很奏效的。有些刺激你甚至无法与之产生关联，但是你能感知到它们。你的大脑将首先把你治愈。”

直觉策略

从直觉的角度来看，你的饮食决策主要是由饥饿和饱腹信号，再加上情绪、环境、睡眠、工作、运动和其他社交习惯的日常变化所驱动的。直觉策略能让你从遵守用餐计划的压力和麻烦中解脱出来，让你每天都过得顺其自然。正如你可能想象到的那样，当你出色的代谢灵活性让你是否正常吃饭都能自如生长时，它就是最有效的。最理想的情况是，我们人只会在饿了并且能够在轻松的用餐环境下享用最有营养和最可取的食物时，才会动嘴吃东西。

当你遵守直觉策略时，你会发现自己在没有意识到的情况下就跳过了一顿饭，或者推迟了用餐时间。在早餐、午餐和晚餐方面，你会摆脱对特定食物的文化依恋，做到早上吃牛排，晚上吃鸡蛋。或许你想在上午 10 点 45 分吃几块黑巧克力，而不是坐下来吃顿早餐或午餐，然后早一点吃顿丰盛的晚餐。或许你偶尔还会因为太累了而没有吃晚餐，早早睡了觉，而不是用微波炉加热一些没啥营养、平平无奇的食物，然后大口吃着爆米花看网飞剧，因为这些已经成了你夜间的习惯。如果你是凭直觉进食的，当你决定放纵一把的时候，你会全身心扑在吃上面，对这场放纵深感满足。与之形成对比的是，每当我们放纵自己的时候，那被社会规训出的“罪恶的快感”心态。正如我们在第四章里讨论到的，羞耻感和内疚感会削弱你大部分的乐趣，并让你陷入一种反叛行为模式。

从本质上说，直觉策略可以让你摆脱与食物有关的所有依恋。等你将自己提升至能够采取这一策略的阶段时，就等于承认了控制热量摄入量并不意味着你能控制自己的生活（厌食症患者们无法接受这一概念，因为对他们不利）；避免食用动物性食品并不意味着道德优越感；你有六块腹肌也并不代表你是谁，它只是你“穿”在身上的东西而已！当烟雾散去时，你会对自己真正的热量需求有一个清晰的认知，并且也会对自己喜欢的食物和用餐环境形成纯粹的欣赏。

诚然，比起碳水化合物沉迷，在情感上依赖 16-8 用餐模式没那么令人反感。你大可将自己定位为有星球意识的素食主义者或六块腹肌拥有者，而不是一个吃货。在一个由及时满足、超连接和消费主义驱动的世界里，我们都习惯于培养出对各种垃圾产生不健康的依恋，而食物无疑是这坏习惯最具有破坏力的事物之一。然而依恋不可避免地会导致痛苦。如果你能按照一些步骤来摆脱对饮食的情感依赖，那么代谢灵活性很可能会成为一种催化剂，让你在生活的许多其他领域里，获得更多的灵活性和内心的宁静。

按照这些思路，直觉策略可能是减少体内多余脂肪并永远保持良好的身体成分最有效的方法，甚至比严格的 16-8 模式或根据生酮指南严格控制碳水化合物摄入要好。多年来，我曾为许多高度自律的人提供过咨询，他们都因减肥失败而陷入沮丧。他们通常都认为自己所做的一切都是正确的。然而在进一步检查中，他们那不健康的情感依恋浮出了水面（包括对时间的依恋、对“被认可”为健康的他们所爱食物的依恋，甚至对过度和非理性的热量燃烧的依恋），或者主动将挥之不去的自限性想法和行为模式暴露了出来（它们在幕后发挥着作用）。一个很常见的例子是，你潜意识里认为自己不配拥有性感的身体，或者认为与需要不惜一切代价去追求的高尚理想相比，好看的裸体体型（LGN）是一个愚蠢且肤浅的目标。顺便说一句，我反而觉得LGN是最有效的激励因素之一！

完全不受任何僵化或量化的约束，可以减少出现倒退和反叛行为的风险，倒退和反叛行为通常是我们对限制性和严苛计划做出的反应。即使你对脂肪有很强的适应性，拥有优秀的纪律、专注、自我意识和关于健康饮食的知识，你还是很容易陷入阻碍你进步的依恋模式中——比方说，习惯性地在中午就餐，是因为它标志着16-8禁食窗口的结束，或者过度沉迷于“被认可”的高脂肪零食，以弥补在戒掉你以前爱吃的零食和小吃后的剥夺感。当你能够超越这些和其他的限制，超越过度的自我量化，以及对食物、膳食和体重秤上结果的普遍依恋时，“减掉身体多余脂肪并维持下去”可以自然而然地发生，不需要你刻意去思考。

不幸的是，直觉策略带来的自由感也有危险的一面，因为它把你从一些让你自觉应该承担责任的指导方针和限制中，解放了出来。当你不再痴迷于16-8目标时，你可能会发现自己某天直到下午2点才吃饭，但其他日子里也有可能不用被迫等到中午12点就用餐。理解“直觉策略并非是很随意的策略”可能会对你有帮助！在这种情况下，漫不经心地使用“凡事均需节制”这句老套的建议，真的很让我恼火。今天，鉴于饮食相关疾病的流行率，我认为有必要对健康饮食做出极致的承诺。正如奥斯卡·王尔德所说，“万事有度，包括‘适度’本身在内。”

虽然我很想让你享受自己的生活、享受表妹到访你家时上午10点为你做的煎蛋卷，即使你正在执行16-8计划，但偶尔偏离正确轨道的行为，是与“到处亮通行证逃避正确做法”不同的。如果你觉得自己需要一个依附于16-8窗口的安全网，或者每天50克碳水化合物的生酮饮食限制，或者冰淇淋不允许进屋的规则，我表示充分的理解。当你试图摆脱碳水化合物依赖、减少多余身体脂肪或达成特定健身目标时，严格的参数是有必要的。

我实施了各种各样的指导方针、激励措施和奖励，来让自己诚实地对待饮食选择，帮助自己去抵抗油管视频（我喜欢电动水翼、站立式划桨和莱尔德·汉密尔顿和凯·莱尼的巨浪冲浪的相关视频）的干扰，并且抑制自己在最后几组锻炼动作里偷懒的倾向。但我也知道该如何去放松、舒展、拔掉插头，让直觉引领我朝着一个方向前进，而不是每天都以各种方式去严格追求最高效率。正如我在本书开头所说的，我曾经经历过那样的事情，极限马拉松训练不仅没有让我获得奥林匹克的荣誉，反倒毁了我的身体。

我相信，优化热量摄入和用餐模式的秘密，就在于你对饥饿和饱腹感这两种遗传信号的极其敏锐且精确的调节之中。当你放松下来，把食物秤和计算器拿走，从情绪、文化和环境这些触发进食（以及暴饮暴食）的因素中脱离出来，让你失去已久的饥饿和饱腹感信号重回舞台中央时，你是不会走上歧路的。你会渐渐将食物作为健康、健美、活力生活的营养素，而非现代“过剩”现象的又一例证。当你能做到几乎每一顿饭都“足够饿”才坐下来吃，吃得又恰好感觉到满意而非饱足时（你不会想吃得太饱，也不想后悔吃得太多而破坏了用餐体验），一个完美的平衡点就出现了。你也可以让自己在性生活、锻炼模式、网飞观剧，甚至生活标准等方面，都争取达到同样的平衡点。社会学家和统计学家长期以来一直主张说，人一旦达到某种合理的收入水平，即一个满足你基本需求，并能让你享受到一些舒适和休闲机会的水平，更多的钱并不能买到更多的幸福。考虑到近些年我个人的生活水平和职业复杂度稳步上升的这一事实，我意识到自己对于创业生活的压力和成功的想法与情绪，一直都没有变过。只是账目上“0”的数量发生了变化。

努力建立起代谢灵活性吧，因为它是摆脱严苛饮食、碳水依赖，以及与

> 努力建立起代谢灵活性是摆脱严苛饮食、碳水依赖，以及与之相伴的缺漏心理的必要先决条件。

之相伴的缺漏心理的必要先决条件。当你仍旧需要依赖常规膳食来获取能量时，就不可能摆脱对食物的痴迷和依恋。而当你有了一些动力后，可以看看放松一点、随波逐流是什么感觉。

“一日两餐”日志

让一日两餐发挥作用

策略和进展。描述你目前的饮食方式，包括你体内最典型的消化功能、热量消耗窗口。绘制从“现在”到最终“一日两餐（最多）且不吃零食”这一模式的现实进程。说说你更偏好的策略是哪个，是早餐“饿了再吃”策略、早晚策略，还是直觉策略。写下你日常工作和锻炼计划的细节，以及你认为你的策略将如何有效地发挥作用。

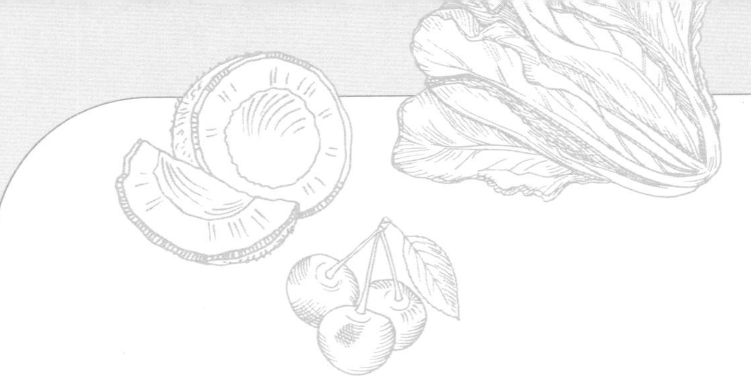

Chapter

Seven

减脂的进阶策略

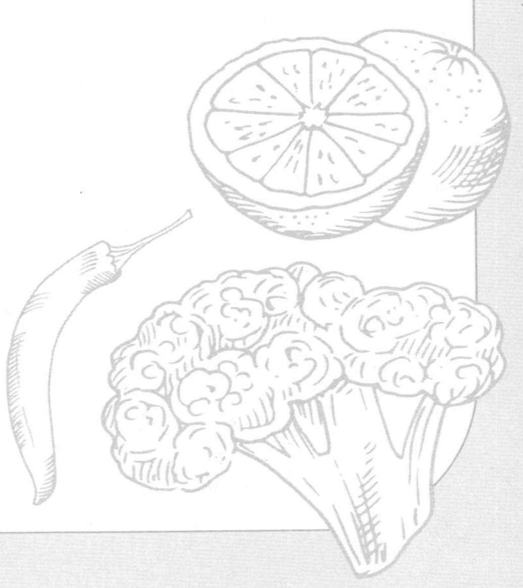

正如你可能已经发现的那样，把热量限制与雄心勃勃的热量消耗相结合，并不能像我们相信的那样能起到减少脂肪的作用。补偿理论破坏了那些最自律、意志力最强的人的周密计划。我在介绍的部分提到过，代谢设定点理论是合理的，而我们需要协调一致的努力才能改变遗传倾向。如果你已经为实现前几章提到的目标而做出了果敢的努力，并且遇到了瓶颈或者渴望实现更好的结果，可以尝试一些更进阶的策略。在这一章里，我将会介绍一系列禁食锻炼、延长禁食期、冲刺训练，以及通过寒冷刺激减脂的激动人心的前沿策略。在 12 天挑战计划期里，将会涉及这里提到的一些技术；本章旨在为长期实施这些策略而提供更多细节和指导。

可能采用这些技术不是很容易，但它们很奏效。拥有赋权心态，能让我们保持专注和投入，始终如一地采取行动，使我们更加接近自己想要的东西。没有疑虑或拖延的余地。成为一名“项目负责人”，为你所做的每件事增加价值，可这并不是一件能在几天内就完成的事情。例如，我相信不时地克服饥饿能给人带来深远的心理上的好处。从我作为一名需要极度消耗、摄入热量的运动员这样的个人背景来说，我的表现实际上非常依赖碳水化合物，但我想时不时地挑战一下饥饿极限，向自己证明：我也可以在不受食物摆布的情况下自如生长。我不再受制于传统愚昧的教条，它过去曾给我洗脑，让我崇拜一个虚假的“神”——能量消耗领域的“热量摄入 – 消耗”模型。偶尔拥抱饥饿也让我重新体验到了用餐时间和吃美味食物的美好。任何时候当我们把某种东西视为理所当然，比如一段感情、一趟准点的航班、一个可靠的网络链接，或者一顿饭，我们对它的欣赏就很容易减少。由于我们可以持续不断地接触到各种现成的食物和零食，所以我们很容易就会与“努力工作才能获得营养食物”的满足感之间形成脱节。当你偶尔体会到真正的饥饿感，让这些激素过程在发挥一些作用之后再熄灭，你就能成为一个更专注、更懂感恩和更凭直觉吃饭的人。

以下是一些能向你的基因发出信号，让它更快一点减掉多余身体脂肪的方式。一旦你完成了身体成分目标，就能无限期保持新的身体形态，不会遇到太多麻烦。即使你放弃这些进阶策略，减少运动量，或在饮食上稍微松懈，你的体内平衡驱力和补偿理论也将帮助你把体脂百分比维持在一个波动很小的范围内。这也是补偿机制，所以说减脂本来就很难！也就是说，如果未来你的饮食会使胰岛素的产生量持续地增加，身体脂肪就会逐渐累积起来。而为了控制你的身体成分，你需要集中精力降低自己的理论胰岛素值（AUC，曲线下面积）。这指的是产生最少的胰岛素的量，刚好够支撑你完成工作；最好的实现方法是定期禁食，避免摄入精制碳水化合物和种子油。不要因为想跟运动热量消耗保持一致而过度担心，也不要削减你喜欢的营养丰富的食物的量。享受你的生活，包括享受庆祝晚餐，从极度投入锻炼中放松一下，休息休息。如果你害怕自己变得软弱，想象一下把手放在刻度盘上，你只需要简单调低几个挡位，就能减少胰岛素的产生并加速脂肪燃烧。

禁食与运动

当你在禁食状态下做了运动，那么你可以在下次进食前等待 1~4 小时，迫使你的身体加速脂肪燃烧以满足你自身的能量需求。正如你之前了解到的，用禁食叠加运动消耗热量的方法会让你的细胞失去能量，这样能促进线粒体生物发生——在细胞中制造新的、能产生能量的线粒体。就像第三章（见第

> 用禁食叠加运动消耗热量的方法会让你的细胞失去能量，这样能促进线粒体生物发生。

82 页）中展示的太阳能电厂与燃煤电厂的对比图，脂肪需要燃烧线粒体来获取能量，但葡萄糖可以在没有线粒体的情况下直接在细胞中燃烧。你体内线粒体的工作表现得越好，你就越能 24 小时燃烧脂肪和酮等清洁燃料。

禁食锻炼是一种进阶策略，因为如果你还未建立好燃烧脂肪的代谢机制，没有修建好你的“太阳能电厂”，就有可能会触发战逃糖异生，以满足你在锻炼期间和锻炼后数小时内的高葡萄糖能量需求。对于尝试禁食锻炼，或锻炼后安排一个禁食期的碳水化合物依赖型运动员，只会徒增锻炼压力，延长身体恢复所需的时间。在运动员的饮食及高压力、消耗糖分的生活习惯得到转变之前，是无法从禁食锻炼中获益的。假设你可以做到在 16-8 进食窗口的前提下自如工作生活，度过一个穿插了工作和轻量运动的活跃早晨，那么你就能走到下一步了。你可以试试在一夜禁食后进行晨练，然后继续禁食一段时间，通常最少 1 小时，最终至多 4 小时。这有点挑战性，但不至于太让人生畏。接下来，就像你之前训练自己走上 16-8 模式一样，当你真正体会到饥饿感时再吃饭。

禁食锻炼策略有四个变量：锻炼前禁食期的持续时间，锻炼后禁食期的持续时间，锻炼的难度，以及禁食的总持续时间。多尝试，找出最适合你的方法。以下是我建议的进程，它可以让你行动起来，并一直推进到最高难度并收获最大减脂效益。

1. 禁食一夜，适度锻炼： 你应该能做到在经过一夜 12 小时禁食期的状态下，轻松完成恢复或收支平衡锻炼（见第 196 页）。夜间的能量消耗很小，所以你仍然有足够的肝糖原和肌糖原，来进行 60 分钟的有氧运动，或 20 分钟甚至更短时间的短暂的高强度运动。如果你做完运动后立马就想吃早餐，那就好好享受吧。

2. **禁食一夜，适度锻炼，并在锻炼后坚持到饿了才吃：** 进行不超过 60 分钟的有氧运动，或不超过 20 分钟的高强度糖酵解（燃烧葡萄糖）锻炼。也可以是冲刺练习或健身房里的一些高强度力量训练。看看你舒适的状态能在适度锻炼完成后维持多久，直到饥饿找上门来为止。即使在坐下来吃饭前只禁食一小时，也能极大地刺激代谢的灵活性。
3. **禁食一夜，艰苦锻炼：** 此处所指的锻炼的持续时间或强度，都是那种可以大幅消耗糖原的水准。这可能需要你完成长达 40 分钟的高强度锻炼，或长达 2 小时的有氧训练。同样，如果你觉得必须在锻炼后立即进食，那就吃吧。理想食物是一个煎蛋卷或其他低碳水化合物的食物，但如果你渴望碳水化合物，可以吃，吃到你感到充分满足、在接下来的几小时里都充满活力。不过，为了进阶到下一个阶段，你需要努力地将锻炼后这一餐里的碳水化合物含量降至最低。
4. **禁食一夜，艰苦锻炼，并在锻炼后坚持到饿了才吃：** 欢迎来到脂肪适应型运动员令人惊叹的新维度！一夜禁食和艰苦锻炼都会带来糖原的显著消耗。这意味着在运动后的禁食期，是由加速后的脂肪燃烧和酮类的产生来供能的。看看你是否能坚持 1 小时以上再去吃一顿美餐。你可以最大限度地利用运动后出现的适应性激素（比如睾酮和人类生长激素）飙升的好处，但如果你立即就吃东西的话，这些好处会被胰岛素抑制。
5. **禁食一夜，艰苦锻炼，并在锻炼后延长禁食时间：** 这确实是一个高阶策略，所以只有当你做好准备了才能用它。这一水平的策略有惊人的减脂潜力。我认识许多运动员，他们能在一周里甩掉好几磅脂肪，所使用的方法就是在延长禁食的基础上完成野心勃勃的锻炼计划。虽然我反复强调我们应该感觉舒适，应该以谨慎的速度行事避免遇到“资产清算”，但到了这个水平的话，我们可以变得更激进一点。

当饥饿的感觉最终不可避免地到来时，是你锻炼后的第 1、2 小时，还是第 4 小时？试试看你是否能在饥饿高峰前坚持更久时间。找一些能让你忙起来的事情，比如一个需要非常投入的工作项目，一通电话，或一次户外散步。我发现从办公室里短暂脱离出来，去爬爬楼梯或进行一次微运动，可以让我立即进入一种不同的新陈代谢状态。我觉察到机敏性的迸发，持续时间大约半小时，这可能是因为脂肪燃烧和酮的产生。虽然平安度过胃饥饿素高峰不是件闹着玩的事，但我可以证明，胃饥饿素高峰确实能在 15 分钟后消退，特别是如果你一觉得饿就马上让自己进行某种形式的运动的话。

当你已经很健康的时候如何获得增量收益

当你作为伴娘想要在婚礼前用进阶策略来实现身材突破时，你应该能意识到，你是无法无限期地保持令人惊叹的体格的。环法自行车赛运动员们试图在为期三周的赛事前的最后冲刺阶段，减掉几磅脂肪，他们会骑行 6 小时，然后饿几小时肚子。当体脂率已经处于个位数范围时，这是触发进一步减脂的唯一方法。然而，这些精英运动员们知道，他们只能在为期三周的比赛期间维持如此低的体脂水平，之后他们自然会重新调整到正常的热量摄入量，体脂率也会回到略高一些的水平。

但即使你暂时突破了自己代谢灵活性的界限，继而重新校准到基线，此番经历也能在未来数年和数十年里优化你的身体成分。让我们设想一下，有一个健康的男性，尽管他采取了认真的训练和对自己负责的饮食，但他的体脂一直卡在 14%。实行一日两餐计划的基本原则（戒掉三巨头、降低用餐次数、多禁食）应该能让他快速达到并维持在 12% 的体脂率。从 14% 降到 12% 是很简单的，但要从中获得收益，则需要你暂时走出舒适圈，进行大量的禁食锻炼，几次 24 小时禁食，或激进的冷疗方案（见第 204 页）。通过认真执行这些进阶策略，说不定可以暂时实现 9% 的体脂率。在降到不可持续领域一段时间后，随着时间的推移，我们可以预见他的体脂率会出现上浮。然而他的努力换回的适应性效应，可以帮助他把长期设定值由原来的 12% 降至 11%。

这种可能性得到了禁食、胰岛素敏感和营养酮症相关研究的支持。当你降低自己的胰岛素产生量（即使是暂时的）时，胰岛素敏感性就会提高。“较少胰岛素即能完成工作”的正反馈循环，让你能够增强自己的代谢灵活性。这一循环与受胰岛素抵抗驱动的疾病升级过程相反。当你通过禁食、限制过多碳水化合物的摄入，并成功触发酮的产生时，你将能享受到下游遗传信号带来的一系列好处，帮助你改善身体成分。酮类物质具有显著的蛋白质节约作用，可以激活那些帮助构建和保存肌肉组织的基因。比起处方药，酮类具有更有效的抗炎作用，可以促进脂肪燃烧，并有助于防止炎症性内脏脂肪的堆积。酮会触发线粒体生物发生，让你变得更擅长脂肪燃烧，减少你把膳食碳水化合物作为能量源时的依赖。如此一来，你可以更努力地锻炼，也能更快地恢复，从而燃烧更多的脂肪，练出更多的肌肉。代谢灵活性的成功建立会带来更多的好处，包括让你随着时间的推移变得更瘦、更健康，而不是随着年龄的增长，出现常见的健康水平稳步下降、脂肪堆积。

延长禁食

只有在你拥有了全面的健康和免疫功能时，你才能考虑“延长禁食”这个策略。如果你开启一日两餐之旅时的状态是不健康、肥胖、因悠悠球饮食有过代谢损伤史，或患有甲状腺、肾上腺、自身免疫或炎症性疾病的话，请把重点放在第六章提到的“循序渐进”上：建起一个 12 小时的消化窗口，摒弃三大有毒的现代食品，约束你吃零食的习惯，尊重自然的饥饿和饱腹信号，然后轻巧优雅地尝试进入“直到饿了再吃”的世界。努力进到16-8式的例行日程中去，享受一个有代谢灵活性的新生活。随着时间的推移，你会看到体内多余脂肪出现逐步和持续的减少，但如果你有代谢损伤的病史，我不建议你采取太激进的方式减脂。当然，你可以偶尔尝试更长的禁食时间。你可能会时不时地尝试，但是，在你第一次摆脱对碳水化合物的依赖后的至少一年内，都没有必要强迫自己超越16-8模式。

如果你已经能做到时不时地长时间禁食，并且是一个认真的健身爱好者，拥有较低的身体脂肪，那么你应该很容易就能引入20-4模式，甚至偶尔几天执行24小时禁食。有趣的是，如果你已经拥有了极好的代谢灵活性和身体成分，那么与渴望拥有这些特质的人相比，长期禁食带来的好处会少一些。这一点对健康的女性来说尤其如此，如果她们在繁重的锻炼计划之外再叠加长时间的禁食，就很容易给自己造成压力过度的情况。要知道，在杂志封面和火热社交媒体帖子里出现的拥有六块腹肌的女性正在披荆斩棘，去对抗人类女性最强大的遗传驱动力——保持生殖健康和生育能力。女性的生育能力取决于摄入充足的营养热量，以及保持合理的身体脂肪水平，而典型的杂志封面是需要远远低于这个要求才能登上的。试图减掉更多身体脂肪的尝试很容易诱发一种“战逃”反应，并产生负面影响。

也就是说，如果你觉得自己还没有完全“达到那里”，并渴望突破令人沮丧的减肥平台期，或想摆脱过去几十年累加起来的极其讨厌又对健康有害的腹部脂肪（也就是内脏脂肪），那么延长禁食时间能为你带来重大突破。如果你已经有了一些经验，并且适应16-8模式了，你可以试试禁食20小时（比如，晚上8点吃完晚餐后禁食到第二天下午4点）。选定工作、生活上总体压力最小的一天，在那一天就只做适度的晨练。记住禁食的规则：不要强迫，也不要让自己挣扎在能量下降、脑雾或长时间饥饿感之中。看看自己可以在感觉良好和不太在意食物的情况下，坚持多久。正如你从前文有关受昼夜节律影响的食欲激素胃饥饿素的内容中了解到的，如果你习惯中午12点进餐，那么你可能会在那个时间点左右体验到饥饿感。相信我，咕噜咕噜的胃部不适会在几分钟内消退，特别是如果你把自己的注意力转移到快速散步或微运动上之后。

你可能听说过用易消化的食物（诸如思慕雪和汤）来打破长时间禁食的方法。但如果历经了20小时禁食的话，我就不太会考虑这一点了。大可选择一顿诱人的庆祝大餐——这是你应得的！但是，你需要抵制住长时间禁食后再次暴饮暴食的诱惑。你可以在一个安静的、低压力的就餐环境中坐下，以不慌不忙的速度咀嚼，全神贯注地享受这一体验。

禁食24小时及以上

当你成功完成了几次20小时禁食后，你可以试试被大家仰望的24小时禁食了。挑战你的身体和心理，一整天都不吃东西，看看你会感觉如何。可以尝试从一顿较早的晚餐禁食到第二天那顿较早的晚餐。我的一些朋友以及先祖健康领域的意见领袖们会定期这样做，其中有些人禁食的时间甚至还长得多。“旱地酒厂”的创始人托德·怀特每天禁食23小时！每天晚上，他都会享用一顿庆祝晚餐（通常是与同事一起，并以产品研发为名义畅饮葡萄酒），直到第二天晚上才再次进食。托德说，他一天的后勤工作现在简单多了：不用花时间准备饭菜和吃饭，有充足时间用于冥想、集中精力工作和做高强度锻炼。

“一日一餐”策略在拥有代谢灵活性的人群里越来越流行，他们追求禁食效用的最大化，希望加速脂肪新陈代谢，并燃烧大脑中的高辛烷值燃料——

酮。在欧洲，早上喝咖啡、下班后吃一顿庆祝餐是一种普遍做法。“一日一餐”策略的信徒沙纳汉博士，喜欢将高脂肪的早晨咖啡（添加奶油或MCT油）与被她称为黄昏大餐的晚餐搭配起来。

彼得·阿提亚博士则每季度进行一次为期5天的禁食，同时他会仔细追踪大量的血液、新陈代谢和运动表现指标。“肝王”布莱恩·约翰逊和他的妻子芭芭拉（Barbara）也是每季度完成一次为期5天、只能喝水的禁食。你需要明白这一点：约翰逊夫妇的禁食期不是从“最后的晚餐”式的盛宴开始的，而是起始于一项劳累的、消耗糖原的锻炼，布莱恩称之为“失败的狩猎”。这个想法是为了模拟我们的祖先们可能经常经历的情况。布莱恩和芭芭拉说，在5天禁食期之后，经过几天的重新进食和恢复全面的运动训练，他们在体能基准和每日能量水平上，都有了显著提升。约翰·贾奎什博士是X3 Bar力量训练装置的发明者，也是《力量训练就是浪费时间》一书的作者，他遵循连续48小时禁食计划，每两天吃一顿大的全肉餐。体重240磅（约109千克），体脂个位数，约翰的营养需求相当巨大，但他拥有的闭环功能，能使他在深度禁食的情况下自如生长，能够完成艰巨的锻炼并从中恢复过来。

南加州大学长寿研究所主任、《长寿饮食》的作者瓦尔特·隆哥博士的研究表明，在长期禁食期间，器官会暂时收缩。这是由于日常生活压力导致受损、发炎的细胞物质脱落的结果。研究还证实，在长期禁食期间，自噬（细胞修复）和凋亡（受损、功能失调和癌前细胞的预期程序性死亡）这样的重要内部排毒过程都会加速，在此期间，导致你的器官缺乏正常能量供应的毒物兴奋效应应激源，会促使干细胞开始行动，并启动全面的更新和修复过程。

隆哥博士的研究宣扬了延长禁食时间带来的各种额外好处。即使是24小时禁食也不会完全把肌肉和肝糖原消耗掉，因此禁食2天或更长时间可以促使脂肪燃烧量和酮体产生量的额外增加。尤其是消耗糖原的禁食，可以刺激顽固内脏脂肪的燃烧。其他观察到的益处，包括炎症标志物水平降低（比如C反应蛋白，也就是hs-CRP），血压降低，葡萄糖、胰岛素和甘油三酯水平降低，生长因子IGF-1（具有抗衰老和疾病预防的功效）的减少，促进珍贵的脑源性神经营养因子（BDNF，又被称为“喂给大脑的美乐棵”）的产生。

正确看待禁食

一些极端的健康爱好者和生物黑客们认为，72是一个神奇的数字——是触发大规模自噬和抗炎症作用所需的最短禁食时间，但在这里我想放弃“越多越好”的说法。与其尝试打破纪录，不如专注于长远。试着建立起16-8的节奏，并以长时间禁食、美味佳肴和不吃零食的板块为特征的分形且直观的模式。想象一下从现在起对自己进行7个月甚至7年的自我检查，而且这期间你觉得这份日程表执行起来让人感觉非常舒适。

如果你想尝试延长禁食，请确保自己的能量和认知情况能在禁食期间保持稳定。把真正困难的锻炼留到下一次；限制自己只做配速舒适的有氧运动和微运动。当你的禁食时间延长到24小时以上时，你会开始产生更高水平的活力激素，诸如皮质醇、肾上腺素和去甲肾上腺素，帮助你在不摄入热量的情况下保持高静息代谢率。这些激素与你运动时分泌的激素是一样的，而且这些应激源的结合很容易在禁食后引发倦怠状态，它可能会在几天后表现为暴饮暴食和疲劳。最后，心理学家建议，如果你有进食紊乱的历史或倾向的话，不要尝试延长禁食时间，因为那会带来潜在的负面心理后果。

冲刺跑

在与现场观众的互动中，我总会被问到“如何应对令人沮丧的减肥平台期”。我最喜欢的回答是，“没有什么能比冲刺跑更让人痛苦了。”如果你已经渡过了转变饮食和建立代谢灵活性的难关，那么冲刺练习能帮助你减掉最后几磅顽固的脂肪。与每周进行好多个小时的有氧运动来消耗热量相比，冲刺运动能让你获得10倍的投资回报。这是发表在《肥胖期刊》上题为“高强度间歇性运动和减肥”的一项研究的开篇：“定期有氧运动对身体脂肪的影响可以忽略不计；但其他形式的锻炼可能会对身体成分产生更大的影响。”长时间的锻炼可以带来生理上和心理上的许多好处，但就是不会熔化脂肪，但冲刺跑可以，不过前提是你进行了正确的训练，并且已经拥有了代谢灵活性（有关冲刺跑加速脂肪燃烧的更多信息，请参考第168页）。

冲刺跑的魔力来源于我们对训练刺激的适应性反应，以及所谓的后燃效应。后燃效应说的是一种被称为“运动后过量氧耗”（EPOC）的现象，即使只是短暂的冲刺跑锻炼也会让你的新陈代谢率升高，并持续72小时之久。当你的身体努力回归平衡时，额外的氧气会被用于激素平衡、糖原更新、细胞修复、肌肉蛋白合成、ATP 补充，以及增加脂肪酸氧化。对冲刺跑的适应性反应描绘出了强大的遗传信号和激素级联反应，它们可以帮助我们改变身体，让我们在下一次运动时表现得更出色。其中包括改善肌肉的氧气输送，使肌肉纤维更有爆发力，并减少不必要的身体脂肪。

虽然长时间的心血管锻炼，甚至钢琴课，都能够触发适应性反应，但这些活动无法像冲刺跑那样产生减少脂肪的效果。携带一身过量脂肪做低冲击力或低强度活动时，或许这些脂肪不会受到什么影响，但当你开始冲刺跑的时候，过量脂肪面临“惩罚”就严重多了。你要学着在训练开始时快速加速，积极地摆动手臂，每一步都以最大的推进力撞击地面（博尔特每一步所产生的力量超过 1000 磅——是他体重的 5 倍！），并命令自己那充当稳定器的肌肉全程保持重心的平衡。即使是最轻微的能量消耗，比如手臂的随意摆动，或身上携带着对前进毫无贡献的腹部脂肪，都会对你施展最高速度的能力，投下巨大的负面影响。同样的情况也会出现在任何其他需要跳离地面的健身活动或体育赛事中。看看奥运会跳水运动员轮廓分明的体型，或者精英跳高运动员的骨架吧。但是，如果你刚开始的体格不够奥运会水准，也不用担心。尽你所能就好，你知道的，持续的提升将会回馈走出舒适区的你。

冲刺跑引发的“减少脂肪”的强烈遗传信号，正是你从未看到过一个胖胖的短跑运动员或跳高运动员的原因！相比之下，即使是在最具挑战性的耐力比赛（比如马拉松、越野超级马拉松或铁人三项）的起跑线上站着的大部分参赛者们，也都会携带少量或较多的多余脂肪。这可能是因为碳水依赖型饮食模式，以及日常活动减少和长期消耗性锻炼引起的热量摄入增加的补偿反应。更重要的是，耐力运动员和团体运动爱好者通常所遵守的慢性有氧模式是很让人不安的，因为实际上在这样的模式下，身体会发送出“暴饮暴食”的遗传信号，试图让人从耗尽肌糖原的疲劳锻炼造成的身体压力中，生存下来。极限耐力训练的最终结果是很少或几乎不传达减肥的遗传信号。许多极限运动者都震惊于当他们减少训练量、仅做适度饮食调整，就能减掉多余脂肪的现象。

请按照第五章里的指导进行正确的冲刺训练，重点放在投入持续、高质量的努力，以及充分休息上。我们想要的不是疲劳的积累和细胞的耗竭（这二者通常伴随着 HIIT 而来），因为它们会在数小时后将你卷入补偿模式（活动变少，食欲变好）。因为冲刺跑所需要的热量是最低的，所以你可以在禁食状态下进行冲刺跑。事实上，禁食状态下做冲刺跑可能是最好的选择，因为可以避免因锻炼前过早进食引起的胃不适风险。此外，由于冲刺锻炼对新陈代谢的极限需求，最好在训练后至少等 1 个小时或更长时间，才开始进食。你的食欲很有可能会因为冲刺造成的体温升高和应激激素水平升高而减弱。一个禁食的早餐，加一次辛苦的锻炼，再加一个锻炼后的禁食期，遵循这样的建议在训练前后禁食，可以为你创造一个五星体验（见第 193 页）。

当你做负重冲刺跑时，冲刺锻炼的适应性收益会得到最大化展现。如果你担心自己健身水平不足或有受伤风险，可以将在动感单车或有氧运动器械上进行低冲击力或无冲击力冲刺跑作为起点，朝着平地冲刺跑进发。虽然我们建议的是每周一次短跑练习，但如果你处在积极的短期减脂阶段的话，可以增加第二次冲刺练习。如果想做短跑冲刺，请先从用动感单车或有氧机械做低冲击力或无冲击力训练开始。若你认为自己可以应付得了第二次高冲击力的冲刺练习，可以试着只做第五章中描述的跑步技巧练习和全速冲刺（见第 168 页）。这些都是足够剧烈的运动，可以刺激适应性激素反应，但同时也会最大限度地降低因冲刺练习过于频繁而可能出现的受伤和疲劳风险。

请记住，这一切都与遗传信号有关，而且一点点就能带来大不同。当你的能力见长时，不要试图进行更长时间的冲刺、更多的重复练习或选择更短的休息时间。你只需要开心接受那个运动表现越来越好的自己就行了。坚持你的计划，随着时间延长，你就能目睹脂肪慢慢消失。如果冲刺训练导致的不仅仅是轻微肌肉酸痛和翌日疲劳，那么你需要调低自己的努力值，这样第二天你才会感觉“良好”。对于那些勇敢的、有动力冒险跑上赛道去冲刺的人来说，我这儿有一则警告信息：过度紧张的训练（比如，太多或太长时间的冲刺跑，或中间的休息时间不足）会引发应激激素分泌过量和补偿反应。完美执行的爆发性锻炼会刺激适应性激素（随后会快速恢复稳态）的升高，并有助于有效减脂。简短的、爆发性微运动也可以成为减脂的重要催化剂。虽然短跑冲刺需要大量的热身和准备训练，但在这种情况下，任何持续 10 秒的爆发性动作都能算作是“冲刺”，包括一组深蹲、拉弹力带或迷你带、摆动壶铃。请参考第五章里提到的方案（见第 164 页）。

冷暴露

坊间证据和前沿科学揭示了治疗性冷暴露（又称冷生热）那令人难以置信的效果，它能单独刺激脂肪的减少，还能作为饮食和运动投入的补充。尤其是接触冷水具有治疗效果，因为冷水的分子密度比冷空气的密度更大，带走体温的速度是冷空气的 25 倍。洗个冷水澡，或者最好每天早上在温度接近冰点的浴缸里泡几分钟，会引发强烈的激素反应。你的机敏性和积极性会立刻极速提升，之后的数小时内脂肪代谢也会加速。暴露于寒冷中会促使你的身体出于保暖目的燃烧脂肪。雷 · 科洛尼斯是美国国家航空航天局（NASA）前研究科学家和著名生物黑客，他在 6 周时间里通过冷激活技术减掉了 27 磅（约 12 千克），这一技术包括冷热对比淋浴、寒战行走（裸着在室外走路）和在寒冷的条件下睡觉。科洛尼斯把这项技术描述为能提高代谢率的“热负荷”。

注意，如果你已经有一些健康问题，诸如甲状腺或肾上腺功能障碍，或者如果你有任何轻微疾病的症状，请在恢复基本健康水平之前，不要进行冷暴露。

治疗性冷暴露能弥补我们与祖先之间的遗传脱节，现代人类几乎每时每刻都生活在舒适的、温度稳定的环境中。正如 T·S. 威利在《熄灯》中提到的，我们全年都处于一种激素的“夏季模式”，即摄取糖分和储藏脂肪，为寒冷、热量稀缺的冬天做准备。唉，从遗传信号的角度来说，冬天永远都不会到来。我们必须认识到，由于我们对舒适、便利、奢华和即时满足的痴迷，现代人类实际上已经软弱了。

诚然，没有人愿意倒转进化时间表，没有人想要去体验我们的祖先曾经面对过的严酷的自然选择的压力。但是，当我们仅仅因为提到“冷水浴”或“徒步结束时跳进冰冷的河流”就退缩，很显然，我们已经失去了一些曾经使我们成为人类的优势。用“肝王”布莱恩 · 约翰逊的话说，对日常挑战的兴趣缺乏导致我们成了“地球上最糟糕的哺乳动物捕食者”，而这又导致了衰老的加速和疾病风险的增加。

和禁食一样，冷暴露为我们了解祖先们的过去提供了一扇窗户，因为原始人类经常受到低温的影响。专家们认为，冷暴露是各种进化适应的一个重要驱动力，包括优化内分泌和免疫功能，以及磨炼最重要的生存属性——有效燃烧脂肪。我们之所以能适应低温，最有可能是因为我们拥有一种特殊类型的脂肪，叫棕色脂肪组织（BAT）。与常规的“白色”脂肪（我们将其储存在身体上，将其燃烧来获得能量）不同，BAT 存在的主要目的就是帮我们保暖。研究显示，毒物兴奋式冷暴露会激活棕色脂肪，从而增加正常身体脂肪的燃烧。

除了激活棕色脂肪，冷水浴还能带来一种奇妙的能量、机敏和极度兴奋感的爆发。你正在探索着的是古老的适应性过程及反应机制，它们与我们的基因紧密相连。一项著名的芬兰研究显示，浸在40华氏度（约4.4摄氏度）的水里，即使只浸泡20秒，也能使情绪、注意力和动机激素去甲肾上腺素在长达一小时的时间里飙升200%~300%！冷暴露还具有显著的抗炎、增强免疫的效果，包括增加内部超级抗氧化剂谷胱甘肽的产生。冷暴露也会促使受人追捧的冷休克蛋白的释放，从而促进大脑突触和肌肉组织中的各类修复过程。

由冷暴露导致的血管收缩和血管舒张，有助于强化我们的心血管系统。这无疑与人们常说的“冰浴或跃入结冰的湖中会导致心脏病发作”正好相反！感冒和复温则会触发整个淋巴系统的泵送反应，从而带来有效的解毒作用，并增强白细胞和杀伤性T细胞的免疫功能。“变冷会导致感冒”这一常见误解，被一项针对冬泳爱好者们的研究给证伪了，研究发现，这些冬泳爱好者们患呼吸道传染病的概率，比对照人群要低40%。冷暴露之后晒太阳还能促进维生素D的产生，它能最大限度地降低病毒感染的风险——没错，包括全球大流行性感染在内。冷疗爱好者们还可以享受到心理层面的诸多益处。当你养成习惯，在淋浴的最后两分钟将把手调至“冷”、跳进冰冷的水中或20世纪30~50年代那种装满水的冰柜里几分钟，就可以培养出专注力和适应力，它们会延续到生活中其他所有巅峰表现的试炼中去。

若你还停留在围栏边，迟迟没有脱光衣服浸在离你最近的寒冷河流中，那我得强调一下让冷暴露的时间保持足够短的重要性，这样它可以在触发适应性益处的同时，不至于带来不愉快的折磨。请记住，在40华氏度（约4.4摄氏度）的水里浸泡20秒就能带来巨大的激素刺激，可以推导出，在55华氏度（约12.8摄氏度）下待1~2分钟也会产生同样的效果。最理想的短暂“战逃”刺激可以让你在离开水面、努力恢复体内平衡时，自然地变得更机敏、有活力。如果你一直待在冷水里，当你真的感觉不舒服、开始打寒战了，那么你脆弱的“战斗或逃跑”机制可能承受了过多压力，就像经历了一场精疲力竭的锻炼或在压力巨大的个人或工作环境下一样。有一个基准就是在开始颤抖前离开水面。研究表明，在你开始发抖之前，肌肉就已经开始燃烧更多能量、制造额外热量了，所以完全没必要秉承打破纪录的想法。

进行冷水浴的最佳策略是要培养专注、积极、有弹性的心态；变得专注于执行任务，不退缩。无论是在淋浴间、冷水浴缸，还是冰冷的水体中，你需要通过有意识的呼吸，来帮助自己承受刚刚进入水中时出现的冲击反应。你可能有过跳进冷水，本能地发出尖叫，然后立即离开，直奔最近的毛巾、浴缸或热水淋浴间的经历。可以通过在水中进行深深的横膈膜呼吸，来轻松缓解这种恐慌反应。首先你需要使劲吸入氧气，让腹部鼓起来，然后是胸腔。这可以使横膈膜肌肉和富氧的肺下叶充分参与，实现最有效的呼吸。

给自己定一个合理的目标：在离开冷水浴缸或水体之前，在淋浴头下停留 2 分钟或完成 20 次呼吸循环。如果你感觉你快要颤抖了，立马出去，下次试着做得更好一点。在我的健身俱乐部里，有一个维持在 48 华氏度（约 8.9 摄氏度）的治疗性冷水浴场所。我喜欢冷热对比疗法，我会先蒸 10 分钟桑拿，然后在没过脖子（这点很重要，因为棕色脂肪集中在上背部）的冷水池里坐 5~7 分钟，然后再到温水浴里复温几分钟。看到我自己的容忍度随着时间的推移自然增加，这一点很有趣。一开始，我只能在冷水池里舒服地待上 2 分钟，现在我能轻松拿下 7 分钟。

治疗性冷暴露入门

1. 对比淋浴： 在你每天淋浴的过程中，用冷热水交替淋脚部 30 秒。一开始你可能会觉得有点不舒服，但是几天后你就会习惯它，并深刻体会到从这一最基础的冷暴露中，你所获得的提神能量。

2. **冷处理 / 冷水淋浴：**在试过几次对比淋浴后，接下来可以尝试以 2 分钟冷水浴来结束每一次淋浴。几次过后，你应该就可以进阶到进行几分钟的冷水淋浴了。
3. **冰浴或冷水浴：**一旦你成了一名冷水淋浴专家，可以考虑将你的游戏升级到装满冰水的浴缸或户外水箱，或者找到合适的湖泊、河流或海洋来进行冷水浴。一般说来，任何低于 60 华氏度（约 15.6 摄氏度）的水都适合用来做冷疗。
4. **冰柜：**也许有一天你想要拥有经济上可负担的全年无休家庭疗法体验——一个装满水的冰柜，水温降至你想要的温度！在油管上搜“布拉德·卡恩斯冰柜冷水疗法”（chest freezer cold water therapy Brad Kearns），学习如何设置冰箱。
5. **冷冻治疗：**去冷冻治疗中心的极冷室里待上一小段时间成了一种很流行的做法，这也是一种选择。一些纯粹主义者们认为，水才能带来更多健康上的好处，而入会价或单次体验的高昂费用是种阻碍。

注意：这是来自迈阿密的问候！假设你现在正在进行冷暴露，之后会在温度宜人的室内或室外度过一天。如果是这样的话，那么随着时间的推移，自然的复温（包括做一些轻量运动或在必要时加一层衣物）可以有助于最大限度地燃烧脂肪。但如果你是在淋浴后，前往安装防滑链或在没有暖气的仓库里工作[1]，你可能需要的只是季节性的冷暴露，或者通过热水澡或蒸桑拿（就像对比疗法的流行做法一样）来把它与复温相结合。

---

1 指生活在相当寒冷的地区。

让你的个人偏好和你自然的耐受性，来决定治疗方案的细节。随着时间的推移，你可能会注意到自己有了一种“能够适应更低温度或在水里停留更长时间”的自然倾向。进阶爱好者们可以在30华氏度（约1.1摄氏度）的水里待5~7分钟，40华氏度（约4.4摄氏度）的水里待10分钟，50~60华氏度（约10~15.6摄氏度）的水里待20分钟。然而如果你做得过了度，会导致自己在之后的一段时间里出现发抖或感觉变笨拙。实际上，如果你体内的保护机制被触发，在冷暴露后的几小时里你的能量、情绪和认知功能都会下降，这是人体对感知到的生存威胁做出的反应。

减掉身体多余脂肪

沉浸在将冷暴露列入前沿生物黑客实践清单的兴奋中，我们险些忘记了说补偿理论在其中产生的影响。冷暴露可以激活棕色脂肪，增加身体脂肪（白色脂肪）的燃烧，但科学和坊间证据也清晰地揭示了冷暴露会刺激食欲的事实。布拉德和我做了实验来证实这一观点，在冷暴露后20分钟至1个小时这个时段里的任意时间，会出现诱发饥饿的胃饥饿素的飙升。这与受昼夜节律影响的胃饥饿素的飙升无关，但似乎与冷暴露过程明显一致。研究表明，冷暴露会导致血糖下降（因为肌肉在通过燃烧额外的葡萄糖和脂肪来复温），这可能是造成随后食欲激增的原因。或许你回忆起你在冬天的某天，滑了一天雪或砍了一天柴之后，吃了一顿大餐，或者一顿接一顿大餐的事。你的身体会通过燃烧热量来恢复体温，食欲机制会命令你摄入更多热量，来为这场突然爆发的大火提供燃料。

如果你真的想一劳永逸地减掉多余脂肪，我的建议是，试着在冷暴露后禁食几小时，度过阻碍你的胃饥饿素高峰。在那令人不快的高峰过去后，你的胃会平静下来。意识到短期内不会有食物出现，于是你的身体会加速脂肪的燃烧和酮的生成，这些会给你带来头脑清醒的体验，或者至少能让你的情绪、能量水平和认知功能稳定几小时。本 · 格林菲尔德是近些年来普及冷暴露的先锋之一，他在做冷暴露时佩戴了 2 周的连续血糖监测仪，发现了有意思的数据。他声称，每天 4 分钟的冷水浴是最有效的血糖水平稳定剂。

为了减肥，最好尝试自然复温，不要立马去冲个热水澡或用我在前文所说的冷热对比疗法。冷与热的混合更多是为了放松，而不是减肥。一些崇尚极端寒冷的狂热爱好者们会在疗法结束后故意穿得少一些，以期在更长的时间里利用冷疗带来的好处。他们还本着雷 · 科洛尼斯“寒战行走”的精神，将家里的恒温器特意调低了一些温度。如果你决定尝试治疗性轻度冷应激，需要穿得过少或在低温下暴露很长时间，一定要确保你的手和头是暖的。这样可以让你的大脑确信你此刻没有危险，并维持热量燃烧的水平。每周做一些冷暴露和延长禁食的尝试，它们都可以作为减脂秘密武器，效果很靠近冲刺跑哦，所以放手去做吧！

“一日两餐”日志

减脂的进阶策略

1. **禁食锻炼。**描述你当前在禁食锻炼上的经验和能力水平。把本章中的一些观点作为建议，列出未来几个月你想尝试攻克的难度渐长的禁食锻炼方面的计划。

2. **延长禁食。**描述你当前在延长禁食上的经验和能力水平。列出未来几个月你想尝试攻克的延长禁食方面的计划。
3. **冲刺跑。**描述你当前在冲刺跑上的经验和能力水平。列出将冲刺跑纳入你目前的健身方案的方法，包括初始锻炼的细节，以及未来几个月你将如何进阶到更有挑战性的阶段。
4. **冷暴露。**描述你当前在冷暴露上的经验和能力水平。列出未来几个月你想尝试攻克的冷暴露方面的计划。

一日两餐 12 天挑战计划

我希望到目前为止，你通过这本书踏上了“一日两餐”的旅程，而且这段旅程应该具有尽可能多的互动性和维度。这是我在每个章节最后设置日志作业的意图，我也想鼓舞你立即去做一些事情，比如放弃垃圾食品、优化睡眠环境、监测运动心率等。现在是时候以一种激烈且戏剧化的方式投入到一日两餐的生活方式中去了。现在是 12 天挑战计划时间！这一独立计划会用到你在本书中接触到的所有知识和实践建议，去创造一种旨在激发你的灵感并专注于长期生活方式转变的体验。

这 12 天里的每一天，你都将完成 5 个方面的任务：食物、禁食、健身、心态和生活方式。你需要每天用 1~2 小时来完成所有行动和日志作业。我推荐把第一天定在周一，这样的话，适合周末做的挑战就会赶在第 6 和第 7 天。如果你落后了，或者遇到了阻碍你完成任务的后勤方面的挑战，把它记下来，下决心尽快完成。如果能在第 2 天或第 3 天完成错过的挑战，那会是确保连续性的最佳选择。如果无法在 12 天的时间段里完成挑战，请务必在之后的时间里尽快完成。

当你要开启挑战计划时，你会希望生活中的所有事情都是井然有序的。选择一个你自觉专注、精力充沛和有动力的时刻作为开始的时机，去应对短暂但有挑战性的沉浸式体验。确保你生活的整体压力水平处在较低的状态，没有任何不寻常的负担或义务。如果你有旅行计划，要接待外地的家人或朋友，或有阻碍你锻炼健身的伤病，请等到事情都恢复正常以后再开始挑战计划计划。当你在家里度过日常生活时，一切都应该是让人感到舒适的。

以下清单是为了完成一次愉悦且成功的挑战计划所需要的东西。请做一些必要的事前研究、规划、安排和采买。

食物和禁食

- 配备有基本炊具和用具的实用厨房
- 分配给营养食物和庆祝大餐的预算
- 天然食品杂货店或高品质食物的网络资源
- 健康的食用油，比如特级初榨橄榄油、牛油果油、椰子油，以及饱和脂肪，如黄油、酥油和猪油

健身

- 配有胸带和手表的无线心率监测设备
- 进行冲刺跑练习和 MAF 心率测试的本地场所，比如跑道或一个平坦、平滑的道路或小径
- 进行正式运动课程（瑜伽、普拉提、太极）的本地场所或互联网资源
- 第 7 天在大自然里做一次盛大的游戏冒险的想法和组织工作
- 第 8 天工作场所改造计划所需的设备（站立式办公桌、矮桌、微运动设备）

心态

- 用于一日两餐和感恩日记的笔记本或其他空白本

- 视觉提醒用品：杂志、海报板、胶水、美术用品，或用于创造“心灵电影”的数字影像

生活方式

- 使蓝光最小化的眼镜或光源（橙色或黄色防紫外线透镜，橙色灯泡，盐灯）
- 冷暴露场所（冰浴器或水温在15.6摄氏度以下的水体，比如河流、湖泊、海洋）

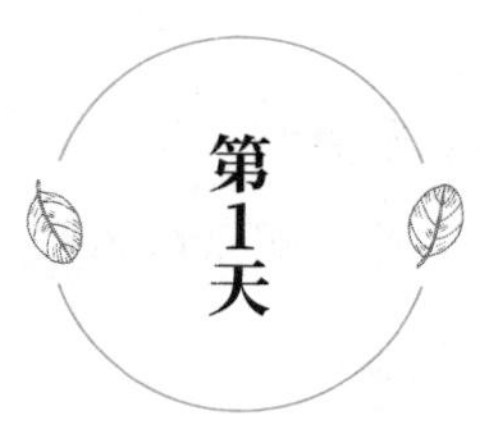

食物：厨房和储藏室大清扫

我希望你在阅读了第一章有关厨房和储藏室大清扫的内容时，即刻采取行动，部分或完全清除掉你家中的有害加工食品。无论此刻你家冰箱和储存室是什么样的状态，是时候完成这项工作了！丢弃所有形式的精炼种子油、精制谷物和精制糖（见第17、18页）。如果这些物质中有任何一种还存在，

那么是时候在 12 天挑战计划期间对“三巨头”实施零容忍了。

需要关注的主要问题是外出就餐，因为你去的餐厅端上来的三文鱼和西蓝花，或者外卖的烤牛肉和牛油果酱很可能都是用种子油做的。当你购买国外草本茶、康普茶或星巴克的饮品时，请阅读它们的标签，因为添加糖是非常常见的。可以留意一下挑战计划期间，当你的血糖数值不再像坐过山车一样忽上忽下时，你的感觉有多棒。如果幸运的话，你将长期杜绝这些食物，或者只是偶尔用用它们。

禁食：12 小时消化昼夜节律

今天，把各种消化功能限制在 12 小时以内。这将是一项你需要在整个挑战计划期间及之后继续推进的挑战。要特别注意这样一个事实：你的消化时钟始于一切对外源性物质的加工处理，即便它没有热量（例如咖啡、茶、维生素等）。根据这一基线，禁食的类别将包括在压缩的时间窗口内摄入热量，尝试几次延长禁食，以及把锻炼放在禁食期内。

健身：以 MAF 心率进行有氧锻炼

计算你自己的“180 减去年龄”的最大有氧能力（MAF）心率，即每分钟的心脏跳动次数。例如，一个 42 岁锻炼者的 MAF 心率为每分钟 138 次（180 减去 42 等于 138）。在所有心血管运动中，准确测量心率是非常重要的，这样可以确保你体验到 MAF 心率下的预期代谢益处——促进脂肪的燃烧，而非糖分的燃烧。正如我在第五章里说到的（见第 158 页），最准确的心率测量需要使用带有胸部发射器和手表的无线心率监测仪。

我希望你每次做有氧运动的时候都能拿起一个设备，戴上它。这一点很重要。仅仅依靠自觉运动强度或手动抽查脉搏率实在是太难了，因为在自觉运动强度没有明显增加的情况下，心率很容易浮动到 MAF 心率之上。即使是有几十年经验的运动员，也需要以蜂鸣器警报为形式的持续提醒，从而避免超过自己的有氧极限。如果你选择不买无线设备，可以使用配备有脉搏计数的健身房器材或佩戴合适的手表进行锻炼。一次真正的 MAF 锻炼是可以让你时刻都感觉很舒适的；你应该能做到边运动边背诵字母表或与一起锻炼的伙伴交谈，而不至于气喘吁吁。

心态：12 天挑战计划日志和感恩日志

在一日两餐日志里开辟一个新的分区，来写 12 天挑战计划日志。或者如果你想分开记录的话，也可以用一个全新的日志本。同样，你需要一个单独的感恩日志，或明确用于记录感恩相关内容的日志页面。

挑战计划日志：列出一些现在你可以原谅的自己的缺点、弱点、坏习惯、过去的错误和失败。它们可能是节食失败、锻炼上雄心壮志的破灭，或者你日常生活中某些被划为“需要改进”范畴的方面。

感恩日志：列出你感激的几种生活方式，以及你感激的健康属性。如果你目前的健康、能量和身体成分还没有达到自己想要的水平，那就得承认人体对环境信号和转变做出反应的非凡能力。

生活方式：拍一张“之前”的照片做对比

在全身镜前穿最少的衣服拍一张“之前”的照片。在你努力实现身体和生活转型目标的过程中，不要消极地对待此番体验，而应该借着这张照片让自己保持感恩、有动力、有责任感。

打造一个睡眠圣地。卧室里不要出现工作文件、成堆的杂物和任何电视或电脑屏幕。整理你的壁橱、浴室和床头柜区域，力求达到极简主义的效果。

不知道怎么做的话，如果你有一段时间没用过某样东西了，扔了它！尽量让房间可以在夜间保持全黑。在寻找永久解决方案（例如新的遮光窗帘）前，可以使用临时窗帘。移除或用胶带遮挡所有微小的光源，去掉夜灯。准备一个红光或琥珀光手电筒（这些颜色的光对褪黑激素的破坏远低于常规手电筒发出的蓝光），并将它放置在你的床边，以便起夜时用。评估房间里的噪音水平，并根据需要配备组合的高效空气过滤器和离子发生器、加湿器或除湿器（取决于你的环境），或发出白噪音的风扇。请在你能接受的最远距离给移动设备充电，最好是在走廊里。如果这不现实的话，请把手机放在你够不到的地方充电。这种方法能最大限度减少电磁场暴露，帮你抵制住睡前看手机或早起第一件事就查看手机的诱惑。

日志

- 食物：评论你对厨房和食品储藏室彻底大清扫的看法，并列出你扔掉的所有物品的详细清单。如果你在第一章时就完成了这项任务，请写下目前为止你的饮食变化是如何影响你的能量、情绪和认知表现的。
- 禁食：写下你消化功能的起止时间。
- 健身：写下你的 MAF 心率计算式和锻炼记录。
- 心态：写下你的“挑战计划”和“感恩日志”的相关内容。
- 生活方式：评价你那张“以前”的对比照片，描述你为打造睡眠圣地所做的努力。

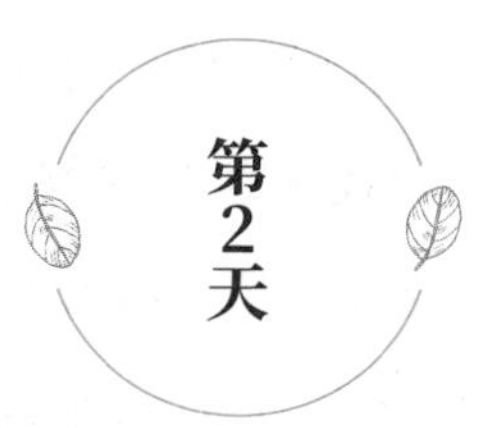

第2天

食物：补充健康食品

如果你在阅读第一章和第二章的时候，就清理了厨房和储藏室，并重新把它们填满了，那么此次挑战计划期间的行动项目不会再那样让人生畏了。如果你的家里确实有许多营养食品可供选择，而且没有加工过的垃圾食品，那么今天就去买一些特别的东西吧。但如果今天你是从零开始重新补货，那么就得疯狂购买美味、高品质、营养丰富的先祖食物了。去找你们社区最好的天然食品市场，和工作人员聊一聊，听听他们对每类食品如何选择最健康的那一个的建议和见解。查看附近是否有合作社或农贸市场，可以每周在那儿买到新鲜食品。也可以参照第二章中的分类以及第5天（见第228页）总结的许多建议，尝试用一些网络资源来弥补你们当地商店货物的不足。

禁食：14-10进食模式

在摄入一天中的第一份热量之前，努力完成一夜14小时的禁食期。在早晨没有吃东西的情况下，你会感觉到清醒、精力充沛、注意力集中。这代表了你的代谢灵活性拉满了——你不仅在燃烧脂肪，还在第一顿饭前制造了一些酮来作为可靠的能量来源。如果你发现自己在禁食期间因精力不足、情绪波动、脑雾或糖分渴望而苦苦挣扎，那就吃一顿饭吧，记得记录下禁食的时间。如有必要，减少其他禁食任务，这样就不会超出自己的能力范围，进而触发身体的战逃反应了。

健身：有氧和力量评估

在预先决定的距离上或大约需要 10 分钟完成的路线上，来进行 MAF 测试。让自己的心率（每分钟心跳次数）尽可能接近 MAF 心率的计算值（即“180 减去年龄”）。每 4~6 周在完全一致的路线和距离上重复这项测试。

你的力量评估将由一组基本动作组成：俯卧撑、引体向上、深蹲和平板支撑（见第 163 页）。尽可能多地重复，直到每个动作都坚持不下去为止。两次锻炼之间至少休息 5 分钟，以确保自己能投入高质量的努力。在日志里记下结果，每 4~6 周重复这一测试。当你坚持把有效的力量训练计划做下去时，随着时间的推移，你将能看到成绩的提高。如果你有明确的运动目标或当前在持续追踪的结果指标，你可以自由选择其他评估项目，譬如 400 米计时短跑或一组卧推或硬拉。正如 MAF 测试一样，关键之处就在于重复完全相同的力量评估，以便准确地跟踪进步或退步。

心态：找出自限性想法和行为模式

完全诚实和客观地完成这一日志练习。你需要写一份自限性想法和信念列表，再另外列一份自限性行为。举例来说：对自己身材持有消极印象的属于自限性想法，而吃得太快属于自限性行为。除了你每天都在处理的公开事务外，花一些时间反思，以评估自己的潜意识中是否潜伏着任何可以添加到这些列表里的东西。对你写出的每一条的细节做一个简短解释。例如，你可能会注意到“吃得太快”和“成长于一个大家庭”之间存在关联，因为大家庭成员往往需要在餐桌上争夺食物。

生活方式：黑暗、安静、柔和的夜晚

在睡觉前的最后 2 小时里放松身心——不要使用电子屏幕设备，不要让自己兴奋，尽量少用光线（使用防紫外线的橙色、黄色镜片，或选择橙色或黄色光源）。选择一些温和的活动，诸如安静的社交、在家附近散步、滚泡沫轴、绘画或练习其他形式的艺术、洗个热水澡、按摩或接受按摩、在床上阅读。明天，你将选择一些你最喜欢的活动作为舒缓的睡前仪式，每晚重复此仪式。

日志

- 食物：对重新给厨房补货的经历进行点评，并针对你购买的食物和你使用的物品来源列出详细清单。
- 禁食：记下进食窗口的起止时间，以及你对 14-10 经历的主观评价。
- 健身：记录 MAF 测试和力量评估的结果。
- 心态：完成自限性想法和行为的日志。
- 生活方式：记录你美好的夜晚，特别是其中你最享受的部分，这样你就能把它融入明晚的日程活动中去了。

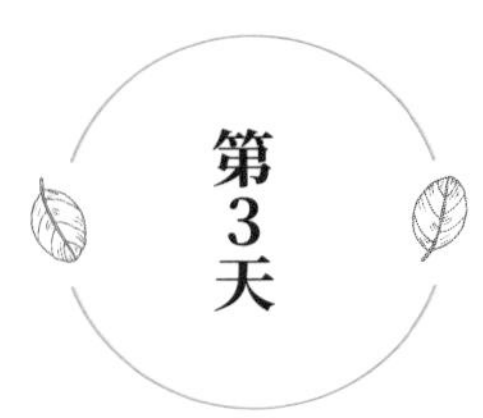

第3天

食物：健康食谱研究

花 30~60 分钟回顾本书中的食谱，或其他你感兴趣的食谱，并列出其中最吸引人的 6 个食谱——那些有潜质成为你和你家人的即时餐点的食谱。选定其中一个作为你在第 6 天的庆祝晚餐上为家人和朋友准备的餐点，并在今天向客人发出邀请。针对你的食谱选择，编制出一张配料清单，在下次购物时把它们买齐。

禁食：14-10 进食模式

再完成一天的 14-10 禁食和进食尝试，因为在挑战计划期间，挑战会迅速升级。

健身：入门冲刺跑练习

为了进行安全有效的冲刺跑训练，你需要按下方所示依次执行：

- 有氧热身
- 动态拉伸【在油管上搜索“布拉德·卡恩斯锻炼前动态拉伸动作”（Brad Kearns pre-workout dynamic stretching routine）】

- 预备性技术训练【在油管上搜索“布拉德·卡恩斯跑步技术训练”（Brad Kearns running technique drills）】
- 6 次短暂的加速——全速冲刺，每次持续约 5 秒钟。

对于本套动作中最主要的冲刺跑训练来说，你需要在自己的能力范围内付出爆发性努力，让你从锻炼中感受到愉悦且满足的疲劳感，而不是感到精疲力竭。如果这次尝试取得了成功的话，你将会在第 8 天再进行一次完整的冲刺训练。如果今天你执行起来稍觉困难，那么第 8 天重复本次训练就好。只有当你觉得自己准备充分了、100% 休息好了并有动力付出最佳表现时，才能提高冲刺锻炼的难度等级。

心态：摧毁并重构自我限制性的信念和行为

尝试“攻克”昨天那张列表上的每一个自限性想法和行为，实施杰克·坎菲尔提出的策略，去描述它们是如何限制了你，并决定了你成为什么样的人、做什么样的事、有什么样的感觉（见第 126 页）。然后撰写一份转变宣言，坚定你想要转变的意愿。准确地遣词造句，以便你更易“接受”那些看起来实际可行的新想法和新行为。举个例子：如果你对自己的身材拥有负面观感，它可能会反复阻拦你去遵守饮食限制或定期锻炼。当你遇到需要自律和决心才能解决的微小阻力时，对身材的消极观感会破坏你让自己变好的意图，使你退回到自己并不想要的基线上去。虽然负面的身材观感并不会随着小小的肯定而消失，但也许你可以形成一个新的信念：通过持续的努力，就能实现稳定的进步。虽然你不喜欢或讨厌你现在在镜子里的样子，但你仍然可以全然接受这条新的信念，因为它肯定了稳步进步的可能性。它能让你自由地采取必要的行动，即使在逆境中也能坚持到底。

生活方式：打造舒适的睡前仪式

今天，你可以把一些你爱的夜间娱乐活动组合起来，但不能出现电子屏幕，然后搭建出一套程序，让自己每晚都重复这套舒适的睡前仪式。或许在昨晚的实践中你已经发现了一些真的很适合你的活动，那么你可以在余生把这些活动延续下去，让平静和放松一直陪伴着你。可以每晚都按相同的顺序执行，直到把它变成自发动作。到了开始仪式的时候，你得做到在做上一个动作的时候，不需要过脑子去想下一个动作是什么，这样才有助于深度放松你的身心，为睡眠做准备。从原本繁忙的现代生活和高刺激状态，转变为一种仪式性模式，带来的好处令人惊叹，这一模式可以带来一些与瑜伽、太极或冥想相同的联结身心的好处。

仪式最好从一个手机闹铃开始，提醒你是时候启动了。刚开始的时候，你可以选择带上狗狗去附近散 10 分钟的步，然后回家泡些草本茶，花 5 分钟滚滚泡沫轴，然后边喝茶边写感恩日记。之后，前往卧室关闭灯光。

组合成一个令人轻松愉快的程序的方法，有很多种。在冬天，我的晚间仪式是与妻子卡丽一起泡个很长时间的热水浴，接着在冷水池里泡 5 分钟，然后再在水疗中心花几分钟复温。快速冲个澡后，我会跳上降温床垫，在黑暗的房间里使用小小的头灯，花 15~30 分钟阅读，然后熄灯。夏天的时候，我和卡丽会带上我们的狗（名叫香提），在附近嬉闹一下，这可能需要 5~20 分钟——取决于附近趣味程度。回到家后，我会洗个 5 分钟的冷水澡，然后看看书。冷水澡和全年使用降温床垫有助于降低我的体温，较低的体温是褪黑激素释放和困倦的关键性触发因素之一。

无论你的顺序是什么，请确保整套程序持续时间足够短，这样你才能每晚都能把它做完。随着时间的推移，你可以随意添加或减去某些特定元素，但需要确保的一点是，你始终需要有一个可以重复操作的模板。

日志

- 食物：列出你找到的食谱，制作需要购买的配料清单。
- 禁食：记录热量消耗的起止时间，并对 14-10 窗口做主观评估。
- 健身：记录你冲刺跑训练的细节，包括重复次数、持续时间、恢复间隔，并对训练的有效性做主观评估。
- 心态：完成自限性信念和行为的日志任务。
- 生活方式：对你睡前舒缓性的仪式做详细描述，并对自己的体验做出评论。

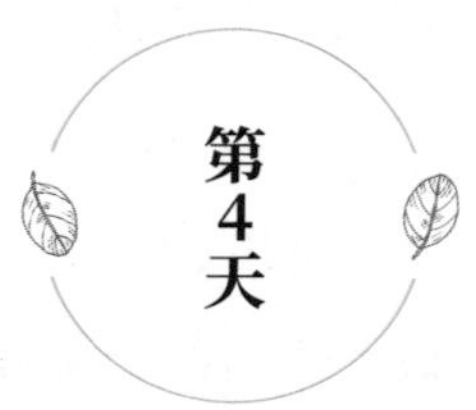

食物：准备新鲜的食物（非预先包装、非加工、非冰冻的食物）

从头开始准备所有的饭菜，今天只吃新鲜的食物。显然，一些包装食品，比如纸箱里的鸡蛋、包装好的肉类和其他新鲜的、少量加工的东西，是可以的，偶尔使用有益健康的酱料、调味料和浇头（需阅读配料表以避开那些含有甜味剂和种子油的产品）也是可行的。

禁食：14-10，且不吃零食

是时候优雅地提高你新陈代谢的灵活性了。维持一个 14 小时的禁食窗口期，就像前两天那样，但在 10 小时进食期内，不要在两餐之间摄入任何热量。幸运的是当你刚开始读到这本书的引言时，你就已经收到了不要再吃零食的劝诫，今天我们要肃清这方面的松散之处，让你能集中精力办事（即使你只是伸手去拿了一些无足重轻的东西，比如一把坚果，也不行）。

健身：微运动

今天，你将至少进行 5 个不同的锻炼，每个持续时长 1~5 分钟，以此进入微运动的美妙世界里（见第 136 页）。早上醒来后做一个微运动，让体内的能量流动起来，然后将它们当作工作日长时间久坐情况下的战略性休息。将一些简短的、爆发性锻炼串在一起，或进行一系列具有柔韧性和灵活性的运动。我希望你今天能体会到，微小的时间投资就可以对你的能量、认知焦点、整体情绪和幸福感产生巨大的影响。

在日志中记录每项微运动的细节。看看你是否能制定出一些可以重复的序列，而无须付出任何认知或创造性方面的努力。譬如说，从办公桌旁离开做 20 个深蹲，做 20 个墙天使和爬 5 段楼梯可以作为你在工作场所的固定程序。

心态：转变宣言——潜意识程序

回顾你昨天写的转变宣言，并执行杰克 · 坎菲尔的建议，每日将其重复几遍，每次 2~3 分钟，至少持续 30 天。今天，你需要至少执行 5 项，并在接下来的 30 天里每天都做同样的事情。可以在你写下转变宣言的页面添加书签，以便参考。

生活方式：打造一个行得通的晨间程序

尝试一些不同的想法，然后有意识地锁定一系列活动内容，在接下来的几周时间里，你可以将其固定为自己每天早晨的习惯。理想情况下，这些例行程序应该包含直接接受阳光的照射，让血液和氧气流遍全身。也许你还会想要在户外做一些快步走运动，或在草坪上做一系列简单的瑜伽动作，然后在露台上坐几分钟，一边喝着茶一边写感恩日记。运动员们可能会设计一套适合自己的兼具柔韧性和灵活性的例行程序，包括一些轻度强化训练，然后用几分钟的冷暴露作为结束（见第 204 页）。把手机放在一旁，专注去发掘早上的哪些行为举动会让你感觉良好。记下计数的具体数值（譬如，10 次拜日式，保持弓形背姿势数 20 下，写 3 篇感恩日记，洗 2 分钟冷水澡）可以提高晨间仪式的专注度。在接下来的几周内，设定一个你可以每天自动执行的固定程序。

重要的是要确保你的例行程序够短、够简单，这样从长远来看才是可持续的。在你创建自己的第一份模板时，不要急于投入“理想的”早晨的例行公事中去，可以保守行事。你必须调动起足够的守诺和自律的决心，让自己每天都能重复这个顺序并使之成为习惯。一旦养成了一个强大的习惯，你可以根据需要，对模板的持续时间或难度进行调整，增加成功的可能性。如果你想在 12 天挑战计划期间以“投入 1 小时的努力”作为开始，那么现实生活总有办法打乱你的雄心壮志。

收听“晨间例行公事的永续好处”（The Lasting Benefits of a Morning Routine），这是布拉德的播客“少自以为是”在 2019 年 12 月 10 号的一期。他详细介绍了他创建和维持一个日益复杂、精细的每日日程所走过的四年历程，其中涉及柔韧性、灵活性、核心力量增强和伤痛预防。他描述了为防止在冲刺跑和跳跃过程中受伤而设计的一系列适度动作。在将其拍摄成油管视频的时候（搜索“布拉德·卡恩斯晨练”），他惊讶地发现，他原本以为只花了 5 分钟的血液循环锻炼，实际上持续了 12 分钟之久！在经过连续两年的每日执行后，布拉德不得不添加了几个针对他的健身目标的新动作，然后在接下来的几个月里又增加了几个，接着又增加了几个。如今，他的每日例行程序持续 35 分钟，若加上一些可选的附加项目的话，会达到 45 分钟。一开始这只是一个简单的替代晨起后拿起手机的方法，现在已经演变成了一种相当费力和有效的锻炼。布拉德在完成每天这一系列动作后，大大提升了他在正式冲刺跑和跳高训练上的起点。

日志

- 食物：描述你所准备的新鲜餐食，对此次经验做一个主观描述。
- 禁食：记录热量消耗的起止时间，并主观评估一下 14-10 且不吃零食的经历。
- 健身：详细描述每一项微运动。创造更多有趣的训练内容，未来可以将它们添加进模板中。
- 心态：评价你的转变宣言练习。
- 生活方式：详细描述你在晨间程序上的每一个要素。为未来创造一个可重复操作的例行日程。

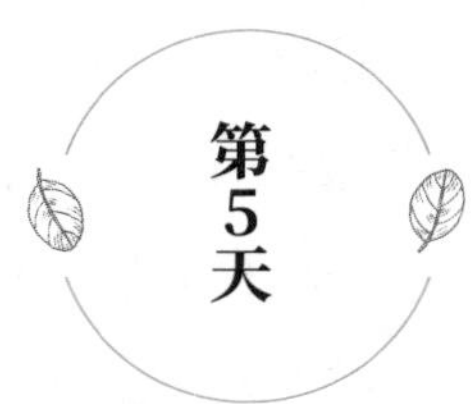

第5天

食物：深挖超级食物和特级食物

花点时间在挖掘本地杂货店和在网上寻找食物上，比如草饲牲畜的脏器、野生捕获的海鲜、初次冷榨橄榄油和牛油果油、手工原豆精制巧克力和其他优质产品（见第二章）。使用比通常超市买到的产品更高级的食材，去准备一些食谱。看看你自己是否对某一特定产品类别产生浓厚兴趣，去了解它们是怎样种植、收获和销售的，就像葡萄酒鉴赏家研究特定品种一样。

买肉类，可以试试 ButcherBox.com、LoneMountainWagyu.com、GrasslandBeef.com、ThriveMarket.com、WildIdeaBuffalo.com 和 ForceOfNature.com。

买手工巧克力，可以看看 Askinosie.com、CoracaoConfections.com、CreoChocolate.com、HuKitchen.com、KellerManniChocolate.com、LillieBelleFarms.com、RitualChocolate.com 和 TazaChocolate.com。

买海鲜，可以浏览 VitalChoice.com。

访问 Amazon.com 的食品区，找一找优质的冷榨油和其他优质产品。

禁食：16-8 进食模式

16-8 进食模式通常要求你在晚上 8 点前吃完饭，然后在翌日中午 12 点摄入第一份热量。如果你更喜欢第六章描述的早晚模式，那你可以将这一挑战改为 14-10 模式，中间不吃任何零食或午餐。

健身：突破性有氧锻炼

通过延长你最常用的有氧锻炼的持续时间，来实现健身突破。当你做完有挑战性的锻炼并感觉自己得到了充分休息、精力充沛时，试着把持续时间延长至正常时间的一倍半或更长！确保你每分钟的心率始终保持在“180 减去年龄”（或以下），以最大程度刺激脂肪燃烧并实现葡萄糖以最低程度燃烧。

心态：循序渐进的行动计划

在回顾了你前三天心态方面的任务后，最多列出三个你打算改变的信念和行为模式。为每一个制订详细的循序渐进式的计划。描述你计划如何提高目标的重要性和优先级，以及成功所需的重复度和耐力。比方说，如果你计划购买更多健康食品，请列出你打算光顾的本地商店或浏览的线上资源。如果你想改变自己的体型，那就试着尽可能明确自己的目标。不要笼统地说“我想在夏天穿上比基尼，让自己看起来贼好看”这种话，而应该说清楚你理想的腰围或想穿的连衣裙尺码，或你想要达到的健身标准。

生活方式：进阶策略——冷暴露第一课

是时候来次冷水浴了！先舒服地洗个热水澡，然后开始做深深的横膈膜呼吸，把手放在喷嘴上，把沐浴开关一直转动到“冷”，并在那一挡停留 2 分钟。在这个挑战中，呼吸是很重要的，这样你就可以克服可以预见的冷水来袭时会发生的恐慌反应了。目标虽然设定在 2 分钟，但如果你开始发抖或觉得真的很不舒服，可以立即喊停，试着下一次坚持再长一些。如果到了冬天，天气很寒冷，那么最后用热水来收尾也是可以的。但如果你并非处在很严酷的环境，请在接下来的 30 分钟时间里，用穿得暖暖的或做一些轻微运动的方式，来实现自然复温。

如果你有信心接受更为野心勃勃的挑战，可以去附近找一片寒冷的海洋、河流或湖泊，到里面泡一泡。你还可以去买 20~40 磅（9~18 千克）的冰块将你的浴缸填满，在里面短暂地泡一泡。整个过程中，你都需要深呼吸，并在身体开始颤抖前离开。

日志

- 食物：详细列出你的食物来源和购买情况。
- 禁食：记录热量消耗的起止时间，并主观评估一下 16-8 的体验。
- 健身：记录突破性有氧锻炼的细节，包括心率和自觉运动强度。努力做到每月完成一次突破性训练，并逐渐延长训练时间。
- 心态：按照 229 页的指示，制订循序渐进行动计划。
- 生活方式：记录冷水浴的时长和其他细节，对本次经历做出主观评价。

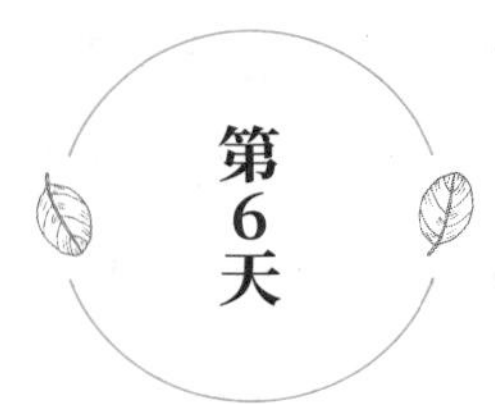

第6天

食物：庆祝大餐

购买新鲜的食材，并从零开始准备庆祝大餐。如果你想宴请客人或给孩子提供配菜和健康甜点，那就请吧。试试看自己能不能把晚餐话题转向你的12天挑战计划冒险！请注意，第11天还有一顿庆祝餐，你不必每次都大动干戈，但可以在你最方便的日子举行一次盛大的聚会，或者小规模的聚会。

禁食：16-8，不吃零食

再来一天16-8的模式，需要特别注意，不要在两餐之间摄入任何热量。

健身：正式运动课程

尽你所能在方便的地点找到有教练指导的瑜伽、普拉提、太极或芭杆课程，和其他学生一起上课。如果无法找到，可以在油管上搜索质量不错的视频，在家学着做。油管上有很多不错的选择，可以试着搜“适合初学者的哈他瑜伽”（hatha yoga for beginners）、“适合初学者的复元瑜伽”（restorative yoga for beginners）、“适合初学者的太极”（tai chi for beginners）、“适合初学者在家练的普拉提”（Pilates at home for beginners）或“适合初学者在家练的芭杆”（barre at home for beginners）。在锻炼的过程中，全神贯注，不要分心。

设定定期参加正式课程的长期目标——至少每月两次，最理想的是每周至少一次。此外，可以选择你最爱的指导课程里的元素，在此基础上创造属于你自己的迷你课程，你可以将其作为晨间例行公事的一部分，或微运动的一部分。在油管上搜索“适合初学者的拜日式”（sun salutation for beginners），这是一个很不错的流瑜伽姿势的迷你课程，它结合了呼吸和伸展运动，对身心都有好处。

心态：潜意识编程——提示卡、愿景板、心灵电影

针对昨天循序渐进行动计划中的每个条目，写下对你有意义且能鼓舞你的简短的一句话。把这些话写在便签条或索引卡上，然后放在白天经常能看到的地方。还可以更进一步，创建一个与你未来目标相关的愿景板，也可以称其为梦想板。这种流行的做法需要以拼贴画的形式收集照片、杂志剪报、图画和励志短语，并把它们展示在理想的地点，以便你能够经常看到。

如果你对数字体验感兴趣，可以使用简单的幻灯片展示或更高级的视频制作软件来制作一个“心灵电影”，乔·迪斯派尼兹博士很推荐这种方法——他是一位神经学家、巅峰表现专家，也是畅销书《开启你的惊人天赋》的作者。将能够代表你“完美生活”的图像制成 3 分钟的演示文稿，来反复观看，其中可能有房屋、车、假期、社交聚会，或健身成就（如爬山）的照片。定期查看你的索引卡、愿景板和心灵电影，可以提醒你还有目标、承诺、价值和愿景待实现。这一举动可以增加你的行为动机、提高责任感，并对抗自限性潜意识程序，让你觉得你值得实现自己的梦想。

生活方式：睡个美美的午觉

利用周六的时间，享受一次顶级的午睡。创造一个尽可能黑的环境；你可能需要在下午用到白噪声机器。至少躺下 30 分钟，如果你愿意的话，躺上

1 小时或更长也可以。除非绝对必要，否则不要使用闹钟。释放压力，让自己的身体自然地醒来。即使你睡不着，也可以用遮眼布或眼罩盖住自己的眼睛放松一下，做一些有意识的呼吸，让自己的思绪平静下来，享受宝贵的休息时间。

日志

- 食物：记下准备和享用庆祝大餐的细节。
- 禁食：记录热量消耗的起止时间，并主观评估一下 16-8 的经历。
- 健身：评论你的正式运动课程。
- 心态：详细记录你想用在提示卡、愿景板或心灵电影中的视觉元素，将其用作开启和完成本次项目的催化剂。
- 生活方式：写下你对午睡的想法。

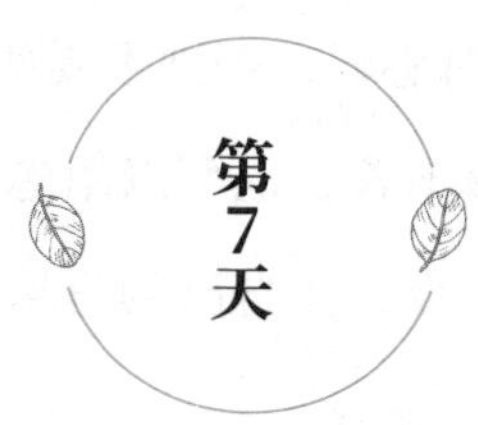

食物：八分饱

“八分饱”是具有2500年历史的中国儒家饮食习俗，即只吃到80%饱的程度。冲绳人长寿的原因与这种习俗不谋而合，禅宗和阿育吠陀等宗教也有类似的精神传统的文化支柱。“蓝色地带长寿行动”将这种吃到满足而不是饱足的饮食习惯，确定为全球长寿人群共有的九大力量之一。一旦你达成了令人满意的代谢灵活性，就可以使用八分饱的方法来减掉多余身体脂肪了。虽然我认为自己的代谢灵活性非常出色，但我也必须承认，我在饮食环境、进食速度和出于条件反射而吃得有点超出满足感的倾向上，还有改进的空间。

今天，你要尝试努力在一个平静、安静的环境中吃饭。每口咀嚼20次或以上，来激活唾液酶并适当促进消化。密切关注到了哪个点会让你感觉满足，并养成在自觉八分饱的时候推开盘子的习惯，而不是照例把盘子里的所有东西都吃完。

禁食：16-8模式下的禁食期晨间有氧锻炼

进行中等时长和难度的收支平衡锻炼。在训练期间，注意把自己的心率（以每分钟心跳数为单位）保持在“180减年龄”或以下。

健身：在大自然中冒险

在郊游中，你可以享受阳光、新鲜空气和大自然之美，同时还能锻炼心血管、实现几个健康小目标。尝试做一些简短的、高强度的、爆发性的力量或速度训练。我最喜欢的两项娱乐活动是站立划水板（SUP）和极限飞盘。我每周的极限比赛是一场 7 对 7 的“大逃杀”，体力消耗和竞技强度非常高。与年龄只有我一半的优秀运动员并肩作战并努力坚持下去，真算得上是一次冲击。我的 SUP 则是与海洋之间的一次宁静、孤独的互动。这是我发现的最好的镇静体验，而且它还是一项非常好的心血管锻炼、上半身和核心力量训练，还是一项全身本体感觉及平衡挑战。

与家人和朋友们一起外出，偶尔参加一次大冒险是很棒的体验，在那里你可以学习新的运动，比如 SUP 或攀岩。但你不用把出游安排得太复杂、太昂贵或竞技性太高。一次漫长的徒步旅行加上中途一顿野餐，就能像在豪华水疗中心待一天一样让人精神焕发。主要的目的，是要摆脱生活的压力和可预测性，将自己从超连接状态中解脱出来，让自己的身体在优美的自然环境下伸展舞动。

心态：赢者逻辑和视觉线索

你应该努力重构自己的自限性想法，并设计出一个循序渐进的程序来实现你的目标，但如果你的日常环境无法充分发挥作用或支持你的计划施行，它很有可能会反过来极大降低你成功的概率。就在今天，花些时间重新整理你的家和工作场所，让它们起到支持和鼓励你继续坚持健康和健身目标的作用。要确保你的备餐和就餐区域干净整洁、井井有条，并备齐制作美味佳肴所需的书、工具、电器和配料。在家中和办公场所创建一个吸引人的微运动空间，将装备放在显眼的地方，好提醒你随时参加。在你的微运动区域张贴一张运动清单，在冰箱上贴一张健康食品购物清单。在电脑上放一张索引卡或便利贴，写上一些触发性短语，来帮助你专注于优先级高的工作、避免分心，并且注意多休息。你可以在自己的移动设备上创建一个备忘录，上面写上你最喜欢的运动参数和基准，以便你去健身房或上普拉提课时有个快速的参考。在这个为成功而营造的环境中，保持专注、积极和对自己负责吧！

生活方式：戒断屏幕和新闻

今天，尽你最大的努力把电子设备都收起来，享受一个由户外活动、面对面社交、阅读、兴趣爱好或独自思考的时间所填满的周日。今天的自然大冒险可以自然地促成“生活方式”这一块的成功。只有在绝对必要的情况下，才能看手机和电脑。除此之外，今天要从接收广播和互联网新闻的状态中脱离出来，休息一天。大部分新闻和点击诱饵都是通过编排耸人听闻的极具冲击力的内容，来激发恐惧和焦虑。与其关注这个疯狂世界的脉搏，不如喘口气，享受当下简单的快乐，关注自己的周围。

日志

- 食物：评价你的八分饱经历。
- 禁食：记录热量消耗的起止时间，并主观评估一下 16-8 的经历和有氧锻炼。
- 健身：评价你在大自然的那场大冒险。
- 心态：记录你为优化环境逻辑和创造视觉提醒所做出的具体努力。
- 生活方式：写下你对戒断屏幕和新闻的想法。

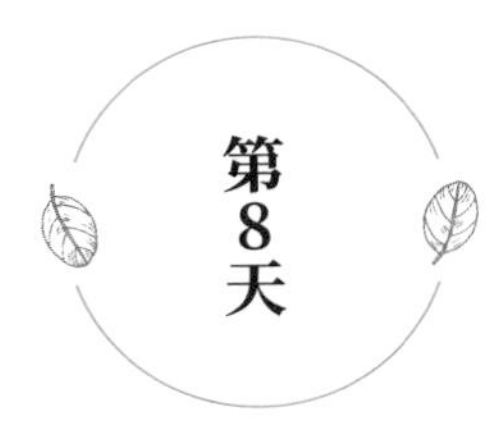

第8天

食物：提高意识

在你试着提高挑战计划难度等级的今天，可以尝试几个挑战：不吃零食、只吃八分饱、只食用新鲜烹制的食物并花时间寻找或购买有趣的新食谱。

禁食：16-8 加禁食期冲刺跑运动

你已做好迎接 16-8 加禁食期冲刺跑运动的挑战了——前提是你已经能正确地执行冲刺跑练习了！你需要遵守第五章（见第 168 页）以及今日健身挑战（见下文）中详细描述的参数，确保这次训练不会耗尽你的精力。在运动结束的几小时后，尝试频繁活动身体。这样可以有助于加速身体恢复、促进脂肪燃烧，还能让你不那么容易屈从于对碳水化合物的渴望。

健身：做一次完整的冲刺跑运动

理想情况下你现在已经可以做一些跑步锻炼了，但如有必要的话，可以选择无冲击力或低冲击力的活动。进行有氧热身，包括动态拉伸、预备训练和 6 组持续 5~7 秒的全速冲刺，然后以 95% 的努力程度完成 1 组 4~10 次的冲刺跑（参见第 86 页的指导方针）。专注于释放爆发力、保持良好的状态并让一切都控制在你的能力范围内。冲刺 10~20 秒（如果选择跑道，做大约 10 秒；如果选用无冲击力或低冲击力的方式，做大约 20 秒），之间的休息间隔时长至少需要达到冲刺时长的 5 倍。

一旦你训练结束或回到家，立马躺下，双脚抬高，深呼吸 10 分钟。功能医学医师、播客“健康修复”（The Health Fix）的主持人杰宁·克劳斯博士（Dr. Jannine Krause）引用了一项研究的结论，在高强度锻炼后短暂小睡一会儿，可以帮助你对锻炼带来的交感神经刺激，做出反弹性副交感神经反应。它能帮你更快恢复体内平衡，并加快你从这些压力很大但非常有益的锻炼中恢复过来的速度。

心态：转变行为和习惯的形成

今天，你将通过三个行动来消除潜意识中有缺漏的程序，并建立新的习惯，以此实现你的转变。首先，背诵你的转变宣言，如第 4 天的心态任务中所述（见第 225 页）。紧接着，采取行动来践行转变宣言。在今天一天中把这个过程重复三遍。例如，如果你在努力尝试早起第一件事不被科技产品分心、不对其做出反应，那么或许你应该制作的是一份把健身置于沉迷之前的转变宣言。背诵这份宣言，然后开始践行你在第 4 天设计的晨间例行公事。如果你想试着戒掉下午无所事事时吃零食的习惯，可以先背诵自己的转变宣言，然后立即做一组微运动作为零食的替代。

生活方式：沉浸在自然中

在午餐时段离开你的工作环境，试着在你周围找到最沉浸式的自然体验。如果你身处一个高度城市化的环境，比如在市中心高楼里，那就尽你所能地去模拟自然。建筑大堂里的蕨类植物洞穴和室内喷泉，正是基于此原因而设计的——作为户外的“代餐”。从日本森林浴的实践中汲取灵感，想象自己正在减少压力激素、降低血压、稳定情绪——这种副交感神经的重置，能为繁忙的工作日带来必要的平衡。在第五章里提到过这一点：当你真正对一个东西着迷时，它就能带来最好的结果，所以请全神贯注地关注自然，把你的电子设备抛在脑后吧。

日志

- 食物：评价你的组合挑战（不吃零食，只吃八分饱，限制自己只吃新鲜食品，研究食品杂货店和互联网资源提供的选择）
- 禁食：记录热量消耗的起止时间，并主观评估一下 16-8 和禁食期冲刺跑训练。
- 健身：写下冲刺跑训练的详细情况——重复次数、持续时长、恢复间隔，以及对这次经历的主观评价。
- 心态：写下你对今天的转变宣言及行为的想法。
- 生活方式：写下你对沉浸大自然的想法。

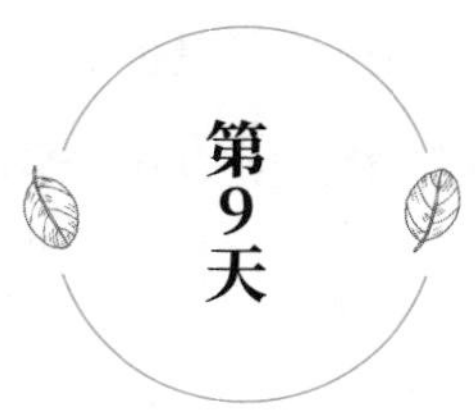

食物：严格审查

既然现在你的储藏室已经清干净了（无论你是在第1天做的，还是在读完第一章后做的），而且有了一些时间来适应家中的新食物，那么现在是时候仔细检查厨房里是否还遗留了任何问题食物了。你家食品储藏室或冰箱里可能还存在着含有加工糖、谷物或不良油脂的物品。检查一下商品标签，看能不能找到任何需要丢弃的东西。在日志中写一写过去9天里你外出就餐的情况，想想是否有任何主菜或准备好的食物可能含有你发誓要消除的成分。这个练习旨在帮你完善这局“游戏”，以便让你之后的种子油摄入量趋近于零，让糖和谷物成为一种偶尔的放纵之举。

禁食：18-6进食模式

你仔细看清楚了吗？是18小时禁食后接6小时进食哦！目前这对你来说应该是没有问题的，但我们会把这一升级难度的尝试与适度锻炼做一个结合，确保你可以成功应对。

健身：恢复性训练

从一些有意识的呼吸和动态拉伸开始【在油管上搜索“布拉德·卡恩斯动态拉伸，带你开启新一天”（Brad Kearns dynamic stretching routine to start your day）】。如果你有泡沫轴的话，可以花 5 分钟在全身的大块肌肉群上做滚动。当你找到紧绷的点时，直接对这个点施加 10 秒钟的压力，然后继续沿着整个肌肉群滚动。当你到达紧绷点的时候，记得一定要通过深呼吸来挨过不适感。

接下来，尝试一系列短时间的强度爆发，搭配较长的恢复间隔。例如，使用动感单车、椭圆机、划船机等来做低冲击力的运动，或者跳进游泳池以 85% 的努力程度冲刺 5 秒钟。接下来的 60 秒钟做深呼吸，并专注于降低自己的心率。尝试进入一种恍惚的状态，在这种状态下，你可以命令自己的呼吸和心率快速降低。重复这一“冲刺 – 恢复”的过程，最多 6 次。这个策略将磨炼你刺激副交感神经活动的能力，这样你就可以在遇到任何形式的战逃刺激时及时放松，这些刺激可能是一次争吵、忙碌的工作、交通堵塞等。用一些不费力的柔韧性和灵活性训练以及动态伸展来完成你的锻炼。

心态：精神控制练习

从第四章或第七章描述的实践里选一个作为今天的计划。本练习的目的是感受精神是如何影响细胞功能的。尝试有意识的呼吸练习【油管搜索“教你维姆 · 霍夫式呼吸”（guided Wim Hof breathing）】；洗个冷水澡或冷水浴【油管搜索“布拉德 · 卡恩斯的冰柜冷水疗法”（Brad Kearns chest freezer cold water therapy）】；或者进行一种启动练习【油管搜索“托尼 · 罗宾斯教你做晨练”（Tony Robbins guided morning routine）】。或者也可以挑战自己去面对压力很大的日常状况，并下定决心控制自己的态度和情绪。如果高峰期的通勤状况让你感到压力大，不如驶入慢车道，调低自己对到达时间的预期，然后享受起有声读物或播客。通过这种方式，你成功将一种你自己（以及我们大多数人）认为是固有压力的体验，转化成了一次愉快的行程。如果你与朋友、家庭成员或同事关系紧张，请发起电话沟通或面对面交谈，并承诺能一直保持积极、礼貌、尊重和认可的态度。把自己的目标设定为“疗愈”和“进步”，而不是退回到熟悉的功能障碍模式。如有必要，可以一直“装”，“装”到你成功为止，两性关系畅销书作家约翰·格雷博士就是这么说的。

生活方式：自律地使用科技

在今日的屏幕使用中，践行一些兼具纪律与约束的“英勇”行为。完成你的晨间日常活动，享受一些个人或社交时光，不要看任何电子设备。如果你通常是在锻炼的时候听音乐或播客，那么今天锻炼时可以专注于自己的呼吸，提高你对技术和肌肉运动的意识。工作日结束时，用关闭电源或很“抓马”地合上笔记本的方式，对科技实施“硬”戒断。确保你在睡觉时间的至少 90 分钟前，把所有需要看、需要使用的屏幕都看完用完，把夜晚的最后一点时间用在社交和睡前舒缓仪式上。

日志

- 食物：评论你第二次厨房大清扫和近期的外出就餐习惯。
- 禁食：记录热量消耗的起止时间，并主观评估一下 18-6 窗口。
- 健身：详细描述恢复性锻炼的每个元素，并对此次经历进行主观评估。
- 心态：评估你今天接受的精神控制挑战，以及你从中学到的东西。
- 生活方式：写一写你在科技使用上的自律。

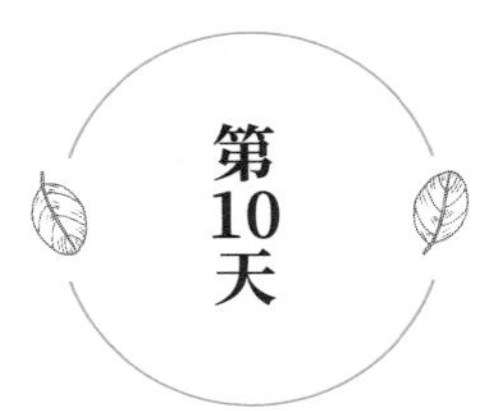

第10天

食物：新食谱，庆祝大餐

从这本书或你选择的另一本书中，尝试一个有意思的新食谱。举办一次聚会，或者将这道菜上给家里的普通食客。在准备期间，看看你是否能放慢速度，去感受存在于切菜、搅拌这一世俗行为中，和冥想相通的另一面。请注意，与点外卖相比，从头到尾地去做和参与，更能创造丰富的用餐体验。

禁食：放个假！

你可以从不断升级的禁食挑战中，给自己放个假了。不过，请继续保持 12 小时的最大消化功能窗口。为第 12 天的 24 小时挑战做准备！

健身：动态办公

遵循我推荐的眼部 20-20-20 策略（即每 20 分钟休息一下，盯着 20 英尺外的一个物体 20 秒钟），并做一些简单的平衡练习，比如墙天使。每小时休息 5 分钟，离开工位，到户外快速走走或进行简短的微运动。中午休息时到新鲜空气和开阔空间中去，给自己的认知系统充充电。

在办公室和家里为你的传统办公桌带来一些新的改变，作为今日任务的延伸。设计一个临时的站立式办公桌，或者把你的笔记本电脑放在矮咖啡桌上，然后坐在椅子上、波速球上或地板上办公。在接下来的几天里可以多做做实验，考察你对动态办公环境的偏好。记住，变化是关键。一个可以轻松从站立式调整为坐式的液压工作台很实用，一个波速球则能让矮桌办公变得具有吸引力、很有趣。

心态：正念用膳

享受今日两顿饭时（当然，还包括你从头开始准备的那顿饭），要唤起你全部的注意力、意识和感恩，来创造一种从头到脚的感恩体验。用餐期间，调动你所有的感官，去深深感谢你获得的营养和你将某物变得特别的努力过程。试试看你能否鼓动自己的用餐伙伴远离常见的匆忙和不专注的用餐状态，一起享受一次精致的美食庆典。

生活方式：列出优先待办事项清单

早起后和工作开始后的第一件事，就是花 5~10 分钟，为个人生活和工作列出优先待办事项清单。将浮现在脑海里的所有事情都写在纸上，然后仔细地按照优先级进行排序。 你可以先把优先待办事项分成短期（一周内）和长期任务。当你开始一天的工作时，请不时查看一下这张列表，并有条理地按顺序推进每项任务。请注意，我们很容易就会被清单之外的事情吸引注意力，或者把多余的时间和精力花在优先级很低的任务上。你需要全程做一些笔记，来标注自己的困难和成果。

可以在今日的手写日志中写上初始待办清单，可以考虑把它们都转移到电子待办列表中去，以便长期查看。这种方式可以让你轻松增加、删除或重新排列优先顺序。也可以使用那种可以自动在不同设备间实现数据同步的应用程序。如果你是一个低科技含量的纸制品的顽固拥护者，那也没关系，只需要今天多花一些时间来做计划就好。

日志

- 食物：评价你试过的新食谱，和你喜欢的庆祝餐。
- 禁食：写写休息一天不禁食的感受。
- 健身：分享你对通过动一动来休息的方式和动态办公的想法。
- 心态：详细记录你的正念进食经历。
- 生活方式：按照指示列出待办事项清单，并对本次经历做主观评估。

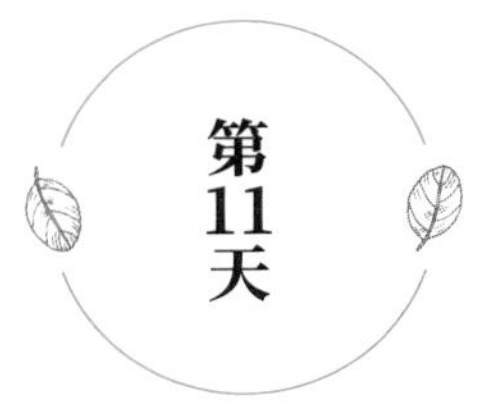

第11天

食物：需要规避的食物——回顾

今天花些时间回顾一下第一章里的“厨房和储藏室大清扫”部分，里面列出了许多需要避开的食物类别中的特定商品和品牌。经常性地回顾可以帮你记住那些能助你实现目标的最佳食物，这样的话，你在超市或网上购物时选起来就毫不费力了。

禁食：12 小时消化昼夜节律

今天又是轻松的一天，可以为明天的 24 小时禁食做准备。但请记住要把自己的消化功能窗口维持在 12 小时。

健身：多多步行的一天

出门去，用之前不曾做过的方式步行探索你所在的社区。可以给自己一些激励措施，比如至少步行 1 英里（如果你能应付的话也可以走更远）去一家不错的餐厅，甚至一家美味的甜品店。让你全家人都参与进来，并下定决心将更多的步行体验融入家庭生活中去。

心态：感恩练习

你已经在具有挑战性的 12 天的旅程中跋涉到了今天这个点，值得庆祝！花 5~10 分钟记录你对 12 天挑战计划体验的感恩之情。理想情况下，你需要在一个平静、安静、放松的自然环境中执行这项任务。重温你迄今为止所克服的挑战中的一些亮点，其间一定要保持微笑哦！

生活方式：进阶策略——冷暴露第二课

是时候把赌注下得比第一次涉足寒冷时大一些了，你需要花更长时间淋浴，或者完全将自己浸泡在冰浴缸，抑或是温度在 60 华氏度（约 15.6 摄氏度）以下的自然水体里。记住，在整个暴露过程中都要进行深深的横膈膜呼吸，来克服寒冷带来的潜在休克反应。

冷暴露有一些间接的好处：提升生活各个方面的注意力、自律和承压能力。托尼 · 罗宾斯是冷暴露的日常实践者（他在他遍布世界七个地方的豪宅中都建造了定制泳池），他将其形容为“我的大脑告诉我的身体该做什么；不要犹豫，只管行动起来。”

日志

- 食物：对回顾“需要避开的食物”一事做出评价，包括合规的、存在疑虑的、特定的食物。
- 禁食：写一写放一天禁食假的感受。
- 健身：写一写你的长时间步行。
- 心态：按照上文的建议，写下感恩日记。
- 生活方式：写下冷暴露的细节——地点、持续时间、温度，以及你对本次经历的主观评价。

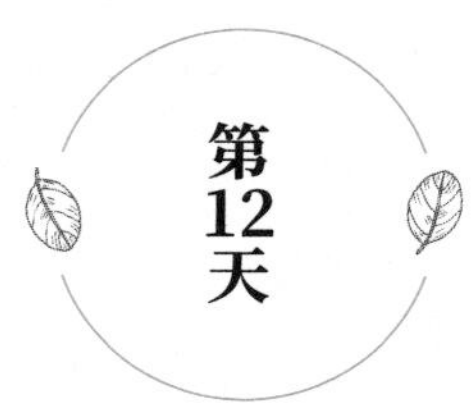

食物：先祖食物和超级食物——回顾

今天花些时间回顾第二章中关于在每个主要食物类别中选择最佳食物的相关内容：肉、禽、鱼、蛋、蔬菜、水果、坚果和种子、有机高脂肪乳制品、黑巧克力、饮料、酒精和超级食物，比如从全部位动物性食品，以及发酵和发芽食品。在日志中留下你对各种产品在合规性、偏好性和最爱来源三方面的评价。

禁食：24 小时禁食

你可以在一顿早早的晚餐和翌日早早的晚餐之间实施禁食，并且确保这一天你是以低压力状态度过的。步行等轻缓的运动，会促进脂肪的燃烧，从而使这场体验推进起来更容易，因为任何形式的战逃刺激，都会提升你对碳水化合物的渴望。记住：任何提升代谢灵活性的努力都意味着进步，所以如果你在达成 20 小时禁食时开始觉得不舒服了，是可以吃点小零食的，比如高脂肪饮品（开菲尔酸奶、生牛奶、蛋白质奶昔）或几块黑巧克力，然后看看自己是不是还能再继续。你自己知道什么时候你真的需要吃一顿像样的饭。也就是说，当胃饥饿素的激增出现时，可以试试看自己能否忍受 15~20 分钟的不适，最终实现禁食上的突破。

随着你在延长禁食上积累的经验增加，你也将建立起“随时可以执行禁食”的信心。出于治疗目的，我特意做了很多次 24 小时禁食，但也有无数次我都没意识到自己的两餐间隔从 21 小时延长到了 24 小时，个中缘由可能是我在旅游、在忙、胃口不佳，或者在办公室或家里度过低能耗的一天。

健身：恢复性训练和饭后散步

如果你愿意的话，可以将你在第 9 天的恢复训练中尝试过的一些技巧，放在一些简短训练或完整训练中去实施。它也可以促进脂肪燃烧，帮你在 24 小时禁食中保持能量。吃完早餐或早早的晚餐后，可以在附近悠闲地散散步。记住，15 分钟的慢步走就足以将胰岛素对膳食的反应降低一半！

心态和生活方式：详细地记录

花 30~60 分钟写下你在 12 天挑战计划期间的各方面体验。将你的评价分成五个部分，每个部分对应一个每日任务：食物、禁食、健身、心态和生活方式。将前几页用于数据汇编，以便将来可以快速查看：你的 MAF 数值和 PEM（原始基本动作）评估，你的晨间例行公事和晚间仪式，以及任何你想要提到的东西。

日志

- 食物：评论你对先祖食物和超级食物的回顾过程，保留合规的、存在疑虑的、特定的食物。
- 禁食：评估你的 24 小时禁食，包括难度等级、它对能量和认知的影响，以及你对这次经历的整体想法。
- 健身：写写你的恢复训练和饭后散步。
- 心态和生活方式：按照建议完成你的日志作业。

未来

恭喜你完成了挑战计划！你可能做好了休息一下的准备，但我希望过去这 12 天让你感觉到了活力满满，并备受启发。想无限期停留在挑战计划模式是不现实的，这次体验本来也只是想帮你融入一种舒适的、可持续的日常生活中。沿着这些思路，让我们一起回顾一下每个类别中的重要目标，这些目标将长期支撑你。如果你的余生能或多或少坚持如下的建议，你将能大大提高长寿、健康、快乐的概率，并且还能避免得患和生那些与饮食、生活方式相关的流行病，要知道这些疾病都成了如今的常态。

食物和禁食

摒弃“三巨头”：对种子油实施零容忍政策。如果瓶装、包装或冰冻食品里有这种成分，那就不要买。如果你外出就餐，请进行必要的询问，好避开它们。如果有疑问，那就假设它是用有毒的油制作的。如果含糖饮料、含糖零食和精制谷物出现在了你的饮食中，请确保它们只是一种偶尔放纵而已。

建立起 12 小时消化昼夜节律：真的，你永远也没有理由抛弃这条思路。即使你处于晚上放肆狂欢的纯休假模式，你也可以将当下的情况与第二天延长禁食做结合。

不要吃零食：吃美味的、令人满意的、营养丰富的饭菜，这样你就不会有想吃零食的倾向了。零食只能看作偶尔的放纵，或者作为代替两顿饭中的一顿饭的方式。

间歇性进食：养成良好的饮食节律，以禁食为准则，饿了才吃，满足（而非饱足）了就停，永远把食物看作是一种庆祝。它可能是 16-8 模式、早晚模式，或者直觉模式。随着你代谢灵活性的提高，每日两顿饭可能会成为你的最大值，而非平均值。

健身

步行：让步行成为你人生体验的核心。可以制定一些策略和情境，让你必须多走走路，比如总把车停在停车场的外边缘，比如总是走楼梯而不是坐电梯，比如信守作为狗主人的誓言，不管发生什么都让你的狗狗得到它应得的锻炼。在你的大脑里设置一个响亮的警报，只要你静止一小时，它就会响起。将它关闭的方式只有一种，那就是站起来，走起来！

实施晨间运动程序：创建一个有条理的运动序列，这些运动必须得是让人充满活力的，并且易于重复的和可以无限期持续下去的。如果你只能抽出 5 分钟时间，那就努力每天都将它完成。醒来后立即就开始执行；把“接受阳光直射”这一项包含在内。每天重复相同的动作，当然，随着时间的推移也可以修改顺序。

进行有氧运动：认清最佳有氧、燃脂运动和压力过大导致葡萄糖燃烧激增的锻炼，这三者之间的区别。始终对你的心率进行监测，使其保持或低于 MFA 心率，除非是在一些罕见的场合如竞赛或突破性训练中。争取每周累计 2~5 小时的结构化有氧运动。除了步行，这个方法也能帮你维持健康、活跃的状态。

进行高强度锻炼：进行简短、高强度力量训练和冲刺跑锻炼，它们能提升抗衰老的激素，并大幅改善体能和身体成分，与此同时还不会让你筋疲力尽。重视爆发力、优秀的技术和控制力，而不是过时的、具有破坏性的“一分耕耘，一分收获”法。每周进行两次持续时长 10~30 分钟的力量训练，以及在总共 20 分钟的训练时间里完成几分钟具有爆发力的冲刺跑训练，这样就足够了。

进行微运动：通过短时间爆发式锻炼，来提升你的健身能力基线，并满足每日活动量的要求，因为短时间爆发式锻炼可以带来累积的健身益处，又不会因为做了太多压力过大、恢复间隔不足的全程锻炼，而让身体面临崩溃和倦怠的风险。同时，微运动也是一种工作日用来恢复你的认知能力并促进脂肪燃烧的好方法。

动态办公：通过定期休息散步、做柔韧性和灵活性锻炼、腾出时间做微运动，来避免自己长时间处于静止状态。打造一些可以备用的工作台，比如站立式办公桌和矮桌，尽可能在工作日期间多多改变一下你的姿势状态。

恢复：把“恢复”作为你锻炼项目的中心元素。避免疲劳的锻炼模式，并且只有在你休息得很好、觉得自己活力满满的时候才能去尝试高强度锻炼。接着再去做一些能触发副交感神经功能的、经专门设计的恢复锻炼。

心态

摧毁并重构自限性想法和行为：在接下来的至少 30 天里，每天至少背诵 2~3 分钟转变宣言一次（最好每天两次）。每天都把这一口头练习，与你的循序渐进行动计划中的一项活动结合起来。

“编程”你的潜意识：与上述口头和身体锻炼相结合，通过制作愿景板、心灵电影或视觉提醒（比如写有能代表某种意义的首字母缩略词的索引卡），来对你的潜意识进行编程。尊重这些工具的力量，将它们放在视线里，并根据需要适时对其进行修改。也可以考虑扩展到其他策略，比如播放专为特定生活目标而设计的潜意识录音，参与引导式冥想，甚至聘请生活教练、精神导师或其他巅峰表现专家。

坚持写日记：出于追求巅峰表现和感恩生活的目的，坚持手写日志。制定一个自然、易于遵守的时间表和指导方针，但无论如何都要坚持你的承诺。我想再次强调，如果你每天只有五分钟的空闲时间，那就打开日志本，写些东西，把这种行为变成一种有益的习惯。

提高你的意识：你需要格外注意消极的自我对话，以及自我限制或自我破坏的行为模式，每次发现自我破坏出现时都要说出来，并把它替换成转变宣言或积极行为。请注意同情、抱怨和认同消极态度给你的家人、朋友和同事所带来的破坏性影响，你也一定不要火上浇油或试图去控制别人的心态！相反，你应该提供一些有见地的陈述，可以是中立的，也可以是积极的，并将谈话的重点从消极情绪转移开去。

生活方式

充分地去休息、恢复和“停机”：优化你的睡眠环境，将天黑后的人工灯光和电子设备的刺激降至最小，并通过一个舒缓的睡前仪式来享受安静、黑暗、柔和的夜晚。必要时小睡一会儿，在大自然中多花些时间来缓解压力。

控制你使用科技产品的时间：珍惜从超连接状态中断开的那些时间，享受面对面的社交互动和独处思考的时光。在你投入反应性刺激前，先每天花一点时间维护你的优先待办事项清单。

尝试冷暴露：执行简短的治疗性冷暴露，来提高激素水平、提升注意力和自律性，更弹性地面对各种形式的生活压力，并促进脂肪的燃烧。

祝你在继续追求健康、幸福和长寿的路上一路好运！非常感谢你的兴趣和热情。如需支持和灵感，可以访问 TwoMealsADayBook.com、MarksDailyApple.com 或 BradKearns.com。

常见问题解答

禁食

Q 我怎样才能知道自己已经准备好可以禁食了？我可不想触发战逃反应，也不想被“清算资产”！

A：在考虑雄心勃勃的禁食方案之前，你必须处于良好的整体代谢健康状态。也就是说你没有炎症、甲状腺、肾上腺和肠漏症或其他自身免疫性疾病；白天拥有稳定的情绪和能量水平；并且可以不费吹灰之力地把一顿饭推迟几小时。如果你怀疑自己有上述任何一种问题，首先应该努力摆脱三大有毒的现代食物，花些时间用健康的食物来排毒和滋养你耗尽的细胞。遵循第六章里介绍的循序渐进的过程，并相信这个过程将长期产生结果。请记住，进步有很多种形式，也会遵循多种时间框架。即使你在禁食上的付出没有按计划执行，挫折和调整也可以带来积极的净收益。当你准备好迎接挑战时，可以采用不强制执行严格时间表的“等饥饿自然到来”法，来减轻你的压力。

Q 我喜欢吃零食。我感觉它能让我精力充沛，把我从紧张的工作中解脱出来。我可不可以继续吃？

A：能让压力和休息之间保持平衡，还能让人们从长时间的静止和持续的认知付出中解脱出来的仪式，是具有巨大的价值的。自工业革命以来，由“休息一下，吃点零食”带来的舒适感使零食成了一种文化支柱。但需要注意的是，吃零食确实会破坏你的减脂目标，因为任何一种零食都会阻拦身体脂肪的燃烧，并促进胰岛素的释放。

可以考虑用能提供类似好处的东西，来代替两餐之间的热量摄入，比如微运动、一系列柔韧性和灵活性锻炼、阳光下绕着街区漫步，甚至打个盹。任何用运动来让自己休息一下的方式，都能改善血液循环和大脑及身体的氧气输送，并提高脂肪代谢。不需受到吃零食的负面影响，就能让你的能量和认知能力得到自然的提升。也就是说，如果你达成了代谢灵活，并且对自己目前的身体成分感到满意，那么偶尔吃一些营养丰富的零食（一把澳洲坚果、几块黑巧克力或一个煮熟的鸡蛋），倒是不必怎么担心。况且凭借着代谢灵活性，你本来就不怎么会有想吃零食的欲望！

减脂

我是一个每周进行 10 小时以上训练的竞技运动员。但是我还是携带多余的身体脂肪。一日两餐法能帮到我吗？

A：在耐力运动、CrossFit 和团体运动社区的忠实健身爱好者里，有个现象非常普遍，那就是尽管他们践行的是高热量甚至超高热量燃烧计划，但是仍然携带有多余的身体脂肪。当你投入了大量时间和精力去健身，却没有得到你想要的体格时，是会感到非常沮丧的。许多人会把坏运气归咎于基因，但更准确地说，这其实是因为过度紧张的训练模式和生活方式，导致了压力激素的慢性升高，诱发了受交感神经主导的战逃反应，导致了你的食欲和饱腹激素失调，推动补偿机制去阻止脂肪流失，并将你锁定在碳水化合物依赖之中，即使你燃烧了大量的热量、经常消耗糖原也无济于事。你需要知道一个定理：极端的运动会导致懒惰、糖分渴望、脂肪储存，并增加疾病风险。

如果你每天都会经历能量、情绪、食欲和认知功能的波动，很难做到跳过一顿饭不吃，整天习惯性地吃零食，或者需要额外的热量来完成 60~90 分钟的锻炼，这些迹象都表明了即使你健身水平很高，你的代谢仍然缺乏灵活性。这不仅会让你原本瘦瘦的腹部鼓起来，还会在许多方面有损你的表现和健康。其一，在运动前、中、后期摄入热量，会对你的消化道造成损害。在夏威夷铁人三项世界锦标赛中，大约 30% 的参赛者都报告说他们在比赛期间，出现了中度到重度的消化不良。其二，如果你燃烧的大多数都是摄入的糖而不是身体脂肪的话，那么你燃烧的更多属于脏燃料，会产生更多炎症和自由基。这种由饮食引起的氧化和炎症增加了锻炼带来的压力影响，延缓了人体的恢复。请记住“脂肪适应型耐力机器”杜德 · 斯佩林斯的例子，他在科罗拉多大峡谷完成了双重穿越后，用禁食来促进身体的恢复（见第 96 页）。

最后一点，你的碳水依赖型饮食和锻炼模式，正在增加你患上饮食相关疾病的风险，包括 2 型糖尿病！无数表现出色的运动员都收到了令人震惊的消息，那就是尽管他们投身于运动，但是却发展成了糖尿病前期、患上了高胰岛素血症。蒂姆 · 诺克斯博士就是一个典型的例子：尽管他已经跑了几十年的超级马拉松，但仍然被诊断为糖尿病前期。这迫使他重新思考他毕生研究的基础——在碳水化合物依赖范式所造成的限制和扭曲下，研究耐力运动生理学。抱歉我得打个这样的比方，但是高热量 – 燃烧饮食的生活方式本质上把你困在了徒劳无功的跑步机上，这一点在许多汗流浃背、勤奋努力的健身爱好者身上得到了淋漓尽致的体现。

作为一名运动员想要扭转局面是很容易的，因为当你做出饮食改变时，你优秀的体能会帮助加速新陈代谢。以下是我建议的一个计划，可以让付出勤奋努力的你获得你应得的体型。

1. **从饮食中去除谷物、糖和精制种子油。**把垃圾食品从你的饮食中清除掉，还自己一个代谢灵活的机会。这些还包括含糖的巧克力、凝胶和饮料。如果你“需要”这些来完成锻炼，那你做的就是错误的锻炼！
2. **杜绝哪怕最轻微的过度锻炼。**在有氧运动期间保持 MAF 心率，不要做消耗性、令人精疲力竭的 HIIT 训练，而应该做 HIRT 训练（见第 86 页），缩短持续时间并降低高强度训练的频率，将更多微运动纳入你的训练方案中。

3. **增加日常运动量。**久坐会导致对糖分的渴望和脂肪的储存。而运动会促进脂肪的燃烧。
4. **睡眠优先。**睡眠不足会增加压力激素，影响脂肪的燃烧。而充足的睡眠则有助于稳定食欲和饱腹激素，促进脂肪燃烧。
5. **管理压力。**忙碌的、战逃式的日子会加强人们对碳水化合物的依赖。休息、恢复、放松及压力与休息之间的健康平衡，可以促进脂肪燃烧。

一旦你遵守了这 5 项原则，就可以考虑减少碳水化合物的摄入量和“等饥饿自然到来”策略了。与“让自己挨饿”和“逼自己运动更努力”相比，这些方法会让你觉得相当之简单。坚持下去，你会有收获的！

你怎么能说增加热量燃烧、减少热量摄入不能减少脂肪呢？“热量摄入－消耗”法肯定是对的呀，是吧？

A：冯子新博士的《肥胖代码》引用了大量的研究，来证实这一令人难以置信的反直觉概念，即简单地少吃多动不能减掉脂肪。思考这个问题的一种方式，是想想如果长期来看的话，要让每天摄入的热量与消耗的热量相匹配得多难。如果热量摄入、热量消耗确实是真实的，没有补偿变量，那么你的体重应该每年都会上下波动 10 或 20 磅！但正如我在第一章里说过的，我们有一系列补偿机制和体内平衡驱动，它们合力让我们始终待在身体成分设定点附近。你的设定值很大程度上受到基因和生活方式行为的影响，有有利的，也有有害的。我们绝大多数人都可以通过青少年时期的外表，来了解储存脂肪或保持苗条上的基因影响（除非我们在青春期前就已经把事情搞砸了）。在青春期后的几十年里，身体脂肪的稳步累加主要是受炎症性的、高胰岛素生成型饮食的影响，也有很小一部分是受到贡献型生活方式行为的影响。

认清“热量限制和热量燃烧相结合来减少脂肪的方法是无效的”这一点，已经够发人深省了，但研究还显示，那些多吃少动的研究对象，并没有以预期的速度增加多余的身体脂肪。

例如，我们假设 1 磅脂肪含有 3500 大卡的热量，如你每天多摄入了 350 大卡，那么根据测算，你应该每 10 天增长 1 磅脂肪。但事实是，那个阻止你减掉脂肪的补偿机制，同时也在阻止你增加脂肪。例如，过量的热量摄入会促使心率、呼吸、体温和代谢率整体上升。暴饮暴食过后，你可能会发现自己一整天都变得更加活跃和烦躁了。

有一种被称为食物热效应的现象，也就是进食引起的热量消耗增加作用，占到了你摄入热量的 5%~10%。举例来说，如果你每天燃烧 2350 大卡的热量，那么多达 235 大卡的热量是在消化、吸收和储存你所消耗的热量的过程中被燃烧掉的！蛋白质具有特别显著的热效应：据估计，蛋白质提供的热量的 25% 会用于消化。代谢灵活性也会大幅增加食物的热效应。研究人员观察到，瘦人的饮食引起的产热率，是胖人的 2~3 倍。

这并不是说长期暴饮暴食是可取的，暴饮暴食会对健康造成很多负面影响，这与它对身体脂肪和代谢率的影响无关。毕竟，当身体因暴饮暴食和不断产生的胰岛素而疲惫不堪时，就会产生胰岛素抵抗，继而导致代谢综合征疾病模式持续发展。这里我们可以学到的一点是，要意识到减脂需要做的是激素优化（主要是降低胰岛素），而不是遵循热量摄入 – 消耗的模式。而且准确来说也不是热量摄入 – 消耗，而是储存的热量和燃烧的热量。

Q 如果“热量摄入－消耗”模式不能帮助减脂，那么减掉身体多余脂肪的秘密到底是什么？

A：通过日常禁食、规避精制碳水化合物和种子油这样的生活方式行为，来降低膳食导致的胰岛素产生，从而向你的基因发出“燃烧脂肪”而非“储存脂肪”的信号。当你成功降低胰岛素时，你就能将储存的身体脂肪作为首选的能量来源，而不是将你摄入的热量当作首选，进而燃烧脂肪。与其像上了发条般地吃一日三餐、频繁吃零食来应对每天保持清醒、专注、活力的迫切需要，不如把你的饮食目标换成：

- 享受生活，把吃饭作为庆祝活动和社交联系的核心。
- 获取日常代谢功能及修复和维持器官与组织所需的蛋白质。
- 获取必需的脂肪酸，来支持心血管、生殖系统、免疫系统、神经系统、激素和一般代谢健康。
- 根据需要获取营养丰富的碳水化合物，每天的范围从 0 到约 150 克（热量约为 600 大卡）——后面这个数值是受先祖饮食启发的。这是符合我们“享受生活”的第一个目标的，也是为了优化运动表现和身体恢复。

身体多余脂肪的减少，是因为我们用营养丰富的食物尊重了自身真实的饥饿信号，也因为我们吃饭吃到饱足，还因为我们让代谢灵活性发挥魔力去创造了一种自然的、适度的热量不足，这样我们才得以随着时间的推移，让过量身体脂肪稳步地减少。这不是一种线性减少，原因在于我之前已经详细讨论过的许多补偿变量。恰恰相反，代谢灵活性会让你进阶到一种健康的代谢和激素状态，在这种状态下，你可以根据需要优雅地燃烧各种燃料来源。当你坚持“一日两餐”计划并每天长时间保持禁食状态，已储存的身体脂肪自然会被推到舞台的中央。

如果连续几个月“啥错没犯”却仍然对多余的体脂感到沮丧，那就试试第七章详细阐述的进阶策略（下一个问题里也提到了）。

A：我每件事都做对了，但仍然减不掉最后的 7 磅（约 3.2 千克）体重。我已经不吃加工碳水化合物了，每天只吃两顿饭，每周还进行有氧和高强度锻炼。如果想要取得进一步进展，我该怎么做？

第七章中介绍的进阶策略是很有效的，但前提是你对脂肪高度适应。否则，任何减脂的协同努力，都会引发激素反应或补偿机制。首先，遵循一般的经验规则，你在减肥上付出的努力不该为你招致痛苦、煎熬或牺牲，你需要更多地关注细节、正念用餐，以及根据需要应用突破性策略。其次，当你达到了最重要的目标时，可以调整一些外部因素（睡眠、副交感神经活动）来作为突破的催化剂。由于我们那“一切都与热量有关”的错误观念，这些因素常常都被忽视了。所以我们应该树立一个全面、耐心、自信的信念，全天向你的基因发送正确的信号，这样做的话肯定能改变你的身体成分。如果你每件事都做对了，就能确保脂肪适应指标良好，接下来就能考虑用以下想法来实现突破了。

- 将晨间冷暴露与禁食相结合，禁止至中午 12 点。
- 在饥饿自然到来前不要吃东西，而且要再等个 15~60 分钟再吃。
- 每周进行一次高冲击力冲刺跑训练，要确保短时间爆发性的投入和大量的间隔休息。
- 每周进行一次低冲击力冲刺跑训练：自行车、有氧器械、水上运动或上坡冲刺跑。
- 在你的计划中加入微运动。记住，这无关乎热量，而是与基因信号有关。每天锻炼几次，每次持续 1~5 分钟，真的能带来大不同吗？当然！
- 每顿饭都吃八分饱。创造一种平和、安静、不受干扰的环境，并以每口咀嚼 20 次的方法来达到这一目标。
- 多睡觉。激素优化需要人体在一夜之间完成修复才行。在睡觉前的最后两小时里，尽量让人造光和电子设备刺激降至最小，这样你才能适时犯困。
- 做一些刺激副交感神经活动的事。它能让你更易燃烧脂肪，远离对糖的渴望和皮质醇导致的食欲飙升。在日常生活中增加更多的优哉游哉的散步、滚泡沫轴、按摩、有意识的呼吸和恢复性运动——例如瑜伽和反弹锻炼。
- 尝试增加碳水化合物的摄入。《生酮饮食》和《女性生酮》的作者琳恩·沃格尔建议，可以战略性地增加碳水化合物的摄入量，以微调胰岛素敏感性，帮助平衡激素，并在减脂平台期后激发额外的减脂作用。她解释说，这一点对女性来说尤为有用，并且有成千上万个成功案例证实了这一方法的可行性。开始时可以在一周中选定某天的晚餐，在那一餐摄入你体重一半克重的碳水化合物。

我仍然无法完全相信这整件事几乎都是关于胰岛素的。因为多年来，我注意到自己的体重是与每周的训练时长有相当紧密联系的。

A：事实上，许多运动类型都对我的一个观点提出了挑战，这个观点是“身体组成 80% 靠饮食，20% 靠运动、睡眠和生活方式”。这里有几个细微的差别值得继续讨论。首先，我们必须承认，人们可以通过饮食、运动和自然激素周期的变化，在短期内实现体重的大幅增加或减少。譬如，如果你进行了一项剧烈的、持续 1 小时的、消耗糖原的大汗淋漓的运动，那么是有可能最多减掉 10 磅（约 4.5 千克）的！你会因为流汗，每小时失去 2 升水分。每升水重 1 公斤，所以在秤上你会变轻。

如果你的糖原复合充足，并在锻炼过程中将其耗尽，那么你的体重会因此再减 5 磅（约 2.3 千克）。这是因为每克储存的糖原会与 3~4 克水结合后再被消耗掉，而我们的肝脏和肌肉中可以储存大约 500 克糖原。但是在接下来几小时的补水和丰盛饮食中，大部分减掉的体重又会涨回来。另一方面，如果你进行了为期一周的“巡航”，且在毫不锻炼的情况下大快朵颐，你的体重可能会超过常规基线 7~10 磅（3.2~4.5 千克），因为糖原储存和全身细胞中的液体潴留都增加了——再加上增加了 1~2 磅（0.45~0.9 千克）的脂肪。

因此，想要追踪体脂率的话，不要过分强调体重。随着技术的进步，无需昂贵的测试就能轻松追踪体脂率，而使用主观工具，像是一条紧身裤或每天（也可以每周）在镜子前检查 LGN，则是一种更方便、更能给人动力的方法。如果你在最佳状态下，能通过腹部看到静脉和特定数量的肌肉线条，可以拍照记录下一些视觉基准。虽然我们听到了许多警告的声音说不要在浴室里放秤，甚至连秤都不要有，但罗内什 · 辛哈博士提出了一个很好的反对观点。他说每天检查秤上的数字可以帮助他追踪自己的糖原补充率：当他超过正常体重范围的 5 磅（约 2.3 千克）时，他就知道自己该多运动、少放纵了。而如果增加体重还没超出这一范围，那么他会通过放弃消耗性锻炼、补充营养丰富的碳水化合物的方式，来降低过度训练的风险。

如果你痴迷于高强度训练中体重秤上出现的低读数，还记得资产清算这件事吗？因为它可能是这一读数的重要贡献者。如果你想让自己看起来健美而非瘦弱，在休息时感觉充满活力和精力，而不是因过度训练而变得懒惰和干瘦，请将自己的运动能量消耗调至可控水平，并且要注意大量食用各种营养食品。尽管看起来很让人惊讶，但是减少训练量和增加营养的摄入，通常都能促进体内多余脂肪的减少，因为你的身体在休息时变成了一台压力更小、炎症更少、更擅长燃烧脂肪的机器。当你试图燃烧炎症性腹部脂肪时尤其如此，这些脂肪是因各种压力过大的生活方式行为累积而成的。

锻炼能为我身体成分目标的实现带来任何贡献吗？

A：当然能！你的锻炼方案可以为你增加静息时的脂肪代谢，稳定你一天的能量、情绪和食欲，鼓励你选择健康的食物，减少总体热量的摄入，因为你整个人都是健康、有活力、精力充沛的。相比之下，日常运动不足或锻炼计划大幅缩水，则很容易导致你体内多余脂肪增加，因为不活动会导致胰岛素抵抗、碳水渴望，以及在食物选择和分量上的约束性降低。此外，如果你能够中和这些因素，你应该能轻松维持一个理想的身体成分，且不受运动量波动的影响。举个例子，我现在的体脂率，与我过去还是一个精英马拉松运动员和铁人三项运动员时一样。现在的我，吃的热量少了，燃烧的热量更少，产生的胰岛素也比我还是一个耐力机器时少得多，但我现在在很多方面都更健康了。

在不引起补偿理论反弹的情况下，减掉多余身体脂肪的最好方式是什么？

A：为了避免触发会阻止脂肪减少的战逃反应或补偿理论机制，请考虑选用下列两种策略之一来完成这件事。第一种策略，你可以让自己每天都实现轻微的稳定的热量赤字，这并不会造成太多压力，也不会难以维系，而且你自己基本上不会注意到。体重依赖型格斗运动的顶级教练员们建议每日的最大热量赤字为300大卡。这种“低调”的策略可以防止触发热量燃烧的补偿性减少，尤其是当你处在热量平衡的情况下进食时。诚然，想要准确地做到轻微热量赤字是很难的，但只吃八分饱的策略就非常有效。

另一种选择是短期的硬核方法，需要你积极地限制热量摄入，克服食欲高峰，迅速减掉脂肪。从意志力和补偿理论的角度来看，这一策略显然是不可持续的，因为平衡作用最终会发挥作用。但是短时间的方法可以吸引到那些没有耐心或者无法精确做到每日 300 大卡赤字的特定个性类型的人。在这些积极的努力减脂的过程中，增加冷暴露治疗和冲刺跑锻炼的频率可能会非常有帮助。

Q 总能量消耗（TEE）理论根本说不通。我明明比邻居更活跃，每天消耗更多的热量！

A：非常健康的人每日热量消耗仅仅略高于久坐不动的人。在赫尔曼 · 庞泽教授针对坦桑尼亚哈扎人的具有启发性的研究之后，他又对成百上千位现代市民做了一项研究，结果表明，适度运动的人群每天只比不运动的人多燃烧大概 200 大卡。增加中等水平以上的运动并不能增加热量的燃烧，这一点推翻了“坚持运动能带来代谢优势”这一非常普遍的信念。更重要的是，如果你的热量消耗在某一天或某一周异常的高，那么所有强有力的补偿机制就会启动，校准回代谢设定点。第 5 页的插图展现了这一点：周六（骑自行车 161 千米，外加懒惰和吃零食）和周日（增加日常运动和合理的热量摄入）之间是相等的。如果你此刻还在摇头，想想一小时的剧烈运动可以燃烧大约 650 大卡的热量。但如果你将一天中剩余的 23 小时的热量消耗平均下来，那么你的燃烧率每小时只增加了 27 大卡。这并不比你那不爱运动的邻居多多少，而且他们靠着在食品杂货店购物或爬楼梯时燃烧更多热量，就能轻松缩小这个差距。

宏量营养素

Q 你说不用去计算热量，不用追踪宏量营养素比例或者测量酮，但我感觉“量化”这一方法曾经帮过我很多。

A：在转变饮食或锻炼计划的早期阶段，追踪是一种很有价值的方法，因为它有助于增加你的知识库，可以支持你坚定自己的既定目标，并最终过渡到直觉策略。然而从长期来看，遵循严格的计划需要太多脑力和毅力。它会让人感觉计算上的麻烦越来越多，还会带来太多痛苦和牺牲。这些非常有可能造成你的倦怠，重拾旧习惯。

我希望你能担负起自身健康的责任，并且在饮食上、锻炼上和活出精彩上都采取直觉策略。知识的力量、自我意识和健康生活习惯所带来的切实成果，会让你一直走在正轨上，无须为了小事而流汗，也无须艰难地记录吃下的每一口食物或跑过的每一千米。也就是说，某些人群可能更喜欢量化，因为它能提供有价值的责任感和安全感。如果你坚持认为自己在追踪数据时才能把事情做好，那就继续吧。试着去保有一种健康的观点，好让你的追踪在大多数情况下，都是对受直觉和常识左右的过去行为的记录。这比成为你追踪的刻板标准的奴隶要好。因为后者常常会唤起执念、不安全感和其他会导致你做出错误决定的负面能量。

Q 我对碳水化合物摄入在减脂和巅峰表现中扮演的角色感到困惑。生酮的要义是严格限制碳水，但有一些专家却说碳水非常重要，尤其对女性来说。

A：确实，对许多普通人来说，饮食法之间的战争变得越来越烦人和令人困惑，因为普通人没有时间整天研读科学研究。这场对话的出发点基于这样一种断言：人们没有任何食用缺乏营养的精制碳水化合物的理由。即使你是一个体脂低的高水平运动员，精制碳水化合物也会促进氧化和炎症，从而抑制免疫功能，延缓身体恢复。

优化碳水化合物的摄入取决于许多个人变量，包括你的基因、健身目标和压力水平。或许最重要的变量是你的身体成分，以及你是否渴望减掉身体多余脂肪。如果你想减脂，最可靠的路径就是通过禁食、限制碳水化合物和工业油来降低胰岛素的产生。这可能还包括暂时性地限制水果、红薯等淀粉块茎，以及坚果、种子、黑巧克力和高脂乳制品的食用。一旦你达到了理想的身体成分，就可以尝试重新将营养碳水化合物引入到自己的饮食中，看看你是否能耐受。你可能会注意到一些有益的效果，诸如情绪的改善，以及能更快地从锻炼中恢复过来。若你发现了任何负面效果，比如餐后疲劳或体脂增加，可以回到之前的模式。也许最好的建议是与你自然的食欲信号保持密切联系，并时刻注意你何时产生了碳水渴望，以及何时的碳水摄入产生了负面影响。我们的大脑在任何时候，都非常擅长于引导我们去精确摄取自己所需的营养物质，除非我们因暴饮暴食而滥用了微妙的食欲和饱腹机制。

我是一名刻苦训练的运动员，我担心禁食和减少碳水化合物会影响我的运动表现。

A：脂肪适应型运动训练证明了一点，在锻炼前、中、后期，无须疯狂进食碳水化合物，也能取得惊人的成就。备受认可的杰夫·沃莱克博士的“脂肪适应性基质在专业精英跑者中的适用性”研究表明，训练有素的耐力跑者每分钟燃烧脂肪带来的热量，远远超过此前被认定为人类能够燃烧掉的热量，并且即使在消耗性锻炼后很少摄入碳水化合物或者根本不摄入，都能启动糖原的补充！补充是通过糖异生（将摄入的蛋白质转化为葡萄糖来获取即时能量，主要用于大脑），以及将甘油分子从甘油三酯中分离出来，并将其送往肝脏以转化为糖原的内部过程实现的。

成为一名脂肪适应型运动员不仅需要努力转变饮食，还要有合理的训练计划，其中包括充足的有氧（燃烧脂肪）运动，以及简短且高强度但又不至于压力过大、消耗性太大的训练。如果你拥有高碳水、高胰岛素的饮食，还有高强度运动习惯和压力过大的生活方式，那么如果你突然放弃碳水化合物并试图维持高压力的方式，则极有可能出现崩溃和焦躁。最好的办法，是先实现饮食上的转变，也许还可以暂时减少训练时长并降低训练强度。正确的饮食调整和锻炼，能解锁难以置信的好处，包括减少体脂、更好地控制炎症，以及更快的恢复时间。在你朝着成为一名脂肪适应型运动员迈进的路上，请参考第二章里提到的汤米·伍德博士的一句评语，即食用足量的营养食物来满足运动表现和身体恢复的需要。你尤其需要注意自己天然的食欲信号，并且尊重在剧烈运动后可能出现的对碳水化合物的真实渴望。

Q 生酮是一个要么全有，要么全无的命题吗？在这个命题中是否存在一个碳水化合物摄入的真空区？

A：如果你全情投入于生酮饮食，你将进入另一种代谢模式，在这种模式下，你的肌肉以高速率燃烧脂肪酸，并有效地储存糖原，而你的大脑则主要燃烧酮和少量的葡萄糖。如果你的方法存在缺漏，那么确实存在一个真空区，在那个真空区里，你的碳水摄入不足以满足你的能量需求，而你的脂肪和酮燃烧技能又不足以弥补这一缺口。

这一现象对于有高热量燃烧需求的运动员来说尤其重要。《低碳水身体表现的艺术和科学》一书的作者史蒂芬·菲尼博士和杰夫·沃莱克博士发表的研究表明，在脂肪和酮适应的早期阶段，可能会发生一种不受人待见的“拔河效应”。当肌肉没有像平时那样获得足够的葡萄糖供应而脂肪酸还没有经过有效燃烧时，就会发生这种情况，因此你的运动表现会受到影响。与此同时，你的大脑没有足够的葡萄糖，也没有任何酮类物质。午后忧郁和糟糕锻炼带来的双重打击可一点也不好玩。为了逃离这无人地带，你需要在转变高碳水饮食模式的前三周里，减少自己锻炼消耗的热量。专注于低强度有氧运动，并且得让所有高强度运动的持续时间都足够短（譬如微运动），这样就可以确保你的大脑获得它所需要的葡萄糖。同时，在饮食上，要本着自律的态度来执行禁食和碳水限制，从而触发酮的生成。

低碳化合物只适合耐力运动员吗？力量运动员能从中受益吗？

A：力量运动员并不像耐力运动员那样热情地拥抱低碳水或生酮饮食，这可能是因为高强度锻炼对糖酵解的需求非常巨大，并且需要更多的膳食碳水化合物。然而，研究和坊间证据表明，脂肪适应型方法对高强度运动也很有效。KetoGains 网站的主要负责人路易·维拉赛诺（Luis Villaseno）近 20 年来，一直维持严格的生酮状态，与此同时，他在健美和举重上也保持着高水平表现，而且还维持着极瘦且肌肉发达的体格。他帮助许多力量运动员不用整天困于摄入巨量碳水和蛋白质的这一过时且有缺漏的策略下。早期的生酮饮食倡导者丹尼·维加（与他的妻子莫拉主持了播客“脂肪驱动之家”）展现出了惊人的力量，他拥有令人瞠目结舌的体格，并且指导着不同水平的爱好者们用生酮的方式安全地减掉身体多余脂肪。

要想成为一名低碳水的力量运动员，第一，需要习得在休息时燃烧脂肪的绝学。它可以降低你对葡萄糖的需求，无论是从停车场步行到健身房的过程中，还是在 15 分钟热身运动的过程中，甚至在爆发性运动中。有了燃烧脂肪、节约碳水的基线后，即使是再辛苦的锻炼，也会有足量的葡萄糖供你使用。第二，锻炼必须简短，并且在爆发性的体力付出过程中，必须安排足够的休息时间。避免做一些在举重室和训练课程中经常出现的长时间且消耗性的训练，因为这样可以削减你在训练中和训练后立即补充碳水化合物的迫切需要。第三，在艰难的高强度训练之间留出足够的恢复时间，能确保你在下一次辛苦的锻炼前补充好糖原（即使是低碳水饮食或极低碳水饮食）。第四，至少在限制膳食碳水化合物的三周前就减少自己的锻炼计划，这样才能让你转变饮食的过程尽可能地舒适。最后，请注意增加钠和电解质的摄入，这样你就不会因为新的饮食习惯和艰苦锻炼流的汗而精疲力竭。

我听说过许多有关蛋白质摄入的建议。一日两餐计划对此有何建议？

A：简言之，你无须过分操心蛋白质，因为你自然的食欲和体内平衡机制可以很好地自然实现对蛋白质摄入的优化。大多数专家建议，每磅瘦体重每天平均需要摄入 0.7 克蛋白质（每千克 1.54 克）。采用几乎任何一种饮食都能轻松实现这一目标，但严格的限制性饮食除外，比如严格素食主义者或低蛋白饮食。因为蛋白质是生存所需的最迫切饮食需求，一旦我们进入蛋白质摄入不足的状态，会有强大的机制起效，迫使我们渴望高蛋白的食物。膳食中缺乏蛋白质会导致瘦体重的分解，并导致机体失去各种重要的修复和更新功能。这样会导致极度的疲劳，让你看起来消瘦且不健康，并激起对高蛋白食物的强烈渴望。

虽然长期处于蛋白质缺乏的状态是不可持续的，但如果你的摄入量对于基本需求来说一直倾向于偏低的状态，麻烦还是会找上门。这可能会导致难以察觉的暂时性肌肉分解（或者更糟糕的是，你可能会迷恋上很低的体重读数和干瘦的外观），巅峰表现能力的轻微下降，以及锻炼后的恢复速度变慢。可能有几天或几周你会感觉非常糟糕，然后情况又好转一点，接着又再次变差。如果你继续执行这种限制性饮食（包括忽视你自己对那些不存在于可食用列表上的高蛋白食物的渴望），那么你可能会经历长达几个月或几年的漫长过程，直至“缺乏”成为你的一种新常态。

许多专家建议，训练强度大的运动员应该做到平均每磅体重摄入约 1 克蛋白质（每千克 2.2 克）。他们还建议老年人应该提高蛋白摄入量，因为一方面老年人无法有效地合成蛋白质，一方面老人需要防范肌少症（肌肉质量的损失）这一巨大的死亡风险。平均而言，像肖恩 · 贝克博士和威廉 · 舍菲尔特这样的肉食性饮食支持者，每天每磅体重的蛋白质摄入量都大大超过 1 克，他们认为每磅体重摄入 1.2 克（每千克 2.6 克）蛋白质是安全且有效的。主流权威们长期以来一直认为，增加蛋白质摄入会对负责排泄过量蛋白质的肝脏和肾脏造成压力，并导致血液中生长因子（比如 mTOR 和 IGF-1）的过度刺激。这种慢性过度刺激会导致细胞分裂加快、不受控，并增加患癌风险。同样，这些警告对那些极端情况同样适用，比如那些每天摄入的蛋白质克重是他们体重（以千克为单位）3 倍的健美运动员。

最近出现了一种趋势（我个人是赞成的），即不再散播蛋白质过量的可怕警告，并承认只要人过得健康且活跃，那么就不用过分担心摄入过多蛋白质。一方面，蛋白质饱腹感极高的特点，会自然地调节你对高蛋白食物的摄入。另一方面，如果你的碳水化合物摄入量低，那么额外的蛋白质会通过糖异生的方式，用来补充你的糖原。我之前在提到糖异生时是以一种负面的论调——当你需要减少瘦体重来为你贪婪的大脑制造糖时，但用上了摄入的蛋白质的糖异生，是一种高效的补充糖原的方法。糖异生是一种受需求驱动的过程，也就是说你只会制造达最佳状态和有效恢复所需要的精确数量的葡萄糖。

请注意，每日蛋白质目标是以平均值来表示的，因为你的身体拥有多种蛋白质储备和蛋白质释放机制用以平衡暂时的饮食波动。例如，备受称赞的自噬的禁食益处涉及修复和循环氨基酸。如果你在进餐时没有摄取任何蛋白质，那么你的身体会很好地利用现有的蛋白质。如果你摄入的蛋白质时不时超出身体所需，你的饥饿感就会减少，并且在你修复或建立瘦体重时，激发代谢率的暂时上升（根据前述的蛋白质热效应，燃烧量高达其自身热量的25%），必要时还可能产生糖异生，这一切都有助于促进长期的体内稳态。

我喜欢面包，而且我似乎没有受到它的不利影响，我想把自己每日的碳水化合物摄入预算的一部分分配给优质面包。这样可行吗？

A：如果你选择沉溺在自己最爱的食物，且这些食物都不存在于先祖食物中，请务必选择这一类别中品质最佳、危害最小的食物。尽情享受这一体验，将其作为一种难得的庆祝活动吧。它与“仅仅因为根深蒂固的饮食习惯或因为它们提供了片刻味觉欢愉，而盲目地让缺乏营养的食物留在你的饮食中”之间是存在巨大差别的，后者往往会导致在沉迷美食后引发数小时的不快。

快问快答

Q 我是一个想要再减几磅的健康女性。我怎么才能判断自己用的方法是安全的?

A：在锻炼结束和休息时仔细观察自己的疲劳程度和对糖的渴望。注意自己的运动动机是否降低了，是否在白天出现了情绪、能量水平和认知功能的波动，以及晚上是否有睡眠障碍。这些都是因为碳水化合物限制、热量限制以及锻炼强度大相结合后，造成的压力太大而产生反作用的迹象。

Q 我怎样才能知道自己是不是太胖了?

A：菲尔·马费通博士认为腰围应该是身高的一半或以下（以英寸为单位评估）。他认为任何超出这个范围的，都属于过胖。他还认为全球人口的91%都属于这一类。罗内什·辛哈博士则希望男性腰臀比为0.95或以下。至于女性，辛哈博士认为腰围应该小于35英寸（89厘米），腰臀比小于0.85。譬如说，以英寸为单位的腰围应该略小于或明显小于以英寸为单位的臀围，例如，32英寸（81厘米）腰围和36英寸（91厘米）臀围的腰臀比是0.89。

Q 我该如何判断自己的高强度锻炼是否属于压力过大的类型?

A：观察以下这些症状，如果你遇到了的话，请立即采取纠正措施：

- 锻炼后经常出现肌肉酸痛；
- 锻炼后立即出现疲劳和消极情绪；
- 在锻炼后的12~48小时出现情绪波动、糖分渴望和午后忧郁；
- 锻炼期间经常出现肌肉燃烧感；
- 在运动后期的阻力训练或冲刺跑训练阶段，身体处于受损状态；
- 锻炼前有恐惧感。

除非你事先100%休息好了且有足够的动力，否则不要进行任何突破性训练。“奢侈”的休息时间间隔可以让你完全以精神焕发、精力充沛的姿态，并以同等质量标准的努力，投入到下一个锻炼任务中去。通常来说，休息间隔的时长是冲刺跑训练的5倍（比如冲刺12秒，休息1分钟）。在你的姿势不再标准或者能量或表现水平明显下降之前（或恰好在它们出现时）结束锻炼。

我怎样才能判断自己是否缺钠呢？

A：观察以下这些症状，如果你遇到了的话，请立即采取纠正措施：

- 站立时头晕。
- 特别口渴。
- 肌肉痉挛或抽搐。
- 白天烦躁、易怒、疲劳。
- 午后忧郁或渴望糖分。

如果你突然从碳水化合物依赖过渡到先祖式饮食，你需要在每天的饮品中加入5~10克（具体取决于你的活动水平）高品质矿物盐或古海盐。如果你怀疑自己缺钠，请添加更多盐，直到你一想起或一看到盐就反感，或者直到你觉得自己水分充足且一整天都在排出清澈的尿液。

我经历了数年由碳水依赖和悠悠球饮食造成的代谢损伤。我得花多久时间才能变成一只擅长燃烧脂肪的“野兽”呢？

A：在彻底消除三大有毒现代食物三周后，你应该能体验到自己在调节能量、情绪和食欲方面能力的显著提升。如果你的代谢损伤很严重，可能需要花费6~12个月来完全优化脂肪燃烧的遗传机制，从而完全摆脱对碳水化合物的依赖。只有到了那个节点，你才能继续尝试通过延长禁食和进一步限制碳水化合物，来战略性地减掉身体多余脂肪。

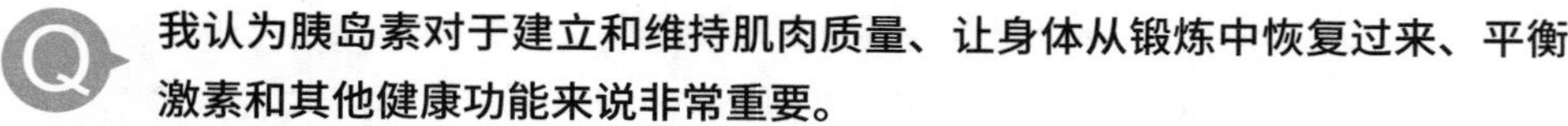

我认为胰岛素对于建立和维持肌肉质量、让身体从锻炼中恢复过来、平衡激素和其他健康功能来说非常重要。

A：事实上，胰岛素是一种重要的合成代谢、抗分解代谢激素，它负责向全身细胞输送葡萄糖和氨基酸。人们对于胰岛素的关注和谨慎源于一个事实，那就是高胰岛素血症（有害的慢性胰岛素生产过剩）非常普遍。我们的总体健康目标，是在不打扰体内平衡的情况下，以最少量的胰岛素来支撑完成所有的工作。

我如何才能知道自己的胰岛素分泌量正常还是过剩？

A：如果你体脂过多（根据菲尔 · 马费通博士和罗内什 · 辛哈博士的计算公式，见第 270 页），尤其是腹部周围的内脏脂肪多，那么很有可能你长期处于过量分泌胰岛素的状态。尽量让自己的空腹胰岛素血液测试结果降至 8.0 以下。低于 3.0 是很好的结果。因为胰岛素能提供许多健康、运动表现、身体恢复上的益处，因此最好采用“饥饱结合”的饮食策略，即吃有营养的餐食、产生足够的胰岛素去促进体内平衡，同时努力在营养丰富的两餐之间积累禁食时长。

水果有这么多营养益处，它怎么会比其他碳水化合物还糟糕呢？

A：尽管水果具有高度的脂肪生成性（意思是说它具有很高的转化为脂肪的倾向性），但摄入水果的负面影响，主要发生在它与其他形式的碳水化合物一起被食用时。如果你的糖原罐满了，水果就很容易转化为脂肪。如果你的碳水摄入量非常合理，那么水果比其他碳水化合物具有很多优势。食用完整的新鲜水果可以为你带来纤维、水分和微量营养素，它们能以加工碳水化合物做不到的方式为你提供饱腹感。另外，水果并不像谷物、豆类、坚果、种子和蔬菜中的植物抗原那样，存在自身免疫、炎症效应上的担忧。

我怎样才能判断自己是否在经历“资产清算”？

A：观察以下这些症状，如果你发现它们出现了的话，请立即采取纠正措施：

- 在高强度锻炼后立即出现了糖分渴望；
- 在高强度锻炼后的20~70小时出现了延迟性疲劳；
- 在一次激进的禁食尝试后的第一顿饭里，出现了过食现象；
- 繁忙的工作日伴随着疲劳倦怠的周末；
- 在忙碌的日子里出现一段时间的精力过剩——感觉烦躁、匆忙、注意力不集中，而且感觉不太饿；
- 过度的“战逃”刺激（繁忙的工作日、高强度锻炼、高冲击力的娱乐项目）和副交感神经刺激不足（可通过泡沫轴滚动、瑜伽、冥想、步行、沉浸于自然改善）。

在现代生活中，我们中的大多数人都持续面临着压力过大和“资产清算”的风险，并最终变得精疲力竭。所以重要的是，努力执行早晚仪式，要为自己规划远离电子科技的停机时间，要有规律地活动活动，让自己休息一下，还要在经历过度刺激和疲劳时做一系列深深的横膈膜呼吸。

一日两餐食谱

布拉德的坚果粥

准备时间：5 分钟
烹饪时间：7 分钟

这种坚果粥是由健康的脂肪和蛋白质，以及刚刚好的天然甜味剂制成的，不仅易于制作，而且还营养丰富，给人满足感。根据你喜欢的黏稠度来调整坚果酱的量。早晨如果十分忙碌的话，可以将现有的食材用量翻两倍或三倍，制作成现成的供日后方便取用。

〔材料〕 **做 4 份**

1 杯不加糖的椰奶或杏仁奶
2 茶匙纯香草精
½ 杯你喜欢的坚果
4 个大蛋黄
2 茶匙肉桂粉
3 汤匙坚果酱，也可根据口味调整用量

〔制作步骤〕

在一个大号炖锅中，加入奶、蛋黄、香草精和肉桂粉并搅拌均匀。小火热 5 分钟，偶尔搅拌一下。当这锅混合物被加热且充分混合后，再加入坚果和坚果酱，搅拌几分钟直至达到你想要的黏稠度。记住，这锅混合物从火上移开后会明显变稠，所以把锅从炉子上拿下来时最好留一点余量。

宏量营养素详情

总热量：331 大卡
脂肪：23 克 /207 大卡
碳水化合物：20 克 /80 大卡
蛋白质：11 克 /44 大卡

早餐烤鸡蛋

准备时间：10 分钟
烹饪时间：15~18 分钟

人们通常是用土豆丝来制作土豆泥，但为什么不试试用抱子甘蓝呢？如果你买不到抱子甘蓝，一大袋预先切碎的卷心菜也是一种不错的低碳水替代食材。

〔材料〕做 2 份

1 磅（450 克）散装猪肉香肠
4 盎司（113 克）新鲜蘑菇，切碎
2 杯抱子甘蓝，平均分成四份
盐和胡椒调味
2 盎司（57 克）切碎的山羊奶酪
2 汤匙黄油
1 小根青葱，切碎
4 瓣大蒜，切碎
4 个大号走地鸡蛋

〔制作步骤〕

将烤箱调至最高温度进行预热。

将香肠切成一口一个的大小，用一个大号的耐热平底锅，开中火翻炒，直至完全炒熟。用漏勺将香肠从锅里舀出来，放一旁备用。

把黄油和蘑菇倒入之前的锅中，开中高火翻炒至金黄。加入青葱、抱子甘蓝和大蒜。翻炒至抱子甘蓝变软，青葱呈半透明状，过程大约 5 分钟。用盐和胡椒调味。把炒熟的香肠倒回锅中，搅拌使之混合。试吃一点儿，调整调味料的用料。

在这锅香肠混合物中扒拉四个洞。每个洞里面打入一个鸡蛋，加盐和胡椒调味，然后把平底锅放在烤箱的中间层。烤 3~5 分钟，具体取决于你喜欢的蛋黄的流动程度。上面撒上奶酪碎，立即食用。

宏量营养素详情

总热量：2408 大卡
碳水化合物：63 克 /252 大卡
脂肪：180 克 /1620 大卡
蛋白质：134 克 /536 大卡

丰盛早餐炖菜

准备时间：12 分钟
烹饪时间：30 分钟

这道菜满是蔬菜、香草和大量蛋白质，可以让你一整个上午都饱饱的。你肯定会很喜欢它，恨不得晚上也拿它当晚餐！

〔材料〕 **做 4 份**

1 磅（450 克）散装猪肉香肠
1 个中等大小的西葫芦，切丁
4 瓣蒜，剁碎
1 杯切达奶酪丝，打散
¼ 杯切碎的新鲜欧芹
½ 茶匙胡椒
2 根大葱，切成薄片
1 个红色或绿色甜椒，去籽切丁
1 个中等大小的洋葱，切丁
8 个大号走地鸡蛋
¼ 杯切碎的新鲜罗勒
2 茶匙盐
½ 杯浓奶油或不加糖的椰奶油

〔制作步骤〕

预热烤箱至 375 华氏度（190 摄氏度）。

在一个大号平底锅里，开中火将香肠煎至褐色，切成小块。调至中高火，加入甜椒、西葫芦、洋葱和大蒜，翻炒 5 分钟。

与此同时，在一个大碗里混入鸡蛋、½ 杯奶酪、罗勒、欧芹、盐、胡椒和奶油。把炒熟的香肠混合物转移到 9 英寸的馅饼烤盘里。在它上面一层倒上鸡蛋混合物，撒上一些大葱和剩余的奶酪。烤 25 分钟，或者烤至金黄和凝固。

宏量营养素详情

总热量：765 大卡
碳水化合物：13 克 /52 大卡
脂肪：61 克 /549 大卡
蛋白质：41 克 /164 大卡

奶夫牛油果吐司

准备时间：10 分钟
烹饪时间：15 分钟

谁说华夫饼模具里只能倒入缺乏营养的谷物和甜味剂？把那个玩意儿从黑暗的橱柜角落拿出来，试试现在越来越流行的“奶夫”——奶酪华夫！这种美味酥脆的混合物上面一层都是健康的脂肪、蔬菜和蛋白质。

〔材料〕做 2 份

2 个大号走地鸡蛋
½ 茶匙胡椒粉
4 片未腌制的培根
¼ 茶匙盐
2 瓣柠檬
一撮干红辣椒碎
1 杯奶酪丝，比如切达或者一半帕尔玛、一半马苏里拉
1 根大葱，切成薄片
1 个牛油果
¼ 茶匙大蒜粉
4 英寸长的黄瓜段，去皮切成薄片

〔制作步骤〕

用一个中号的碗混合鸡蛋和奶酪丝、胡椒和大葱。将“面糊”倒入华夫饼机里，并根据制造商的说明进行制作，如有必要可以分成两次来做。烤到“奶夫”呈金黄色，将其转移到金属架上。

同时，将培根剁碎，用大号平底锅中火翻炒，将其放在一边备用。再拿一个小碗，捣碎牛油果肉，并加入盐和大蒜粉。

组合的时候，把黄瓜片放在“奶夫”上，然后放上牛油果混合物、切碎的培根、一点鲜柠檬汁和一撮干红辣椒碎。

制作两份或三份“奶夫”，放入冷冻层储存。吃的时候只要把它们放进烤面包机里稍微烤一下就好了。

宏量营养素详情

总热量：520 大卡
碳水化合物：14 克 /56 大卡
脂肪：40 克 /360 大卡
蛋白质：26 克 /104 大卡

奶油鸡肉汤

准备时间：15 分钟
烹饪时间：25 分钟

当你品尝到这道菜里极其强烈且多样的口味和配料时，你绝不会再对墨西哥玉米片心心念念了。

〔材料〕 **做 2 份**

2 汤匙猪油或牛油
2 汤匙番茄酱
2 汤匙孜然
1 汤匙香种子
1 茶匙烟熏辣椒粉
1 杯切碎的新鲜香菜叶
½ 杯切成薄片的青葱
1 杯全脂酸奶油
1 个中等大小的洋葱，切丁
8 个去骨去皮的鸡大腿，切成 1 英寸（2.5 厘米）的方块
4 盎司（113 克）罐装青椒丁
1 汤匙干牛至
2 茶匙盐
1 汤匙辣椒粉
8 瓣蒜，剁碎
1 茶匙胡椒
4 杯鸡骨头汤
2 个中等大小的西葫芦，纵向切成四等份并切片
1 个小的绿色、白色或红色的卷心菜，切碎
2 个胡萝卜，对半切开，纵向切片

〔配料〕

新鲜墨西哥辣椒，切片
奶酪丝、洋葱，切丁
黑橄榄，切片
牛油果，切片

〔制作步骤〕

将一个大号汤锅架在中高火上，将猪油熔化。加入洋葱并翻炒直至半透明，大约需要 3 分钟。加入鸡腿丁、番茄酱、罐装青椒、孜然、香种子、干牛至、辣椒粉、烟熏辣椒粉、盐和胡椒，搅拌混合。翻炒至鸡肉快要全熟的时候，大约 10 分钟。

再加入大蒜、西葫芦、胡萝卜、卷心菜和鸡骨头汤，煮至沸腾。然后转小火，炖 10 分钟，或直至蔬菜变得又脆又嫩。

拌入香菜、青葱和酸奶油。尝一下，然后根据自己口味调整。上菜时搭“配料”一起食用。

宏量营养素详情

总热量：623 大卡
脂肪：31 克 /279 大卡
碳水化合物：34 克 /136 大卡
蛋白质：52 克 /208 大卡

托斯卡纳香肠汤

准备时间：10 分钟
烹饪时间：25 分钟

由肥腻的意大利香肠、晒干的番茄和帕尔玛干酪组成的这道丰盛的一锅炖食谱，一定会让你大吃一惊。让它在你的厨房里放一会儿，这样，美味的香味就会飘荡在你家，让你对有机会吃到如此美味的食物而心怀感恩之情。

〔材料〕**做 4 份**

2 磅（907 克）散装的意大利辣香肠
1 个大洋葱，切丁
2 个中等大小的西葫芦，切丁
¼ 杯切碎的新鲜罗勒
1 茶匙干牛至
½ 茶匙胡椒
4 杯新鲜菠菜叶
2 汤匙特级初榨橄榄油
6 瓣蒜，剁碎
½ 杯油浸番茄干，沥干后剁碎
½ 杯切碎的新鲜欧芹
1 茶匙盐
6 杯鸡骨头汤
¼ 杯磨碎的帕尔玛干酪

〔制作步骤〕

把香肠切成小块，开中火，用一个大号的汤锅煎炒。在完全炒熟之前，用漏勺把它转移到碗中，保留锅里的油。

调至中高火，加入橄榄油和洋葱，将其翻炒至半透明，时间大概是 3 分钟。加入大蒜、西葫芦、油浸番茄干、罗勒、欧芹、干牛至、盐和胡椒。翻动 5 分钟，让其裹上锅中的液体。

把香肠倒回锅中，倒入鸡骨头汤将其淹没，煮至沸腾，然后转小火炖。加入菠菜，搅拌至其发蔫儿。从火上移开，加入磨碎的帕尔玛干酪，趁热吃。

宏量营养素详情

总热量：613 大卡
碳水化合物：18 克 /72 大卡
脂肪：45 克 /405 大卡
蛋白质：34 克 /136 大卡

西森大沙拉

准备时间：10 分钟

这是我午餐和晚餐中诸多变化中的一种。可以尝试用牛排、鸡肉、火鸡肉等来代替金枪鱼，以及各种各样的多彩蔬菜和调料。

〔材料〕 **做 2 份**

3~4 杯生菜丝或混合蔬菜

1~2 杯新鲜蔬菜切片，例如，新鲜蘑菇、甜椒、胡萝卜、甜菜和番茄

¼ 杯切达奶酪丝（非必需）

1 个 5 盎司（142 克）的罐装可持续捕获的金枪鱼，沥干

¼ 杯坚果，比如核桃、美洲山核桃或杏仁

2 汤匙葵花子或南瓜子

2 汤匙牛油果油基沙拉酱，比如原始厨房牌黑醋汁或原始厨房牌绿色女神酱

〔制作步骤〕

在一个大号的浅口碗或可密封的储存容器中，按顺序一层层地放入生菜、蔬菜切片和奶酪（如果想要放的话）。把金枪鱼碎放在最上面。到了这个步骤，沙拉就能储存起来或者带走了。

当你准备开吃的时候，撒一些坚果和种子在顶端，再淋上一些酱。

宏量营养素详情

总热量：879 大卡　　碳水化合物：24 克 /96 大卡

脂肪：63 克 /567 大卡　　蛋白质：54 克 /216 大卡

加勒比塔可沙拉

准备时间：10 分钟
烹饪时间：10 分钟

如果你从没试过把辣椒粉和肉桂粉放在一起，那么这道沙拉会让你瞬间倾倒——火鸡碎的味道肯定比不上它！放一些雷鬼音乐，在你自己的岛屿幻想中自在漂流吧。

〔材料〕**做 2 份**

2 汤匙黄油
1 茶匙盐
1 汤匙孜然粉
1 茶匙辣椒粉
½ 茶匙洋葱粉
¼ 茶匙肉桂粉
½ 茶匙磨碎的新鲜生姜
1 个青柠的皮
¼ 杯特级初榨橄榄油
2 杯嫩叶菠菜叶
½ 杯切碎的新鲜香菜叶
1 包 20 盎司（567 克）的火鸡碎
½ 茶匙胡椒粉
1 茶匙干牛至
½ 茶匙红辣椒粉
¼ 茶匙卡宴辣椒粉
4 瓣蒜，剁碎
1 个绿色或红色甜椒，去籽切丁
2 个青柠榨的汁
2 杯切成丝的绿卷心菜
¼ 杯切成薄片的青葱

〔制作步骤〕

开中高火，用一个大号平底锅融化黄油。加入火鸡碎、盐、胡椒粉、孜然粉、干牛至、辣椒粉、红辣椒粉、洋葱粉、卡宴辣椒粉和肉桂粉，翻炒均匀，然后炒至肉完全熟透。

再加入大蒜、生姜、甜椒，炒至香味散发出来，大约需要 1 分钟。加入青柠皮、青柠汁和橄榄油，搅动以裹上液体。

用一个中号的碗混合卷心菜和菠菜。上面盖上混合好的肉、青葱和香菜。

宏量营养素详情

总热量：1193 大卡
碳水化合物：22 克 /88 大卡
脂肪：89 克 /801 大卡
蛋白质：76 克 /304 大卡

咖喱鸡肉沙拉

准备时间：5 分钟
烹饪时间：15 分钟

比布生菜是这道美味的最佳打底选择，也可以用脆卷心菜、混合蔬菜打底。用切碎的坚果可以改善口感，增加饱腹感。

〔材料〕 **做 2 份**

2 根芹菜，切丁
盐和胡椒调味
2 根青葱，切成薄片
1 个绿色甜椒，去籽切丁
8 个去骨去皮鸡大腿，切成 1 英寸（2.5 厘米）小块
2 个大的罗马生菜或比布生菜叶
½ 杯切碎的坚果，比如澳洲坚果或美洲山核桃

〔制作酱料〕

1 杯牛油果油蛋黄酱
½ 个柠檬，榨汁
½ 茶匙大蒜粉
½ 茶匙胡椒粉
1 个柠檬的皮
1 汤匙咖喱粉
½ 茶匙盐

〔制作步骤〕

烤箱预热至 450 华氏度（232 摄氏度）。在烤盘上铺上烤盘纸。

把鸡肉块放在准备好的烤盘上，撒上盐和胡椒。烤 15 分钟，直至内部温度到达 160 华氏度（71 摄氏度）。从烤箱中端出来，放凉 5 分钟。

趁着烤鸡肉的时候，制作酱料：将蛋黄酱、柠檬皮、柠檬汁、咖喱粉、大蒜粉、盐和胡椒放在中号碗里，搅拌在一起。

加入甜椒、芹菜、青葱和坚果碎。将它们裹在放凉的鸡肉上，自行调味。

在两个盘子里各放上一片生菜叶，上面放上沙拉，就可以端上桌了。

宏量营养素详情

总热量：1118 大卡
脂肪：85 克 /765 大卡
碳水化合物：14 克 /56 大卡
蛋白质：82 克 /328 大卡

金枪鱼沙拉配黄瓜片

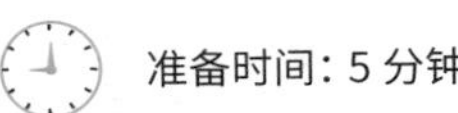

储存一些金枪鱼罐头，它可以作为快手且多功能的食物基。为了避免与一些工业化金枪鱼养殖相关的问题，请购买那些标签名称写有“线钓”或“竿钓”的。配上蛋黄酱和牛油果，这道沙拉在搭配上你最爱的低碳水蔬菜沙拉时最绝，在这里我很推荐黄瓜或小萝卜、豆薯和甜椒。

〔材料〕**做 2 份**

4 根芹菜，切成小块
2 根青葱，切成薄片
1 个小柠檬的皮和汁
½ 个牛油果，捣碎
½ 杯牛油果油基黄酱
1 茶匙全能贝果调味料
½ 茶匙胡椒粉
1 根英国黄瓜，斜着切成薄片
12 盎司（340 克）罐装金枪鱼（金枪鱼必须是可持续捕获的），沥干水分

〔制作步骤〕

把金枪鱼、芹菜、青葱、柠檬皮、柠檬汁、牛油果、蛋黄酱、贝果调味料和胡椒放入中号的碗中进行混合。配上黄瓜片一起吃。

宏量营养素详情

总热量：735 大卡　　碳水化合物：9 克 /36 大卡
脂肪：59 克 /531 大卡　　蛋白质：42 克 /168 大卡

塔可沙拉

准备时间：15 分钟
烹饪时间：10 分钟

当你可以品尝到这道质地多变、风味浓郁的流行主食时，谁还会想吃玉米饼？我还想再强调一遍，你不可能在餐厅里找到比这更美味的食物，所以可以把份量做大一点，一周都吃这道菜。

〔材料〕**做 2 份**

- 1½ 磅（680 克）牛肉碎
- 1 汤匙孜然
- 1 茶匙辣椒粉
- ½ 茶匙胡椒
- 2 杯绿色卷心菜丝
- ½ 杯新鲜圣女果，对半切
- 2 根芹菜，切成薄片
- ½ 杯全脂酸奶油
- 1 杯切好的新鲜香菜叶
- 2 个青柠榨成的汁
- 4 瓣蒜，剁碎
- 1 茶匙香种子
- 2 茶匙盐
- 4 杯切碎的绿叶蔬菜，比如罗马生菜、菠菜或羽衣甘蓝
- 2 盎司（57 克）新鲜的口蘑，切成薄片
- 1 个牛油果，切丁
- 1 杯切达奶酪丝
- ½ 杯萨尔萨辣酱
- 1 根青葱，切薄片

〔制作步骤〕

开中火，在一个大号平底锅里将牛肉碎、大蒜、孜然、香种子、辣椒粉、盐和胡椒混合。翻炒均匀，直至肉完全熟透。从炉子上端下来，放一旁备用。

用一个大碗，层层放入绿叶蔬菜、卷心菜丝、口蘑、圣女果、牛油果、芹菜和奶酪。

制作调味汁的步骤是，将酸奶油、萨尔萨辣酱、香菜叶、青葱和青柠汁放入小碗中混合。用勺子将牛肉混合物舀在绿叶蔬菜上，轻轻淋上调味汁。

宏量营养素详情

总热量：1453 大卡
碳水化合物：37 克 /148 大卡
脂肪：97 克 /873 大卡
蛋白质：108 克 /432 大卡

青椒撞上鸡

准备时间：8 分钟
烹饪时间：30 分钟

这道把鸡肉和蔬菜一锅炖的菜真的很合人们的口味，它有辛辣的猪肉香肠、令人满足的骨头汤，以及大量干的或新鲜的香草和香料。

〔材料〕**做 4 份**

2 汤匙特级初榨橄榄油或猪油
1 个大号黄洋葱，切碎
6 瓣蒜，剁碎
1 磅（450 克）鸡肉碎
1 磅（450 克）散装辣香肠
2 个中等大小的西葫芦，切丁
2 罐（每罐 397 克）青椒丁
2 汤匙孜然
1 汤匙干牛至
1 茶匙香种子
¼ 茶匙卡宴辣椒
4 杯鸡骨头汤
1 杯切碎的新鲜香菜叶
½ 杯切成薄片的青葱
1 磅（450 克）去骨去皮鸡大腿，切成 1 英寸（2.5 厘米）的小方块

〔配料〕

新鲜切片或腌制的墨西哥辣椒
奶酪丝
牛油果，切片
全脂酸奶油
黑橄榄丁

〔制作步骤〕

开中火，用大号汤锅热油。加入洋葱和蒜，翻炒 3 分钟。再加入鸡腿肉、鸡肉碎和香肠。搅拌把它们打散，翻炒大约 8 分钟，直至完全炒熟。

加入西葫芦、青辣椒、孜然、干牛至、香种子、卡宴辣椒和鸡骨头汤。煮至沸腾，将火调小，不盖锅盖煨 10 分钟。从炉子上端下来，调味，然后加入香菜叶和青葱。搭配着配料趁热吃。

宏量营养素详情

总热量：993 大卡
脂肪：61 克 /549 大卡
碳水化合物：23 克 /92 大卡
蛋白质：88 克 /352 大卡

加勒比海鲜炖

准备时间：10 分钟
烹饪时间：20 分钟

这道菜不仅充满了异国风味，而且很快就能做好，这也得特别鸣谢速煮的红鲷鱼。

〔材料〕做 2 份

2 汤匙特级初榨橄榄油
1 汤匙新榨青柠汁
1 茶匙盐
½ 茶匙胡椒
2 汤匙黄油或酥油
1 个中等大小的洋葱，切丁
6 瓣蒜，剁碎
1 个绿色甜椒，去籽切丁
2 根芹菜，切丁
1 茶匙干红辣椒碎
½ 杯新鲜番茄丁
½ 杯无糖椰奶或浓奶油
½ 杯切碎的新鲜香菜叶
1 个牛油果，切丁
1 磅（450 克）去皮的野生鲑鱼、罗非鱼或鲯鳅鱼片，切成 1 英寸（2.5 厘米）的小块
8 盎司（227 克）生的中等大小的虾，去皮去虾线

〔制作步骤〕

在一个中等大小的碗里，混合橄榄油、青柠汁、盐、胡椒、鱼和虾，放一旁备用。

开中高火，用一个中号平底锅加热黄油。加入洋葱、蒜、甜椒、芹菜和干红辣椒碎，翻炒 4 分钟，或者翻炒至洋葱呈半透明状。

加入番茄丁和椰奶。煮至沸腾后调小火，不盖锅盖煮 5 分钟。拌入之前混合好的鱼。再煨 5 分钟。配上香菜叶和牛油果，趁热吃。

宏量营养素详情

总热量：829 大卡
碳水化合物：24 克 /96 大卡
脂肪：41 克 /369 大卡
蛋白质：91 克 /364 大卡

摩洛哥炖羊肉

准备时间：10 分钟
烹饪时间：20 分钟

这道菜里的摩洛哥香料的组合，会让你感觉自己在北非度假探险。最好点上蜡烛，与许多你爱的人一起分享这道菜。在一个特别的场合享用它吧！

〔材料〕做 2 份

4 汤匙黄油或酥油
1 茶匙磨碎的新鲜生姜
1 磅（450 克）碎羊肉
2 茶匙孜然粉
½ 茶匙肉桂粉
1 茶匙胡椒粉
8 汤匙番茄酱
1 杯牛骨头汤或鸡骨头汤
½ 个柠檬的皮和汁
1 个牛油果，切丁
1 个小洋葱，切丁
6 瓣蒜，剁碎
1 茶匙烟熏辣椒粉
2 茶匙姜黄粉
2 茶匙盐
2 杯菜花，切成一口一个的大小
½ 杯不加糖的椰奶
½ 杯全脂原味希腊酸奶
½ 杯切碎的新鲜香菜叶

〔制作步骤〕

开中高火，用中号荷兰锅熔化黄油。加入洋葱、姜和大蒜，翻炒 3 分钟。然后加入羊肉碎、烟熏辣椒粉、孜然、姜黄粉、肉桂、盐和胡椒，继续翻炒大约 5 分钟直至羊肉熟透，时不时搅拌一下。

加入菜花、番茄酱、椰奶和骨头汤，搅拌以融合，煮至沸腾，然后调小火，开盖炖 5 分钟。

再拿一个小碗，将酸奶与柠檬的皮和汁混合在一起。

可以每份炖菜配上一份香菜、牛油果和柠檬酸奶酱来吃。

宏量营养素详情

总热量：1105 大卡
碳水化合物：35 克 /140 大卡
脂肪：81 克 /729 大卡
蛋白质：59 克 /236 大卡

牛肉塔可砂锅

准备时间：10 分钟
烹饪时间：25 分钟

这道砂锅菜没有搭配传统的白米饭，而用到了更轻盈的低碳水的菜花饭。菜花吸收了酱汁中的所有温暖且令人垂涎的香料的美味，所以你可以在自己的冰箱或冰柜里放上一份菜花饭，这样你随时都能做一道这样的菜。

〔材料〕 **做 4 份**

2 汤匙猪油，分几次使用
1 包冻菜花饭（16 盎司 454 克），或用食品加工机打碎菜花
1 个红色或绿色甜椒，去籽切丁
1 个洋葱，切丁
2 磅（900 克）碎牛肉
1 汤匙孜然
1 茶匙香种子
1 茶匙盐
½ 茶匙胡椒
1 茶匙辣椒粉
1 茶匙大蒜粉
8 汤匙番茄酱
1 杯切达或科尔比奶酪丝

〔配料〕

1 杯全脂酸奶油
2 杯绿叶菜丝，比如罗马生菜或卷心菜
1 杯新鲜番茄丁
½ 杯黑橄榄丁
2 个牛油果，切片
1 杯切碎的新鲜香菜叶
1 个墨西哥辣椒，去籽切成薄片
1 杯备好的萨尔萨辣酱

〔制作步骤〕

预热烤箱至 425 华氏度（218 摄氏度）。

开中高火，用一个大号平底锅加热 1 汤匙猪油。加入菜花饭并翻炒直至褐色。将其转移到 9 英寸 ×13 英寸（23 厘米 ×33 厘米）的砂锅器皿中，放一旁备用。

中高火，用同一个平底锅熔化剩余的猪油。加入甜椒和洋葱。翻炒直至刚刚变软，加入牛肉碎。然后再放入孜然、香种子、盐、胡椒、辣椒粉和大蒜粉，翻炒均匀，在烹饪时将肉全部炒散。

在肉快要炒熟的时候，淋入番茄酱，充分混合。在菜花饭上盖上牛肉混合物，然后再盖上一层奶酪丝，放入烤箱烤 12 分钟。

将砂锅从烤箱中取出。在上面浇上酸奶油，然后把剩余的配料一层层撒在酸奶油上。

宏量营养素详情

总热量：1090 大卡
碳水化合物：39 克 /156 大卡
脂肪：70 克 /630 大卡
蛋白质：76 克 /304 大卡

西蓝花炒牛肉

准备时间：5 分钟
烹饪时间：15 分钟

由于添加了磨碎的新鲜生姜和切碎的坚果，这道受欢迎的先祖饮食比之前任何时候都更好吃了。光是想想，你都会流口水！注意：椰子氨基调味料是一种类似于酱油的液体调味品，但它不是由大豆发酵而成的，而是由椰树的汁液和海盐发酵而成。它不含麸质和谷物，通常用在亚洲美食中，它是食谱中的酱油或日本酱油的绝佳替代。

〔材料〕**做 2 份**

4 杯西蓝花
4 瓣蒜，剁碎
½ 茶匙干红辣椒碎
¼ 杯牛骨头汤
½ 杯切成薄片的青葱
4 汤匙特级初榨橄榄油或牛油果油，分几次使用
1.5 磅（680 克）西冷牛排，沿着纹路切片
½ 杯椰子氨基调味料
½ 杯切碎的坚果，比如巴西坚果、澳洲坚果、杏仁或美洲山核桃
1 茶匙磨碎的新鲜生姜

〔制作步骤〕

开大火，用一个大号平底锅加热 2 汤匙油。加入牛排，迅速煎至棕色，然后放到盘子里备用。

调低至中高火，放入剩余的油。加入西蓝花，翻炒 5 分钟并偶尔搅拌。把牛排放回平底锅，加入椰子氨基调味料、大蒜、干红辣椒碎、生姜、坚果、青葱和牛骨头汤。搅拌以混合，煮 2 分钟让它稍微变稠。立即食用。

宏量营养素详情

总热量：1550 大卡
碳水化合物：34 克 /136 大卡
脂肪：106 克 /954 大卡
蛋白质：115 克 /460 大卡

鸡腿莙荙菜配蘑菇奶油酱

准备时间：5 分钟
烹饪时间：25 分钟

永远不要低估烤过的鸡腿加上奶油和蘑菇时，有多令人沉醉其中。不要用罐装的浓缩蘑菇汤，要选择货真价实的新鲜蘑菇和有机浓奶油（如果你喜欢的话，也可以用椰子奶油）。

〔材料〕 **做 2 份**

1 汤匙意大利综合香料
1 茶匙胡椒
2 汤匙特级初榨橄榄油
8 盎司（227 克）新鲜蘑菇，切碎
4 瓣蒜，剁碎
1 茶匙切碎的新鲜百里香
2 茶匙盐
4 个带骨鸡大腿
4 片未腌制的培根，切碎
3 杯切碎的莙荙菜
1 杯浓奶油或不加糖的椰子奶油
盐和胡椒调味

〔制作步骤〕

预热烤箱至 375 华氏度（191 摄氏度）。给烤盘铺上一层烤盘纸。

小碗混合意大利综合香料、盐和胡椒。将鸡大腿放在准备好的烤盘纸上，均匀地撒上调味料混合物，烤 20 分钟。

开中火，用大号平底锅加热橄榄油。加入切碎的培根，翻炒至熟透。用漏勺将它盛到碗中，把油留在锅里。

调到中高火，放入蘑菇，翻炒至变成金黄色，然后加入切碎的莙荙菜、大蒜、奶油和百里香。炒 3 分钟，至莙荙菜变软。加入熟了的鸡大腿和培根，煨 3 分钟。尝一尝，调整调味料，趁热吃。

宏量营养素详情

总热量：903 大卡
碳水化合物：13 克 /52 大卡
脂肪：71 克 /639 大卡
蛋白质：53 克 /212 大卡

意大利酿甜椒

准备时间：10 分钟
烹饪时间：25 分钟

酿甜椒通常都是往甜椒里塞入大米，但你也可以塞入牛肉碎和意大利香肠让味道更好。最上层再撒上帕尔玛干酪后烤一烤，轻轻松松就得到了一道方便美食。今晚就试一试吧！

〔材料〕**做 2 份**

½ 磅（227 克）碎牛肉
½ 磅（227 克）散装意大利香肠
2 汤匙特级初榨橄榄油
1 个洋葱，切丁
2 根芹菜，切片
6 瓣蒜，剁碎
1 茶匙意大利综合香料
1 杯新鲜番茄丁
½ 杯切碎的新鲜欧芹
2 个红色或绿色甜椒，去核去籽，纵向对半切开
½ 杯磨碎的帕尔玛干酪

〔制作步骤〕

开中高火，用大号平底锅翻炒牛肉碎和香肠，把肉分成一口一个的大小。等肉熟透后，舀到盘子里，放一旁备用。

用同一个平底锅加热橄榄油，然后加入洋葱和芹菜，翻炒 3 分钟直至其变软。加入大蒜、意大利综合香料和番茄丁。翻炒 5 分钟后把炒熟的肉放回锅里。再加入欧芹，搅拌均匀，关火。

预热烤箱至最高设定温度。烤盘铺上烤盘纸，然后把甜椒放在烤盘上，切开的一面朝上。用手将混合好的肉放入辣椒“船”，把顶部弄圆。再撒上帕尔玛干酪，放在烤箱的中间层。烤 2~3 分钟，直至奶酪起泡并呈现金黄色。趁热吃。

宏量营养素详情

总热量：955 大卡
碳水化合物：27 克 /108 大卡
脂肪：67 克 /603 大卡
蛋白质：61 克 /244 大卡

地中海酿甜椒

准备时间：10 分钟
烹饪时间：25 分钟

地中海风味，比如橄榄、柠檬、洋蓟和菲达奶酪，总能做出口感强烈且令人满意的餐点。当你放弃加工食品，当你的身体渴望摄入健康的钠时，这些天然带咸味的甜椒尝起来就相当不错了。

〔材料〕 **做 2 份**

½ 磅（227 克）碎羊肉
1 汤匙牛油果油
1 个洋葱，切丁
1 茶匙意大利综合香料
¼ 杯切碎的卡拉马塔橄榄
½ 杯新鲜番茄丁
1 个柠檬的皮
¼ 杯菲达奶酪碎
1 汤匙黄油
½ 磅（227 克）散装意大利香肠
4 瓣蒜，剁碎
1 茶匙干牛至
½ 杯沥干并切碎的腌制洋蓟心
¼ 杯切碎的新鲜欧芹
2 个红色或绿色甜椒，去核去籽，纵向对半切开

〔制作步骤〕

开中高火，在大号平底锅中，用一汤匙黄油翻炒碎羊肉和香肠，把肉混合物划拉成一口一个的大小。翻炒至肉熟透，然后用漏勺将它们舀进盘子里。

把一汤匙牛油果和洋葱放入平底锅刚才留下的底油里，翻炒 3 分钟直至食材呈半透明状。加入大蒜、意大利综合香料、干牛至、橄榄、洋蓟心和番茄丁。至少翻炒 5 分钟，然后把之前炒熟的肉加入锅中。加入欧芹和柠檬皮，充分搅拌后从炉子上端下来。

预热烤箱至其最高设定温度。烤盘上垫上烤盘纸，然后把甜椒放在烤盘上，切开的一面朝上。用手将混合好的肉放入辣椒“船”，把顶部弄圆。再撒上菲达干酪，放入烤箱的中间层。烤 2~3 分钟，直至奶酪起泡并呈现金黄色。趁热吃。

宏量营养素详情

总热量：875
脂肪：63 克 /567 热量
碳水化合物：23 克 /92 热量
蛋白质：54 克 /216 热量

辣味鱼肉塔可碗配牛油果青柠沫

准备时间：10 分钟
烹饪时间：10 分钟

带有异国情调的食物往往很受欢迎。这道菜上面的澳洲坚果料能让你横扫所有百乐餐聚会。

〔材料〕**做 2 份**

1 茶匙盐
½ 茶匙胡椒
1 茶匙孜然
½ 茶匙辣椒粉
2 汤匙特技初榨橄榄油或牛油果油
2 杯新鲜或冰冻的花菜饭
2 杯绿色卷心菜丝或混合凉拌菜丝
4 个小萝卜，切成薄片
¼ 杯切碎的澳洲坚果
2 个大份的（每份大约 400 克）大比目鱼或鳕鱼鱼片，切成一口食用的大小

〔酱料〕

1 个牛油果
½ 杯牛油果油蛋黄酱
1 瓣蒜
1 把新鲜香菜叶
2 个青柠的皮和汁
1 茶匙盐

〔制作步骤〕

用厨房纸把鱼擦干，用盐、胡椒、孜然和辣椒粉调味。

开中高火，用大号平底锅热油。把鱼加热到嫩得可以很轻易用叉子插进去的程度，时长总共 6~8 分钟，中途翻面。加入菜花饭，翻炒，然后关火。

制作酱料的方法是把牛油果、香菜、蛋黄酱、青柠皮和汁、大蒜和盐放进搅拌机里，搅打至顺滑。

将卷心菜铺在大碗底部，然后再把混合好的鱼放上去。在最上面放上酱料、小萝卜和澳洲坚果。

宏量营养素详情

总热量：1866 大卡
脂肪：106 克 /954 大卡
碳水化合物：68 克 /272 大卡
蛋白质：160 克 /640 大卡

莳萝泡菜超级汉堡

准备时间：10 分钟
烹饪时间：12 分钟

经典的莳萝泡菜搭配希腊黄金椒、奶油奶酪和新鲜莳萝，最后再配上一勺治愈肠道的德国酸菜。这道菜在饱腹感这一项的得分爆表。你流口水了没？

〔材料〕**做 2 份**

1 磅（450 克）野牛或牛肉碎
½ 茶匙胡椒
1 茶匙洋葱粉
8 片未腌制的培根，切丁
½ 杯莳萝泡菜切丁
¼ 杯希腊黄金椒丁
¼ 杯切成薄片的青葱
½ 杯沥干水的德国酸菜
1 茶匙盐
1½ 茶匙大蒜粉，分两份
1 汤匙猪油或牛油
4 盎司（113 克）全脂奶油奶酪，软化
1 汤匙莳萝泡菜汁
1 汤匙切碎的新鲜莳萝
2 片大的罗马生菜或比布生菜叶

〔制作步骤〕

用中号的碗将肉末和盐、胡椒、1 茶匙大蒜粉及洋葱粉混合在一起。

开中高火，用大号平底锅加热猪油。将培根煎至酥脆，用漏勺捞出，油保留在锅内。

把混合好的肉做成两个椭圆形的肉饼。开中高火，用锅中剩下的油将肉饼每面煎 3 分钟。

用小碗混合奶油奶酪、莳萝泡菜、泡菜汁、希腊黄金椒、余下的大蒜粉、新鲜莳萝和青葱。把肉饼放在生菜叶上，上面再放上一大块奶油奶酪的混合物和德国酸菜。

宏量营养素详情

总热量：857 大卡
碳水化合物：12 克 /48 大卡
脂肪：57 克 /513 大卡
蛋白质：74 克 /296 大卡

柠檬味金枪鱼砂锅菜

准备时间：10 分钟
烹饪时间：15 分钟

用卷心菜或金丝南瓜来代替意面，这是一道美国经典美食的创造性改编版本。

〔材料〕做 2 份

1 根黄油棒（约 100 克）
1 个大洋葱，切成小丁
4 根芹菜，切丁
1 个小的或中等大小的绿色卷心菜，切成 0.5 英寸（1.3 厘米）的条，或 4 杯煮好的金丝南瓜（见下方注释）
12~15 盎司（340~425 克）罐装金枪鱼，沥干水
½ 杯冰冻绿豌豆，解冻（非必需）
1 个柠檬的皮
½ 个柠檬的汁
¼ 杯切好的新鲜欧芹
½ 茶匙盐
½ 茶匙胡椒
¼ 茶匙干红辣椒碎
6 瓣蒜，剁碎

〔制作步骤〕

开中火，用一个大号平底锅熔化黄油，加入洋葱和芹菜翻炒，直至食材变半透明，大约需要 3 分钟。加入卷心菜，然后把火调至中高火，充分翻炒直至变软。

加入金枪鱼、大蒜、柠檬的皮和汁、欧芹、盐、胡椒、干红辣椒碎和豌豆（如果你喜欢的话）。关火，搅拌使其充分挂上汤汁。调整调味料，趁热吃。

烤金丝南瓜的方式是先预热烤箱至 450 华氏度（232 摄氏度）。烤盘上垫上烤盘纸。将一个小金丝南瓜纵向对半切，挖出籽儿，然后大量使用橄榄油、盐和胡椒调味。将金丝南瓜切开的那一面朝下放在准备好的烤盘上，烤至食材变软，叉子能插进去的程度，让它呈现微微金黄色，时长大约 25 分钟。

宏量营养素详情

总热量：1052 大卡
碳水化合物：49 克 /196 大卡
脂肪：64 克 /576 大卡
蛋白质：70 克 /280 大卡

时令蔬菜和鸡肉培根酱

准备时间：10 分钟
烹饪时间：20 分钟

春天用芦笋，秋天用抱子甘蓝，冬天用卷心菜或者在你们当地农贸市场选择其他新鲜的时令菜。

〔材料〕 **做 2 份**

8 片未腌制的培根，切丁
1 个小洋葱，切成小丁
1 茶匙盐
4 个去骨去皮鸡大腿，切成 1 英寸（1.2 厘米）的小方块
½ 茶匙胡椒
1 小捆芦笋，去掉根部那一小截儿，然后切成一口大小的块状
4 瓣蒜，剁碎
¼ 杯冰冻绿豌豆，解冻（非必需）
1 个柠檬的皮
½ 个柠檬的汁
¼ 杯切碎的新鲜罗勒
¼ 杯切碎的新鲜欧芹
1 根黄油
½ 杯浓奶油
½ 杯磨碎的帕尔玛干酪

〔制作步骤〕

取一个大号平底锅，开中高火，将培根片煎至酥脆。用漏勺把培根舀到盘子里，放一边备用，油留在锅里。

平底锅中加入洋葱，翻炒 5 分钟使食材变成半透明状。加入鸡大腿、盐和胡椒。在肉快要全部熟透前，加入芦笋、豌豆（如果你喜欢的话）、大蒜、柠檬皮和汁。翻炒 2 分钟，然后再加入罗勒、欧芹、黄油、奶油和帕尔玛干酪。

搅拌使其充分混合，煮至沸腾，然后调至小火煨 3 分钟。调味，然后趁热吃。

宏量营养素详情

总热量：1150 大卡
碳水化合物：15 克 /60 大卡
脂肪：94 克 /846 大卡
蛋白质：61 克 /244 大卡

烤花菜砂锅

准备时间：10 分钟
烹饪时间：15 分钟

十字花科蔬菜，比如菜花和西蓝花，跟健康的蛋黄酱和融化的奶酪是绝配。意大利香肠则给这道菜添加了大量蛋白质和营养脂肪。一旦你上手做了几次，你就会把它牢记在心，需要时立即用上这道菜。

〔材料〕做 2 份

2 杯新鲜的菜花
2 杯新鲜的西蓝花
¼ 杯特级初榨橄榄油
1 茶匙盐
1 茶匙胡椒，分几次使用
1.5 磅（680 克）散装意大利猪肉香肠
4 瓣蒜，剁碎
1 个柠檬的皮
1 汤匙鲜榨柠檬汁
½ 杯牛油果油基蛋黄酱，比如原始厨房蛋黄酱
½ 杯磨碎的浓烈切达干酪
1 束青葱，切成薄片，分几次使用

〔制作步骤〕

将烤箱调至其最高温度设定值来预热。给两个烤盘铺上烤盘纸。把西蓝花和菜花单铺一层在烤盘纸上，用橄榄油、盐和 ½ 茶匙胡椒调味。把烤盘放在烤箱的最上层，烤 3~5 分钟，或者烤到花开始变得微焦。从烤箱中取出，放一旁备用。

将烤箱温度调至最低设定温度，在烤箱的下半部分放一个烤盘。在一个大号的耐热平底锅里，开中高火翻炒香肠，把它切成一口食用的大小。

与此同时用一个小碗混合大蒜、柠檬皮、柠檬汁、蛋黄酱、奶酪、半份青葱和剩下的 ½ 茶匙胡椒。等香肠熟了的时候，往平底锅里加入烤好的西蓝花和菜花，搅拌混合。顶部放上调过味的蛋黄酱的混合物，然后放在烤箱下半层的烤盘里，烤大约 3 分钟，至顶部变得金黄、开始冒泡。撒上剩余的青葱，就能趁热吃了。

宏量营养素详情

总热量：1692 大卡
碳水化合物：33 克 /132 大卡
脂肪：140 克 /1260 大卡
蛋白质：75 克 /300 大卡

烤香肠和卷心菜

准备时间：5 分钟
烹饪时间：20 分钟

这道德国风味菜肴碳水化合物含量低，制作简单，而且绝对美味。

〔材料〕做 2 份

4 节熟香肠
1 茶匙盐
½ 茶匙胡椒
1 茶匙洋葱粉
1 个小的绿色卷心菜，切成 8 瓣
4 汤匙特技初榨橄榄油
1 茶匙大蒜粉
根据个人口味准备 1~2 汤匙的法式全谷物老式芥末酱（选择不含糖的）

〔制作步骤〕

将烤箱预热至 450 华氏度（232 摄氏度）。烤盘上铺烤盘纸。

将香肠和卷心菜放在准备好的烤盘上。淋上一些橄榄油在卷心菜上。

拿一个小碗，将盐、胡椒、大蒜粉和洋葱粉混合在一起。把这些调味料均匀地撒在卷心菜上，烤 20 分钟。趁热与全谷物芥末酱一起食用。

宏量营养素详情

总热量：677 大卡
脂肪：49 克 /441 大卡
碳水化合物：26 克 /104 大卡
蛋白质：33 克 /132 大卡

牧羊人派

准备时间：15 分钟
烹饪时间：25 分钟

羊肉碎和黄咖喱粉，配上新鲜蔬菜和营养脂肪（黄油以及帕尔玛干酪），能给你的每一口咀嚼带来享受。这道菜一年四季都适合，因为蔬菜全年都有供应。在美国，3 月到 10 月是新鲜羔羊肉上市的旺季，但到了冬季你能买到的可能就是冻肉了。

〔材料〕**做 4 份**

2 瓣蒜
1 汤匙加 1 茶匙盐，分两份
1 个中等大小的洋葱，切丁
2 个胡萝卜，切丁
2 磅（907 克）碎羊肉
½ 茶匙黄咖喱粉
6 瓣蒜，剁碎
½ 杯磨碎的帕尔玛干酪
1 个中等大小的菜花，把花切得大一些
2 汤匙猪油或牛油
2 根芹菜，切成薄片
4 盎司（113 克）新鲜蘑菇，切丁
1 茶匙胡椒，分两份
1 茶匙烟熏辣椒粉
1 根黄油棒，熔化
¼ 杯切碎的新鲜欧芹

〔制作步骤〕

预热烤箱至其最低设定温度。

将菜花、2 瓣蒜和 1 茶匙盐放进中号的汤锅里，加入刚刚没过它们的水。煮至沸腾后调小火，煨 12~15 分钟，直至菜花变软。

与此同时，用一个大号耐热平底锅，开中高火熔化猪油。加入洋葱、芹菜、胡萝卜和蘑菇，翻炒 3 分钟。再加入羊肉，用 1 汤匙盐、½ 茶匙胡椒、咖喱粉、烟熏辣椒粉和蒜末调味。继续煮，偶尔搅拌一下，直至羊肉完全煮熟。

等到菜花变软后，沥干水，将其转移到食品加工机里。再加入熔化的黄油、帕尔玛干酪和余下的 ½ 茶匙胡椒，搅打至顺滑。尝尝味道，自行调整调味料的加减。

在那锅羊肉混合物里的顶端放上菜花泥，再放入烤箱烤 6~8 分钟，或者烤至微微金黄。配上欧芹碎，趁热吃。

宏量营养素详情

总热量：1027 大卡
碳水化合物：19 克 /76 大卡
脂肪：79 克 /711 大卡
蛋白质：60 克 /240 大卡

亚洲生菜卷

准备时间：10 分钟
烹饪时间：15 分钟

新鲜香草和香料以及优质的食用油为你的饭菜带来的改变效果是惊人的。生姜、芝麻油和蒜蓉辣酱可以让这道亚洲生菜卷格外令人垂涎，还不会让你肚子太饱胀。警告：与你自己做的这道菜相比，这道菜的餐厅版本永远难以望你的项背！

〔材料〕 **做 2 份**

2 汤匙猪油
1½ 磅（680 克）火鸡碎或鸡肉碎
1 茶匙磨碎的新鲜生姜
2 根芹菜，切成薄片
1 汤匙芝麻油
1 个比布生菜
1 杯切碎的新鲜香菜叶
1 个小洋葱，剁碎
4 瓣蒜，剁碎
1 个胡萝卜，切成丝
¼ 杯椰子氨基调味料
1 汤匙备好的泰国蒜蓉辣酱（选择不含糖的）
½ 杯切碎的坚果，比如澳洲坚果或杏仁

〔制作步骤〕

开中高火，用大号平底锅熔化猪油。加入洋葱，翻炒 2 分钟。然后加入肉碎，期间偶尔搅拌一下让肉全部散开，使肉充分熟透，过程大约 10 分钟。

加入大蒜、生姜、胡萝卜、芹菜、椰子氨基调味料、芝麻油和蒜蓉辣酱。翻炒 2 分钟，搅拌使其充分混合。

用生菜把这锅混合物卷成两个卷，最后在上面放上香菜叶和坚果碎。

宏量营养素详情

总热量：1372 大卡
脂肪：100 克 /900 大卡
碳水化合物：26 克 /104 大卡
蛋白质：92 克 /368 大卡

压力锅手撕猪肉和凉拌卷心菜

准备时间：8 分钟
烹饪时间：30 分钟

你试过用带翻炒功能的电压力锅煮猪肉吗？每一口鲜嫩多汁的肉尝起来都像是经过了一整天的慢炖。一旦你试过这样烹饪之后，你再也不会想用其他的方式了。你可以一整周都拿它配一大堆绿叶菜，或者把它放菜花饭里，抑或是只吃它就好——它就是有这么好吃！

〔材料〕 **做 2 份**

2 汤匙猪油
¼ 杯苹果醋
8 瓣蒜，剁碎
3 汤匙孜然
1 汤匙香种子
1 汤匙红辣椒粉
1 汤匙牛至
1 茶匙芥末粉
½ 杯骨头汤
½ 杯椰子氨基调味料
1½ 茶匙盐，分几次使用
1½ 茶匙胡椒，分几次使用
1 个大洋葱，切成大一点的丁
1 杯牛油果油蛋黄酱
2 包凉拌卷心菜（每包 240 克）
3 磅（1.4 千克）猪肩肉或牛里脊肉，切成 2 英寸（2.5 厘米）的方块

〔制作步骤〕

将猪油和洋葱放在电压力锅中，使用“翻炒”功能 2 分钟。然后加入大蒜、孜然、香种子、红辣椒粉、牛至、芥末、椰子氨基调味料、1 茶匙盐、1 茶匙胡椒和猪肉。搅拌充分，然后加入骨头汤。盖上盖子，使用“炖肉”功能，等待 20 分钟。

与此同时，用一个大碗混合蛋黄酱、苹果醋、剩下的 ½ 茶匙盐和剩下的 ½ 茶匙胡椒。再加入凉拌卷心菜，充分搅拌以混合。

猪肉煮好后，将其从锅中取出，切碎或剁碎，然后放回锅中，让它吸收汤汁。

把猪肉舀到凉拌卷心菜上，或者把凉拌卷心菜放在一旁，趁热吃。

宏量营养素详情

总热量：1285 大卡
碳水化合物：45 克 /180 大卡
脂肪：85 克 /765 大卡
蛋白质：85 克 /340 大卡

平底锅鲁宾三明治

准备时间：5 分钟
烹饪时间：15 分钟

每一次把咸口的牛肉与甜口的瑞士奶酪放在一起烤，都能俘获人心，所以如果你想额外爱自己一点，或者想与朋友一起分享这份爱时，就做这道菜吧。

〔材料〕 **做 2 份**

3 汤匙黄油
1 大份卷心菜（240 克一包）
4 片瑞士奶酪
1½ 磅（680 克）咸牛肉，粗略切一下
1 束青葱，切成薄片
1 杯德国酸菜

〔制作酱料〕

1 杯牛油果油蛋黄酱
1 汤匙备好的青芥辣
½ 茶匙盐
1 汤匙番茄酱
1 茶匙苹果醋
½ 茶匙胡椒

〔制作步骤〕

预热烤箱至其最高温度设定值。

烤中高火，用大号耐热平底锅熔化黄油。加入咸牛肉，翻炒 3 分钟。加入卷心菜，再翻炒 5 分钟，其间频繁搅拌。撒上大葱，然后是奶酪片，放在烤箱里烤 2~3 分钟，或者直至奶酪起泡，呈金色。

用小碗混合蛋黄酱、番茄酱、青芥辣、苹果醋、盐和胡椒。

把平底锅从烤箱中取出，在食物顶端洒上刚做好的酱料，旁边配上德国酸菜就能享用了。

宏量营养素详情

总热量：1245 大卡
脂肪：77 克 /693 大卡
碳水化合物：50 克 /200 大卡
蛋白质：88 克 /352 大卡

柠檬香草猪里脊配烤西蓝花

准备时间：15 分钟，腌制需要再加 30 分钟或更长时间
烹饪时间：20 分钟

在这样暖色调的食谱中加入柠檬皮会让它有一种特别的风味，所以你大可让自家厨房一直都保持新鲜柠檬不断供。使用烤箱的时候仔细观察烤盘，当肉和蔬菜变成完美的古铜色、酥脆但又没被烧焦的时候，把它端出来。根据你的经验调整烹饪时间，因为每个人用到的烤箱是不同的。

〔材料〕 **做 4 份**

4 个柠檬的皮和汁
5 杯新鲜西蓝花
¼ 杯特级初榨橄榄油
1 汤匙盐
1 杯特级初榨橄榄油
1 汤匙切碎的新鲜迷迭香
1 茶匙切碎的新鲜百里香
1 茶匙胡椒
8 瓣蒜，剁碎
1 汤匙切碎的新鲜欧芹
1 汤匙法式全谷物老式芥末酱
2 块猪里脊，每块大约 1 磅（450 克）

〔制作步骤〕

把柠檬皮、柠檬汁、橄榄油、大蒜、芥末、迷迭香、欧芹、百里香、盐和胡椒放在一个大号无反应性碗、玻璃烤盘或可反复塑封塑料袋中。再放入猪里脊，腌制 30 分钟以上，一夜更好。

将烤箱预热至其最高设定温度，并将烤架加热至中高温。在烤盘上铺上烤盘纸，把西蓝花铺一层在上面。用橄榄油、盐和胡椒调味，放在一旁备用。

把里脊肉放在烤架上，保留腌料。每面烤 6~8 分钟，直至其内部温度达到 140 华氏度(60 摄氏度)。从烤箱中取出，静置 10 分钟再切。

与此同时，把西蓝花烤盘放在烤箱的上层，烤大概 6 分钟，或者烤至花变软变脆，开始变焦的时候。

把余下的腌肉放在一个小炖锅里。煮至沸腾，然后再煮 3 分钟。从火上移开。

将里脊肉切成 1 英寸（1.2 厘米）见方的小块，搭配西蓝花和顶上淋的温热腌料，就能开吃了。

宏量营养素详情

总热量：1065 大卡
碳水化合物：15 克 /60 大卡
脂肪：81 克 /729 大卡
蛋白质：69 克 /276 大卡

奶夫培根生菜番茄三明治配牛油果与柠檬蒜泥蛋黄酱

准备时间：5 分钟
烹饪时间：15 分钟

还记得我之前的忠告，让你提前制作好奶夫放在冰箱里，这样的话就能在需要的时候立马派上用场吗（见第 277 页）。现在就是时候把它们拿出来，和让人流口水的柠檬蒜泥蛋黄酱放在一起了。微妙的口感会让你在第一口就认定它是你的最爱！

〔材料〕**做 2 份**

2 个大的走地鸡蛋
1 杯奶酪丝，比如切达干酪或一半帕尔玛一半马苏里拉
½ 茶匙胡椒
1 棵青葱，切成薄片
8 片未腌制的培根，煮熟
4 片大的罗马生菜叶或比布生菜叶
1 个牛油果，切片
1 个大号的新鲜番茄，切片

〔制作蒜泥蛋黄酱〕

½ 杯牛油果油蛋黄酱
1 瓣个头很大的蒜，剁碎
½ 个柠檬的皮和汁
¼ 茶匙胡椒

〔制作步骤〕

用一个中号的碗将鸡蛋、奶酪丝、胡椒和青葱混合在一起。将糊糊倒入华夫机里，根据说明书进行制作，如有必要的话可以做两批，直至它的颜色变成金黄色。将其转移到金属丝架上。

趁着等待奶夫制作的时候，可以同时制作蒜泥蛋黄酱：用小碗混合蛋黄酱、大蒜、柠檬皮，柠檬汁和胡椒。

在每一片奶夫上垒上生菜叶，接着是两片培根，一些牛油果片，以及一些番茄片。在三明治上淋上蒜泥蛋黄酱就能开动了。

宏量营养素详情

总热量：763 大卡
碳水化合物：25 克 /100 大卡
脂肪：59 克 /531 大卡
蛋白质：33 克 /132 大卡

快手黄油鸡和菜花饭

准备时间：10 分钟
烹饪时间：30 分钟

如果你厌倦了普通的鸡肉，不妨用以下方法来激活你的味蕾。将切成块的肉与切成丁的番茄、新鲜香草和香料放在黄油中文火慢煮。

〔材料〕做 2 份

1 个小洋葱，剁碎
4 瓣蒜，剁碎
1 茶匙磨碎的新鲜生姜
1 茶匙姜黄粉
2 茶匙葛拉姆马萨拉
1½ 茶匙盐，分几次使用
¾ 茶匙胡椒，分几次使用
½ 茶匙烟熏辣椒粉
1 茶匙孜然
1 茶匙香种子
½ 茶匙卡宴辣椒粉
1 汤匙鲜榨柠檬汁
½ 杯切碎的新鲜香菜叶
1 罐（14 盎司）番茄丁罐头
½ 杯浓奶油或不加糖的椰子奶油
3 杯新鲜或冰冻的菜花饭
4 汤匙黄油或酥油，分几次使用
4 个去骨去皮鸡大腿，切成 1 英寸（1.2 厘米）的方块

〔制作步骤〕

取一个大锅或者荷兰锅，开中高火熔化 2 汤匙黄油。加入鸡肉，翻炒大概 8 分钟，至几乎全熟。将其转移到盘子里，备用。

锅中加入洋葱，翻炒大约 3 分钟至洋葱变成半透明状，把底部变成棕色的部分刮掉。加入大蒜、生姜、姜黄、葛拉姆马萨拉、1 茶匙盐，½ 茶匙胡椒、烟熏辣椒粉、孜然、香种子和卡宴辣椒粉，搅拌 30 秒至香味散发出。加入番茄丁，煨 10 分钟。使用手持搅拌机，把混合物搅拌至顺滑。或者把混合物放入搅拌机里，搅拌至顺滑，然后放回锅中。

把奶油倒进来，搅拌融合。再把鸡肉及其汤汁放回锅里，小火慢炖 5 分钟。

与此同时，开中高火，用中号炖锅将余下的 2 汤匙黄油熔化。加入菜花饭和余下的 ½ 茶匙盐及 ¼ 茶匙胡椒。煮至菜花熟透并开始微微变成棕色。

将菜花饭分做两盘。上面放上鸡肉，配上柠檬汁和香菜就能吃了。

宏量营养素详情

总热量：1311 大卡
碳水化合物：51 克 /204 大卡
脂肪：99 克 /891 大卡
蛋白质：54 克 /216 大卡

干擦鸡大腿配烤西葫芦

准备时间：5 分钟
烹饪时间：25 分钟

夏天，正是西葫芦品质最好的季节，也是为这份食谱安上“重复”键的最佳时机。一点帕尔玛干酪就能大大提升这道菜的甜味和咸味。

〔材料〕**做 2 份**

4 个去骨去皮鸡大腿
1 茶匙盐
½ 茶匙洋葱粉
½ 茶匙意大利综合香料
2 汤匙磨碎的帕尔玛干酪
4 个小西葫芦，纵向对半切
½ 茶匙大蒜粉
½ 茶匙红辣椒粉
1 茶匙胡椒，分两份
1 汤匙特级初榨橄榄油或牛油果油

〔制作步骤〕

预热烤箱至 425 华氏度（218 摄氏度）。将烤盘纸铺在两个烤盘上，分别留着装鸡大腿和西葫芦。

取一个小碗，混合盐、大蒜粉、洋葱粉、辣椒粉、意大利综合香料和 ½ 茶匙胡椒。将这些调料混合物揉搓到鸡大腿上，将鸡放入一个烤盘中放在烤箱里，烤 20 分钟。

与此同时，把西葫芦装入另一个烤盘，在西葫芦上淋橄榄油，再撒上一些帕尔玛干酪和余下的 ½ 茶匙胡椒。

将烤箱调至“炙烤”功能的最低温度，把鸡肉移到烤箱下层，把西葫芦那一盘放在烤箱最上层，烤大约 5 分钟，或者烤到西葫芦变软，奶酪起泡。

一旦鸡大腿的内里温度达到 160 华氏度（71 摄氏度），就把它们从烤箱中端出来，配上西葫芦就能开吃了。

宏量营养素详情

总热量：756 大卡
碳水化合物：20 克 /80 大卡
脂肪：36 克 /324 大卡
蛋白质：88 克 /352 大卡

烤鲑鱼和芦笋

准备时间：5 分钟
烹饪时间：10 分钟

现烤鲑鱼配时令蔬菜是人类所知的最佳烹饪搭配之一了。所以你可以在自家冰箱里备上一些冷冻的野生鲑鱼片，这样就可以随时搭配上当季最新鲜的蔬菜来做这道菜了。

〔材料〕做 2 份

2 瓣蒜，剁碎
½ 茶匙剁碎的新鲜百里香
1 茶匙盐，根据口味增减
½ 茶匙胡椒，根据口味增减
½ 个柠檬的汁
1 束新鲜芦笋，去掉尾端
½ 茶匙剁碎的新鲜迷迭香
1 汤匙备好的全谷物蛋黄酱
¼ 杯加 1 汤匙特级初榨橄榄油，分几次使用
1 个柠檬的皮
2 个鲑鱼片，大概每片 8 盎司（227 克）
适量芥末香草酱

〔制作步骤〕

预热烤箱至其最高设定温度。烤盘上铺上烤盘纸。

取一个小碗，混合大蒜、迷迭香、百里香、蛋黄酱、¼ 杯橄榄油、1 茶匙盐、½ 茶匙胡椒、柠檬皮和柠檬汁。

将鲑鱼片和芦笋放在准备好的烤盘上。把 1 汤匙橄榄油淋在芦笋上，用盐和胡椒调味。在烤箱中间层烤 2 分钟，然后给鲑鱼片裹上芥末香草酱，烤 5 分钟，至酥脆熟透。从烤箱中端出来，立即开吃。

宏量营养素详情

总热量：1009 大卡
碳水化合物：12 克 /48 大卡
脂肪：53 克 /477 大卡
蛋白质：121 克 /484 大卡

亚洲火鸡肉丸配烤金丝南瓜

准备时间：10 分钟
烹饪时间：25 分钟

任何想用金丝南瓜代替谷物基意面的人都知道：金丝南瓜不仅更健康，而且味道更好！如果你拥有一台电压力锅，烹饪南瓜的时间会大大减少，让你有更多时间做其他事情。

〔材料〕做 2 份

- 1 个小金丝南瓜
- 2 汤匙特级初榨橄榄油
- 盐和胡椒调味
- 1 磅（450 克）火鸡肉碎
- 1 杯切碎的新鲜香菜叶，分几次使用
- 1 杯切碎的青葱，分几次使用
- 1 汤匙无糖蒜蓉辣酱，如果喜欢也可以多准备一些
- 2 汤匙椰子氨基调味料
- 3 瓣蒜，剁碎
- 1 茶匙磨碎的新鲜生姜
- 1 个大鸡蛋
- 1 茶匙芝麻油
- 1 茶匙芝麻（生的，或放在烤盘纸上经 180 摄氏度烤 12~15 分钟，每 5 分钟一次；在完全冷却后存放在密闭容器中）

〔制作步骤〕

将烤箱预热至 450 华氏度（232 摄氏度）。给两个烤盘铺上烤盘纸。

将金丝南瓜纵向对半切开。挖出种子，然后用橄榄油、盐和胡椒给金丝南瓜的内里调味。把切口面朝下，放在烤盘上烤 25 分钟。

与此同时，取一个中号碗，混合火鸡、½ 杯香菜、½ 杯青葱、1 汤匙蒜蓉辣酱、椰子氨基调味料、大蒜、生姜、鸡蛋和芝麻油，搓成直径 2 英寸（2.5 厘米）的球状，放在第二个烤盘上。

金丝南瓜烤好后，放在一旁等待冷却，然后预热烤箱至其最高设定温度。将肉丸放在烤箱最底部那一层，烤 13 分钟。

等待烤肉丸的间隙，用一个大勺子舀出金丝南瓜的肉，把它分作 2 份放在盘子里。把热热的肉丸放在金丝南瓜上，用剩下的香菜、青葱、芝麻和其他辣椒酱作为装饰。

宏量营养素详情

总热量：746 大卡　碳水化合物：20 克 /80 大卡
脂肪：46 克 /414 大卡　蛋白质：63 克 /252 大卡

烤香菜青柠侧腹牛排配辣味芝麻青豆

准备时间：10 分钟，外加 30 分钟甚至更长的腌制时间
烹饪时间：15 分钟

青柠的新鲜味道，与椰子氨基调味料和研磨芝麻油的温暖和风味撞在一起，诞生了美味而令人难忘的组合。侧腹牛排只需要腌制 30 分钟，所以当你时间紧迫时，这道菜会是不错的选择。

〔材料〕**做 4 份**

1 杯特级初榨橄榄油	2 束香菜叶
8 瓣蒜	2 束青葱（只留白色和浅绿色的部分）
6 个青柠的皮和汁	1 汤匙盐
1 茶匙胡椒	2 磅（907 克）侧腹牛排
2 汤匙黄油	1 汤匙芝麻油
2 汤匙椰子氨基调味料	1 汤匙蒜蓉辣酱
2 磅（907 克）新鲜青豆	¼ 杯水

〔制作步骤〕

在搅拌机中，放入橄榄油、香菜、青葱、大蒜、青柠皮、青柠汁、盐和胡椒，将它们搅打至顺滑。把一半倒入一个大号无反应性烤盘或可重复密封的塑料袋中。再放入侧腹牛排，按摩使其裹上酱汁。腌制至少 30 分钟，或腌一夜。

将烤架加热至中高温度。把腌好的侧腹牛排放在烤架上，每面烤 5 分钟。当内部温度达到 125 华氏度（52 摄氏度）时停止烘烤，把肉放在砧板上，用锡箔纸包起来，肉的处理过程就算结束了。

取一个大号平底锅，开中高火熔化黄油。加入芝麻油、椰子氨基调味料和蒜蓉辣酱，一起搅拌。然后加入青豆，搅拌均匀。再煮 5 分钟，其间不时搅拌一下。加入水，继续煮和搅拌，直至水分烧干，青豆变软。

按纹理将牛排切成片，配上青豆一起吃，再淋上余下的香草酱。

宏量营养素详情

总热量：1176 大卡	碳水化合物：30 克 /120 大卡
脂肪：84 克 /756 大卡	蛋白质：75 克 /300 大卡

鸡肉砂锅

准备时间：15 分钟
烹饪时间：30 分钟

奶油鸡肉和西蓝花、蘑菇的组合，再加上切达奶酪丝，能让你的舒适愉快加倍！

〔材料〕做 4 份

1 根黄油棒，分几次使用
3½ 茶匙盐，分几次使用
1 个小洋葱，切丁
6 瓣蒜，剁碎
½ 杯切碎的新鲜欧芹
2 杯切达干酪丝
8 个去骨去皮鸡大腿，切成 1 英寸（1.2 厘米）方块
1¾ 茶匙胡椒，分几次使用
3 杯西蓝花，切成一口一个的大小
8 盎司（226 克）新鲜蘑菇，切丁
1 杯浓奶油或不加糖的椰子奶油

〔制作步骤〕

预热烤箱至 425 华氏度（218 摄氏度）。

开中火，用一个大号平底锅熔化 4 汤匙黄油。加入鸡肉块，用 1 茶匙外加 ½ 茶匙胡椒调味，翻炒 5 分钟直至充分熟透。将其转移至 9 英寸 ×13 英寸（23 厘米 ×33 厘米）的砂锅之中，放一旁备用。

将平底锅的火调至中高火，并熔化剩余的黄油。加入西蓝花后，用 ½ 茶匙盐和 ¼ 茶匙胡椒调味，炒 5 分钟至其变得酥软。然后把西蓝花铺在鸡肉上。

平底锅中加入蘑菇、洋葱和大蒜，翻炒 5 分钟。加入浓奶油、欧芹、2 茶匙盐和 1 茶匙胡椒，搅拌以混合。将奶油混合物倒在鸡肉和西蓝花上，再在上面撒上奶酪丝。

放在烤箱中间层烤制约 15 分钟，直至奶酪开始冒泡、变成金黄色。立即开吃。

宏量营养素详情

总热量：714 大卡
脂肪：54 克 /486 大卡
碳水化合物：12 克 /48 大卡
蛋白质：45 克 /180 大卡

菜花炒饭配鸡蛋

准备时间：10 分钟
烹饪时间：15 分钟

当你体验到新鲜生姜、芝麻油、椰子氨基调味料和香菜的冲击性味道时，你一刻都不会再想念普通的陈米（和血糖飙升）。

〔材料〕做 4 份

4 汤匙黄油，分几次使用
1 个小洋葱，切丁
1 茶匙磨碎的新鲜生姜
蒜蓉辣酱
4 个大号的走地鸡蛋，打好
1 汤匙芝麻油
2 汤匙椰子氨基调味料
½ 杯切碎的新鲜香菜叶
2 盎司（57 克）新鲜蘑菇，切丁
2 瓣蒜，剁碎
1 个胡萝卜，切丁
1 杯新鲜西蓝花，切成小块
盐和胡椒调味
1 包（16 盎司 454 克）冻菜花饭
1 茶匙全能贝果调味料
¼ 杯切成薄片的青葱

〔制作步骤〕

用一个大号平底锅，熔化 2 汤匙黄油。加入蘑菇，用中火翻炒至变金黄色。加入洋葱、大蒜、生姜、胡萝卜和西蓝花。调至中高火，翻炒大约 4 分钟至蔬菜变得酥嫩。

在蔬菜中间挖一个洞，加入剩余的 2 汤匙黄油。把鸡蛋倒到洞里，用盐和胡椒调味，把鸡蛋炒熟，偶尔搅拌一下。

加入菜花饭、芝麻油、椰子氨基和贝果调味料，搅拌以混合。尝尝味道，调整一下调味品的用量，然后配上香菜、青葱和蒜蓉辣酱就能吃了。

宏量营养素详情

总热量：540 大卡
碳水化合物：26 克 /104 大卡
脂肪：40 克 /360 大卡
蛋白质：19 克 /76 大卡

肉食爱好者比萨

准备时间：10 分钟
烹饪时间：15 分钟

意大利香肠和辣香肠的浓厚口味，遇上了甜甜的马苏里拉奶酪和蔬菜。享受这道你最爱的素食比萨的独特风味的同时，还不会出现发胖和糖分崩溃！

〔材料〕**做 2 份**

1 磅（454 克）散装意大利香肠
2 杯新鲜菜花
8 汤匙番茄酱
½ 个小红洋葱，切成薄片
1 茶匙意大利调味料
½ 茶匙胡椒
1 杯马苏里拉奶酪丝
¼ 杯切碎的新鲜罗勒
¼ 杯特级初榨橄榄油
1 个绿色甜椒，去籽，切成大一点的丁
4 盎司（113 克）新鲜蘑菇，切片
2 瓣蒜，剁碎
½ 茶匙盐
4 盎司（113 克）未腌制的辣香肠
¼ 杯磨碎的帕尔玛干酪

〔制作步骤〕

将烤箱预热至其最高设定温度。

开中高火，用一个大号耐热平底锅翻炒意大利香肠和辣香肠，直至它们全部熟透，然后把香肠盛到碗里。

开中高火，用同一个平底锅加热橄榄油，加入菜花、甜椒、番茄酱、蘑菇、红洋葱、大蒜、意大利调味料、盐和胡椒翻炒 6 分钟，然后加入炒熟的香肠和辣香肠。上面撒上马苏里拉和帕尔玛。

把平底锅放在烤箱中间层，烤 5 分钟，至奶酪冒泡、变金黄色。从烤箱中取出，配上新鲜罗勒，开吃。

宏量营养素详情

总热量：1367 大卡
碳水化合物：30 克 /120 大卡
脂肪：111 克 /999 大卡
蛋白质：62 克 /248 大卡

西蓝花培根凉拌菜丝

准备时间：5 分钟
烹饪时间：10 分钟

不是只有卷心菜才能用来做凉拌菜丝。这份食谱用到的是西蓝花，营养丰富。加上多脂咸培根和口感明亮的柠檬和苹果醋，这道菜能为你带来一场风味之旅。

〔材料〕**做 2 份**

1 杯牛油果油基蛋黄酱
½ 个柠檬的皮和汁
1 茶匙盐
½ 杯烤南瓜子
8 片未腌制培根，炒熟后切碎
1 汤匙剁碎的红洋葱
¼ 杯苹果醋
½ 茶匙胡椒
4 杯新鲜西蓝花，切成方便入口的大小

〔制作步骤〕

用一个大碗搅拌蛋黄酱、洋葱、柠檬皮、柠檬汁、苹果醋、盐和胡椒。加入西蓝花、切碎的培根及南瓜子，充分混合。冷藏或者室温状态下直接吃都行。

宏量营养素详情

总热量：1270 大卡
碳水化合物：19 克 /76 大卡
脂肪：122 克 /1098 大卡
蛋白质：24 克 /96 大卡

芝麻生姜鸡炒蔬菜

准备时间：10 分钟
烹饪时间：15 分钟

想要一顿超级满足的快手菜吗？试试用好多绿色蔬菜、肥美鸡大腿和亚洲风味调料放一起煸炒。单独吃，或者作为菜花饭的底来享用都很不错。

〔材料〕做 2 份

2 汤匙黄油或酥油
2 汤匙牛油果油
4 瓣蒜，剁碎
2 茶匙磨碎的新鲜生姜
2 根芹菜，切成入口大小
¼ 杯椰子氨基调味料
1 茶匙蒜蓉辣酱
½ 杯切碎的新鲜香菜叶
4 个去骨去皮鸡大腿，切成 1 英寸（1.2 厘米）方块
1 个小洋葱，切丁
1 杯新鲜的西蓝花，切成方便入口的大小
1 个胡萝卜，切成 ¼ 英寸（6 毫米）厚的薄片
½ 个个头小的绿色卷心菜，切碎
1 汤匙芝麻油
1 茶匙芝麻
½ 杯切成薄片的青葱

〔制作步骤〕

开中火，用一个大号平底锅熔化黄油。加入鸡肉，炒熟。把鸡肉盛到盘子里备用。

开中高火，用同一个平底锅加热橄榄油。加入洋葱、大蒜、生姜、西蓝花、胡萝卜、芹菜和卷心菜，翻炒 4 分钟。把鸡肉倒回锅里，加入椰子氨基调味料、芝麻油、蒜蓉辣酱和芝麻。使鸡肉裹上酱料，再煮个 2 分钟。

如果喜欢的话，可以在旁边放上香菜、青葱和其他香料一起吃。

宏量营养素详情

总热量：682 大卡
碳水化合物：32 克 /128 大卡
脂肪：42 克 /378 大卡
蛋白质：44 克 /176 大卡

墨西哥辣椒烤鸡

准备时间：10 分钟
烹饪时间：20 分钟

鸡大腿、培根、蔬菜和奶油奶酪的创意搭配，为这道“旧爱”增添了新风味。如果你不想要辣椒那么辣，可以用罐装的腌墨西哥辣椒来代替新鲜辣椒。

〔材料〕**做 2 份**

2 杯新鲜菠菜叶
1 个小西葫芦，切丁
1 茶匙盐
½ 茶匙胡椒
1 茶匙蒜蓉
2 个墨西哥辣椒，去籽剁碎
4 个去骨去皮鸡大腿，切成 1 英寸（1.2 厘米）方块
4 盎司（113 克）新鲜蘑菇，切丁
8 盎司（227 克）未腌制培根，炒熟后切碎
4 盎司（113 克）全脂奶油奶酪，软化
4 盎司（113 克）山羊奶酪，弄碎
2 个青葱，切成薄片

〔制作步骤〕

预热烤箱至 425 华氏度（218 摄氏度）。

在一个 8 英寸 ×8 英寸（20 厘米 ×20 厘米）的烤盘中，放上鸡肉、蘑菇、西葫芦和培根，用盐和胡椒调味。

用一个中号的碗，混合奶油奶酪、山羊奶酪、墨西哥辣椒、大蒜和青葱。将奶酪混合物弄成一小团一小团地放在鸡肉和蔬菜上，烤 20 分钟，或者烤至微棕色。趁热吃。

宏量营养素详情

总热量：643 大卡
脂肪：35 克 /315 大卡
碳水化合物：12 克 /48 大卡
蛋白质：70 克 /280 大卡

致谢

今时今日，在这个极易持续获取信息的时代，或许我们变得有些不知所措和困惑，这些信息通常是为了迎合短暂的注意力，而且多以淫秽色情、信息量极低为特点。如今，书籍成了一种特别的东西，它需要经过相当多的研究、战略规划、团队贡献及系统性修订与调整。作为最终成品出现的这本书，就是为了成为你未来几年都能用得上的资源，而骄傲地出现在你书架上的。一声“谢谢”要送给所有为它而付出的团队成员，但我也想感谢你们——这本书的读者，感谢你们为了健康生活而努力。我们祝愿你们在追求美好生活的过程中，一切顺利。

资源及推荐阅读

书

《*Adrenaline Dominance*》，迈克尔 · E. 普拉特，医学博士

《*Becoming a Supple Leopard*》，凯利 · 斯塔雷特，博士

《*Carnivore Cooking for Cool Dudes*》，布拉德 · 卡恩斯、布莱恩 · 麦克安德鲁、威廉 · 舍菲尔特

《*Death by Food Pyramid*》，丹妮斯 · 明厄

《*Don't Just Sit There*》，凯迪 · 伯曼

《*Eat to Live*》，乔尔 · 弗尔曼，医学博士

《*Everything is F*cked：a Book About Hope*》，马克 · 曼森

《*Good Calories, Bad Calories*》，加里 · 陶布斯

《*Gratitude Works!*》，罗伯特 · A · 埃蒙斯

《*Keto Cooking for Cool Dudes*》，布拉德 · 卡恩斯、布莱恩 · 麦克安德鲁

《*Keto Diet*》，乔希 · 阿克斯，博士

《*Keto for Women*》，琳恩 · 沃格尔

《*Lights Out*》，T.S. 威利；班特 · 弗姆拜，博士

《*Lore of Running*》，蒂姆 · 诺克斯，医学博士

《*Lore of Nutrition*》，蒂姆 · 诺克斯、玛丽卡 · 斯波罗斯

《*Paleo Happy Hour*》，凯丽 · 弥尔顿

《*Perfect Health Diet*》，保罗 · 贾米内，博士；秀清 · 贾米内，博士

《*Take a Nap! Change Your Life*》，萨拉 · C. 米德尼克，博士

《*The Art and Science of Low Carbohydrate Performance*》，杰夫 · 沃莱克，博士；史蒂芬 · D. 菲尼，医学博士

《*The Big Leap*》，盖伊 · 亨德里克斯

《*The Bordeaux Kitchen*》，塔尼亚 · 塔思琦

《*The Carnivore Code*》，保罗 · 萨拉迪诺，医学博士

《*The Carnivore Diet*》，肖恩 · 贝克，医学博士

《*The Circadian Code*》，萨钦 · 潘达，博士

《*The Fatburn Fix*》，凯瑟琳 · 沙纳汉，医学博士

《*The Hacking of the American Mind*》，罗伯特 · H · 鲁斯提格（又译为罗伯 · 鲁提斯），医学博士

《*The Harvard Medical School Guide to Tai Chi*》，彼得 · M. 韦恩，博士

《*The Hidden Plague*》，塔拉 · 格兰特

《*The Imperative Habit*》，戴夫 · 罗西

《*The Keto Reset Diet Cookbook*》，马克 · 西森；林赛 · 泰勒，博士

《*The Keto Reset Diet*》，马克 · 西森、布拉德 · 卡恩斯

《*The Keto Reset Instant Pot Cookbook*》，马克 · 西森、林赛 · 泰勒、博士、蕾拉 · 麦高文

《*The New Evolution Diet*》，亚瑟 · 德 · 万尼，博士

《*The Overfat Pandemic*》，菲利普 · 马费通，教授

《*The Paleo Diet*》，罗伦 · 科登，博士

《*The Primal Blueprint*》，马克 · 西森

《*The Real Meal Revolution*》，蒂姆 · 诺克斯，教授，朱诺 · 普劳德富特，萨利安 · 奎迪

《*The Sleep Revolution*》，阿里安娜 · 赫芬顿

《*The South Asian Health Solution*》，罗内什 · 辛哈，医学博士

《*You:* 身体使用手册》（*You: The Owner's Manual*），迈克尔 · 罗伊森，医学博士；迈哈迈特 · 奥兹，医学博士

《不吃糖的理由》（*The Case Against Sugar*），加里 · 陶布斯（又译为盖里 · 陶比斯）

《肥胖代码》（*The Obesity Code*），冯子新，医学博士

《谷物大脑》（*Grain Brain*），戴维 · 珀尔马特，医学博士

《脊柱健康书：*8* 步保护颈肩腰》（*8 Steps to a Pain-Free Back*），艾斯特 · 戈卡莱，注册针灸师

《教养大震撼》（又名《关键教养报告》，*Nurture Shock*），波 · 布朗森、阿什利 · 梅丽曼

《开启你的惊人天赋》（*Becoming Supernatural*），乔 · 迪斯派尼兹，博士

《快餐国家》（*Fast Food Nation*），埃里克 · 施洛瑟

《浪游之歌》（又名《走路的历史》，*Wanderlust*），丽贝卡 · 索尔尼特

《耐力：无伤、燃脂、轻松的 *MAF* 训练法》（*The Big Book of Endurance Training and Racing*），菲利普 · 马费通，博士

《男人来自火星，女人来自金星》（*Men Are from Mars, Women Are from Venus*），约翰 · 格雷，博士

《让基因动起来》（*Move Your DNA*），凯迪 · 伯曼

《深度营养》（*Deep Nutrition*），凯瑟琳 · 沙纳汉，医学博士

《深夜加油站遇见苏格拉底》（*Way of the Peaceful Warrior*），丹 · 米尔曼

《生酮抗癌》（*Fat for Fuel*），约瑟 · 摩卡拉，博士

《食品政治》（*Food Politics*），玛丽恩 · 内斯特尔

《糖尿病救星》（*The Diabetes Code*），冯子新，医学博士
《我们为什么会发胖？》（*Why We Get Fat*），加里 · 陶布斯
《小麦完全真相》（*Wheat Belly*），威廉 · 戴维斯，医学博士
《心灵鸡汤》（*Chicken Soup for the Soul*），杰克 · 坎菲尔
《信念的力量》（*The Biology of Belief*），布鲁斯 · H. 利普顿，博士
《饮食的悖论》（*The Plant Paradox*），史蒂文 · R. 冈德里，医学博士
《杂食者的诅咒》（*Fat Chance*），罗伯特 · H. 鲁斯提格，医学博士
《长寿的科学》（*The Longevity Paradox*），史蒂文 · R. 冈德里，医学博士
《重塑幸福》（*The Subtle Art of Not Giving a F*ck*），马克 · 曼森

网站

TwoMealsADayBook.com（有这里提到的所有书籍、网站、视频和购物资源的超连接；有大量研究的链接，包括视频、采访、健康新闻、新闻报道和学术文章；还有附加内容和电子书下载）

8WeeksOut.com（MMA 教练，恢复和 HRV 专家乔尔 · 杰米森个人网站）

AncestralSupplements.com/about-us（“肝王” 布莱恩 · 约翰逊个人网站，提供先祖式生活的小贴士和灵感）

AndreObradovic.com（澳大利亚生活和耐力训练教练个人网站）

BenGreenfieldFitness.com（生物黑客、播客主持人、精英冒险运动员和畅销书《无限》的作者个人网站）

BradKearns.com（《一日两餐》的合著者、播客主持人、精英运动员个人网站）

CarnivoreMD.com（保罗 · 萨拉迪诺博士，肉食性饮食领导者和《肉食密码》的作者个人网站）

ClevelandClinic.org/Roizen（《YOU: 身体使用手册》作者迈克尔 · 罗伊森博士的介绍页面）

CraigMarker.com（力量和体能教练，抗焦虑专家个人网站）

CulturalHealthSolutions.com（罗内什 · 辛哈博士个人网站）

DeepakChopra.com（医生和畅销书《Ageless Body, Timeless Mind》的作者个人网站）

DeniseMinger.com（博主、作家、传统智慧的怀疑论者丹尼斯 · 明厄个人网站）

DietDoctor.com（在此网站可以了解胰岛素、肥胖和糖尿病专家冯子新博士相关信息）

DoctorJKrauseND.com（自然疗法医生、针灸师、播客主持人杰宁 · 克劳斯博士个人网站）

DoctorOz.com（畅销书作家和电视名人迈哈迈特 · 奥兹博士个人网站）

DrAxe.com（健康作家、自然医学医生乔希 · 阿克斯博士个人网站）

DrCate.com（凯瑟琳 · 沙纳汉博士，NBA 饮食顾问和畅销书《深层营养》的作者个人网站）

DrDaphne.com（综合科医生和自然疗法的倡导者达芙妮 · 米勒博士个人网站）

DrFuhrman.com（畅销书《Eat to Live》的作者乔尔·弗尔曼博士个人网站）
DrGundry.com（畅销书《饮食的悖论》的作者史蒂文·R. 冈德里博士个人网站）
DrJoeDispenza.com（神经学家、作家、巅峰表现专家个人网站）
DrPerlmutter.com（畅销书《谷物大脑》的作者戴维·珀尔马特博士个人网站）
DrRagnar.com（先祖健康专家和儿科研究员汤米·拉格纳·伍德博士个人网站）
DrWeil.com（畅销书作家和自然医学专家安德鲁·韦伊博士个人网站）
ElleRuss.com（播客主持人和畅销书作者艾丽·鲁斯个人网站）
EvolutionaryAnthropology.duke.edu/people/Herman-Pontzer（在此网站，你可以了解 TEE 专家赫尔曼·庞泽博士相关信息）
FacultativeCarnivore.com（肉食性饮食的倡导者安波·奥赫恩个人网站）
FoodPolitics.com（畅销书作家、研究员、反宣传倡导者玛丽恩·内斯特尔博士个人网站）
GaryTaubes.com（科学记者和畅销书作者个人网站）
GokhaleMethod.com（姿势矫正和背痛缓解专家、畅销书《脊柱健康书：8 步保护颈肩腰》的作者艾斯特·戈卡莱个人网站）
Gottman.com（恋爱婚姻专家和畅销书《幸福的婚姻》的作者约翰·戈特曼博士个人网站）
HealthfulPursuit.com（博客主持人和畅销书《生酮饮食》的作者琳恩·沃格尔个人网站）
Instagram.com/TheUsefulDish（社会心理学家，林赛·泰勒博士个人网站）
JackCanfield.com（巅峰表现和自我赋权专家，《心灵鸡汤》系列畅销书作者杰克·坎菲尔个人网站）
JackKruse.com（神经外科医生、生物黑客和昼夜节律专家杰克·克鲁斯个人网站）
KetoGains.com（健美运动员；生酮饮食和教练服务的创始人路易·维拉赛诺个人网站）
MarksDailyApple.com（我创办的排名第一的先祖式生活博客，是原始蓝图生活方式的大本营；包含有海量文章、成功故事和免费电子书下载）
MarksDailyApple.com/keto/keto-results/Brian-McAndrew（布莱恩·麦克安德鲁相关页面，提供改善健康与身体的故事）
MarksDailyApple.com/ancestral-resting-positions（提供我与马特·瓦尔登的研究）
Mercola.com（另类疗法先锋，畅销书《脂肪燃料》的作者约瑟夫·梅尔科拉博士个人网站）
MichaelMerzenich.com（大脑可塑性专家，《Soft-Wired》的作者个人网站）
MichaelPollan.com（健康记者，畅销书《杂食者的困境》的作者米歇尔·波伦个人网站）
MyCircadianClock.org（萨钦·潘达博士个人网站，展现限时进食 app 和研究）
PaulJaminet.com（天体物理学家，先祖饮食专家，《完美健康饮食》的合著者保罗·贾米内特个人网站）
PerfectHealthDiet.com（分子生物学家、癌症研究员，《完美健康饮食》的合著者秀清·贾米内个人网站）
PeterAttiaMD.com（外科医生、播客主持人、长寿专家、生物黑客、自我实验者、极限耐力运动员个人网站）

PhilMaffetone.com（脊椎指压按摩师、耐力训练专家、畅销书《耐力：无伤、燃脂、轻松的 MAF 训练法》的作者菲儿 · 马费通个人网站）
PlattWellness.com（生物同源性激素疗法专家，《肾上腺素优势》的作者迈克尔 · 普拉特博士个人网站）
RobertLustig.com（抗糖斗士，畅销书《美国人心智的黑客》的作者罗伯特 · H. 鲁斯提格个人网站）
SaraMednick.com（加利福尼亚大学河滨分校教授萨拉 · C. 米德尼克个人网站）
Shawn-Baker.com（整形外科医生、肉食性饮食领袖、划艇世界纪录大师个人网站）
TheNoakesFoundation.org（卓越的耐力运动生理学家，畅销书作者蒂姆 · 诺克斯博士个人网站）
ThePaleoDiet.com（健康和运动科学教授、原始人饮食研究员，畅销书作者罗伦 · 科登博士个人网站）
TheReadyState.com（CrossFit 教练，理疗师，畅销书《豹式健身》的作者凯利 · 斯塔雷特博士个人网站）
TonyRobbins.com（励志演说家、最佳表现专家、畅销书作者托尼 · 罗宾斯个人网站）
UsainBolt.com(牙买加退役运动员、世界冠军、奥运会金牌得主、世界短跑纪录获得者博尔特个人网站）
Verkhoshansky.com（已故增强式训练专家个人尤里 · 维尔科申斯基博士网站）
VirtaHealth.com（生酮饮食研究员和畅销书作者杰夫 · 沃莱克博士个人网站）
WestonAPrice.org（韦斯顿 · A · 基金会官网，提供全球土著居民饮食和健康习惯研究的主要资源）
WheatBelly.com（心脏病学家，畅销书《小麦完全真相》的作者威廉 · 戴维斯博士个人网站）
WimHofMethod.com（“冰人”，荷兰籍破纪录的耐力和冷暴露运动员维姆 · 霍夫个人网站）
ZachBitter.com(播客主持人、耐力教练、创下 100 英里超级马拉松世界纪录运动员扎克 · 比特个人网站）

油管视频

使用以下搜索词：
布拉德 · 卡恩斯——冰柜冷水疗法（Brad Kearns—Chest Freezer Cold Water Therapy）
布拉德 · 卡恩斯——动态拉伸，带你开启新一天（Brad Kearns—Dynamic Stretching Routine to Start Your Day）
布拉德 · 卡恩斯——如何正确进行冲刺跑训练（Brad Kearns—How to Do a Sprint Workout the Right Way）
布拉德 · 卡恩斯——晨练（Brad Kearns—Morning Routine）
布拉德 · 卡恩斯——锻炼前动态拉伸动作（Brad Kearns—Preworkout Dynamic Stretching Routine）
布拉德 · 卡恩斯——跑步方式：避免损伤的正确技术和小贴士（Brad Kearns—Running Form: Correct Technique and Tips to Avoid Injury）
布拉德 · 卡恩斯——初学者跑步技巧练习（Brad Kearns—Running Technique Drills: Beginners）
布拉德 · 卡恩斯——进阶跑步技巧练习（Brad Kearns—Running Technique Drills: Advanced）
鱼肉的秘密 ：披露养鱼业 [Fillet-Oh!- Fish（fish farm industry exposé）]
“少自以为是”播客——杜德 · 斯佩林斯（Get Over Yourself Podcast—Dude Spellings）

"少自以为是"播客——马克 · 西森终极访谈（Get Over Yourself Podcast—The Ultimate Mark Sisson Interview）
适合初学者的哈他瑜伽（Hatha Yoga for Beginners）
伟大的舞蹈：猎人故事——昆人坚持狩猎 [The Great Dance—A Hunter's Story（!Kung bush people persistence hunt）]
雅娜 · 卡尔曼特专访——122 岁的世界最长寿人类（Jeanne Calment Interview world's longest-lived human at 122 years）
乔 · 罗根（Joe Rogan）——采访马克 · 西森（Joe Rogan—Mark Sisson Interview）
马克 · 西森——惊人的生酮和禁食真相（Mark Sisson—Amazing Keto and Fasting Facts）
马克 · 西森——原型休息姿势（Mark Sisson—Archetypal Rest Postures）
马克 · 西森——BASS（大牛排沙拉）[Mark Sisson—BASS(Bigass Steak Salad)]
马克 · 西森——生命中的一天（Mark Sisson—A Day in the Life）
马克 · 西森——生酮圆桌会议：代谢灵活性和人体闭环系统（Mark Sisson—Keto Roundtable: Metabolic Flexibility and the Human "Closed Loop" System）
马克 · 西森——微运动的方法和好处（Mark Sisson—Micro Workouts How-To and Benefits）
马克 · 西森的健康理论——为什么生酮饮食可以改变你的生活 [Mark Sisson on Health Theory（why the keto diet will change your life）]
马克 · 西森——原始基本动作（Mark Sisson—Primal Essential Movements）
马克 · 西森——冲刺跑锻炼（Mark Sisson—Sprinting Workout）
马克 · 西森——什么是间歇性禁食（Mark Sisson—What Is Intermittent Fasting?）
适合初学者在家练的普拉提（Pilates at Home for Beginners）
适合初学者的复元瑜伽（Restorative Yoga for Beginners）
适合初学者的太极（Tai Chi for Beginners）
适合初学者的拜日式（Yoga Sun Salutations）

网络购物资源

AncestralSupplements.com（100% 草饲动物器官）
Askinosie.com（黑巧克力）
ButcherBox.com（可持续动物性食品；可送货上门）
ChiliTechnology.com（chiliPAD 智能床垫）
CoracaoConfections.com（黑巧克力）
CreoChocolate.com（黑巧克力）

DryFarmWines.com（无糖、无化学物质葡萄酒；可送货上门）
Evolution-Athletic.com（阻力带）
HuKitchen.com（黑巧克力）
IrisTech.com（屏幕色温优化软件）
JaquishBiomedical.com（X3 Bar 家庭健身设备）
JustGetFlux.com（屏幕色温优化软件）
KellerManniChocolate.com（黑巧克力）
LillieBelleFarms.com（黑巧克力）
LoneMountainWagyu.com（100% 纯种草饲和牛）
MeatRx.com（肉食性饮食社区和教育栏目）
NzCordz.com（StretchCordz 和其他阻力训练带）
PerformBetter.com（迷你带）
RAOptics.com（时髦的蓝光阻隔眼罩）
TazaChocolate.com（黑巧克力）
ThriveMarket.com（健康有机食品，有线上折扣）
VariDesk.com（站立式办公桌和创意办公家具）
VitalChoice.com（野生海鲜食品，送货上门）
WildIdeaBuffalo.com（来自北美大平原的草饲、天然喂养的水牛）

索引

F

G

H

J

K

L

M

N

P

Q

R

S

T

W

X

Y

Z